内科疾病检查与治疗

苏　鹏　等/主编

吉林科学技术出版社

图书在版编目（CIP）数据

内科疾病检查与治疗 / 苏鹏等主编. -- 长春 : 吉林科学技术出版社, 2023.3

ISBN 978-7-5744-0266-9

Ⅰ. ①内… Ⅱ. ①苏… Ⅲ. ①内科－疾病－诊疗 Ⅳ. ①R5

中国国家版本馆 CIP 数据核字(2023)第 063854 号

内科疾病检查与治疗

主　　编　苏　鹏等
出 版 人　宛　霞
责任编辑　张　楠
封面设计　皓麒图书
制　　版　皓麒图书
幅面尺寸　185mm×260mm
开　　本　16
字　　数　310 千字
印　　张　13
印　　数　1–1500 册
版　　次　2023年3月第1版
印　　次　2023年10月第1次印刷

出　　版　吉林科学技术出版社
发　　行　吉林科学技术出版社
地　　址　长春市福祉大路5788号
邮　　编　130118
发行部电话/传真　0431-81629529 81629530 81629531
81629532 81629533 81629534
储运部电话　0431-86059116
编辑部电话　0431-81629518
印　　刷　廊坊市印艺阁数字科技有限公司

书　　号　ISBN 978-7-5744-0266-9
定　　价　90.00元

编 委 会

主 编 苏 鹏（临沂市人民医院）

徐 冉（曹县人民医院）

乔红波（山东省临沂市胸科医院）

徐文浩（菏泽市巨野县柳林镇中心卫生院）

崔成明（昌乐县妇幼保健计划生育服务中心）

王 辉（临沂市人民医院）

目 录

第一章　呼吸系统疾病

第一节　急性上呼吸道感染

急性上呼吸道感染是指鼻腔、咽或喉部急性炎症的概称。患者不分年龄、性别、职业和地区。全年皆可发病，冬春季节多发，可通过含有病毒的飞沫或被污染的用具传播，多数为散发性，但常在气候突变时流行。由于病毒的类型较多，人体对各种病毒感染后产生的免疫力较弱且短暂，并且无交叉免疫，同时在健康人群中有病毒携带者，故一个人一年内可有多次发病。

急性上呼吸道感染70%～80%由病毒引起。主要有流感病毒（甲、乙、丙型）、副流感病毒、呼吸道合胞病毒、腺病毒、鼻病毒、埃可病毒、柯萨奇病毒、麻疹病毒、风疹病毒等。细菌感染可直接或继病毒感染之后发生，以溶血性链球菌为多见，其次为流感嗜血杆菌、肺炎链球菌和葡萄球菌等。偶见革兰氏阴性杆菌。其感染的主要表现为鼻炎、咽喉炎或扁桃体炎。

当有受凉、淋雨、过度疲劳等诱发因素，使全身或呼吸道局部防御功能降低时，原已存在于上呼吸道或从外界侵入的病毒或细菌可迅速繁殖，引起本病，尤其是老幼体弱或有慢性呼吸道疾病如鼻旁窦炎、扁桃体炎、慢性阻塞性肺疾病者更易罹患。

本病不仅具有较强的传染性，而且可引起严重并发症，应积极防治。

【诊断标准】

根据病史、流行情况、鼻咽部发生的症状和体征，结合周围血常规和胸部X线检查可作出临床诊断。进行细菌培养和病毒分离，或病毒血清学检查、免疫荧光法、酶联免疫吸附法、血凝抑制试验等，可能确定病因诊断。

1.临床表现　根据病因不同，临床表现可有不同的类型。

（1）普通感冒：俗称“伤风”，又称急性鼻炎或上呼吸道卡他，以鼻咽部卡他症状为主要表现。成人多为鼻病毒引起，其次为副流感病毒、呼吸道合胞病毒、埃可病毒、柯萨奇病毒等。起病较急，初期有咽干、咽痒或烧灼感，发病同时或数小时后，可有喷嚏、鼻塞、流清水样鼻涕，2～3天后变稠。可伴咽痛，有时由于耳咽管炎使听力减退，也可出现流泪、味觉迟钝、呼吸不畅、声嘶、轻微咳嗽等。一般无发热及全身症状，或仅有低热、不适、轻度畏寒和头痛。检查可见鼻腔黏膜充血、水肿、有分泌物，咽部轻度充血。如无并发症，一般5～7天后痊愈。

（2）流行性感冒：简称“流感”，是由流行性感冒病毒引起。潜伏期1～2日，最短数小时，最长3天。起病多急骤，症状变化很多，主要以全身中毒症状为主，呼吸道症状轻微或不明显。

临床表现和轻重程度差异颇大。

①单纯型最为常见,先有畏寒或寒战、发热,继之全身不适,腰背发酸、四肢疼痛,头昏、头痛。部分患者可出现食欲缺乏、恶心、便秘等消化道症状。发热可高达 39～40℃,一般持续2～3天。大部分患者有轻重不同的喷嚏、鼻塞、流涕、咽痛、干咳或伴有少量黏液痰,有时有胸骨后烧灼感、紧压感或疼痛。年老体弱的患者,症状消失后体力恢复慢,常感软弱无力、多汗,咳嗽可持续 1～2 周或更长。体格检查:患者可呈重病容,衰弱无力,面部潮红,皮肤上偶有类似麻疹、猩红热、荨麻疹样皮疹,软腭上有时有点状红斑,鼻咽部充血水肿。本型中轻者,全身和呼吸道症状均不显著,病程仅 1～2 日,颇似一般感冒,单从临床表现颇难确诊。

②肺炎型:本型常发生在两岁以下的小儿,或原有慢性基础疾患,如二尖瓣狭窄、肺心病、免疫力低下以及孕妇、年老体弱者。其特点是在发病后 24 小时内可出现高热、烦躁、呼吸困难、咯血痰和明显发绀。全肺可有呼吸音减低、湿啰音或哮鸣音,但无肺实变体征。X 线胸片可见双肺广泛小结节性浸润,近肺门较多,肺周围较少。上述症状可进行性加重,抗菌药物无效。病程 1 周至 1 个月余,大部分患者可逐渐恢复,也可因呼吸循环衰竭在 5～10 日内死亡。

③中毒型:较少见。肺部体征不明显,具有全身血管系统和神经系统损害,有时可有脑炎或脑膜炎表现。临床表现为高热不退、意识昏迷,成人常有谵妄,儿童可发生抽搐。少数患者由于血管神经系统紊乱或肾上腺出血,导致血压下降或休克。

④胃肠型:主要表现为恶心、呕吐和严重腹泻,病程 2～3 日,恢复迅速。

(3)以咽炎为主要表现的感染

①病毒性咽炎和喉炎:由鼻病毒、腺病毒、流感病毒、副流感病毒以及肠病毒、呼吸道合胞病毒等引起。临床特征为咽部发痒和灼热感,疼痛不持久,也不突出。当有吞咽疼痛时,常提示有链球菌感染,咳嗽少见。急性喉炎多为流感病毒、副流感病毒及腺病毒等引起,临床特征为声嘶、讲话困难、咳嗽时疼痛,常有发热、咽炎或咳嗽。体检可见喉部水肿、充血,局部淋巴结轻度肿大和触痛,可闻及喘鸣音。

②疱疹性咽峡炎:常由柯萨奇病毒 A 引起,表现为明显咽痛、发热,病程约为 1 周。检查可见咽充血,软腭、悬雍垂、咽及扁桃体表面有灰白色疱疹及浅表溃疡,周围有红晕。多于夏季发病,多见于儿童,偶见于成人。

③咽结膜热:主要由腺病毒、柯萨奇病毒等引起。临床表现有发热、咽痛、畏光、流泪、咽及结膜明显充血。病程 4～6 天,常发生于夏季,游泳中传播。儿童多见。

④细菌性咽-扁桃体炎:多由溶血性链球菌引起,次为流感嗜血杆菌、肺炎链球菌、葡萄球菌等引起。起病急,明显咽痛、畏寒、发热、体温可达 39℃以上。检查可见咽部明显充血,扁桃体肿大、充血,表面有黄色点状渗出物,颌下淋巴结肿大、压痛,肺部无异常体征。

2.实验室检查

(1)血常规:病毒性感染,白细胞计数多为正常或偏低,淋巴细胞比例升高。细菌感染者白细胞计数和中性粒细胞增多以及核左移。

(2)病毒和病毒抗原的测定:视需要可用免疫荧光法、酶联免疫吸附法、血清学诊断和病毒分离鉴定,以判断病毒的类型,区别病毒和细菌感染。细菌培养可判断细菌类型和进行药物敏感试验。

(3)血清 PCT 测定：有条件的单位可检测血清 PCT，有助于鉴别病毒性和细菌性感染。

第二节　急性气管—支气管炎

急性气管—支气管炎是病毒或细菌感染、物理、化学性刺激或过敏因素等对气管—支气管黏膜所造成的急性炎症。该病大多数由病毒感染所致，其中成人多为流感病毒和腺病毒引起，儿童则以呼吸道合胞病毒或副流感病毒多见。此外，还有柯萨奇病毒、鼻病毒、冠状病毒等。肺炎支原体、肺炎衣原体亦是本病的常见病原体。细菌感染在本病占有重要地位，但有资料显示，细菌感染在本病所占比例不超过 10%，常见的致病菌有肺炎链球菌、流感嗜血杆菌、金黄色葡萄球菌、卡他莫拉菌以及百日咳杆菌等。百日咳杆菌感染以往认为主要在儿童发病，但近年来在年轻人感染有所上升。虽然细菌感染作为致病因子在本病所占比例不高，但值得重视的是，该病常在病毒感染的基础上合并细菌或支原体、衣原体感染，病毒感染抑制肺泡巨噬细胞的吞噬能力以及纤毛上皮细胞的活力，造成呼吸道免疫功能低下，使细菌、支原体和衣原体等病原菌有入侵的机会。非生物性病因中，有粉尘、刺激性气体(包括二氧化氮、二氧化硫、氨气、氯气等)、环境刺激物(包括二氧化碳、烟雾、臭氧)等。

一些常见的过敏原包括花粉、有机粉尘、真菌孢子等的吸入，可引起气管-支气管的过敏性炎症。

其病理改变主要为气管、支气管黏膜充血、水肿、黏液腺体肥大、分泌物增加，纤毛上皮细胞损伤脱落，黏膜及黏膜下层炎症细胞浸润，以淋巴细胞和中性粒细胞为主。急性炎症消退后，气管、支气管黏膜结构可完全恢复正常。

该病为常见的呼吸道疾病，以咳嗽症状为主，在健康成人通常持续 1～3 周。常继发于病毒性或细菌性上呼吸道感染。以冬季或气候突变时节多发，有自限性。

【诊断标准】

1.临床表现　起病往往先有上呼吸道感染的症状，如鼻塞、流涕、咽痛、声音嘶哑。全身症状有发热、轻度畏寒、头痛、全身酸痛等，全身症状一般 3～5 天可消退。开始一般为刺激性干咳，随着卡他症状的减轻，咳嗽逐渐明显并成为突出症状，受凉、吸入冷空气、晨起、睡觉体位改变或体力活动后咳嗽加重。咳嗽症状一般持续 1～3 周，吸烟者可更长。如为百日咳杆菌感染，咳嗽症状常超过 3 周，通常可达 4～6 周。超过半数可伴有咳痰，开始时常为黏液痰，部分患者随着病程发展可转为脓性痰。相当一部分患者由于气道高反应性发生支气管痉挛时，可表现为气急、喘鸣、胸闷等症状。

该病体征不多，主要有呼吸音增粗、干性啰音、湿性啰音等，支气管痉挛时可闻及哮鸣音，部分患者亦可无明显体征。

2.辅助检查

(1)血常规：病毒感染时，血白细胞计数可降低，当有细菌感染时，血白细胞总数及中性粒细胞比例增高。

(2)X线胸片:一般无异常或仅有肺纹理增粗。

3.注意事项

(1)根据以上临床表现往往可得到明确的临床诊断,进行相关的实验室检查则可进一步作出病原学诊断。须注意与肺炎、肺结核、支气管扩张症、肺脓肿、肺癌等鉴别,以上疾病常以咳嗽、咳痰为主要症状,但胸部X线检查可发现各自特征性的影像学改变。

(2)肺功能检查可发现相当一部分患者气道反应性增高,但通常为一过性。由于本病部分患者气道反应性增高,少数患者可闻及干性啰音,应注意与支气管哮喘相鉴别。

(3)流行性感冒的症状与本病相似,但流行性感冒以发热、头痛、全身酸痛等全身症状为主,而本病以咳嗽等呼吸道症状为主要表现。

(4)该病很少超过3周,如咳嗽超过3周称为"亚急性咳嗽",超过8周称为"慢性咳嗽",应注意是否由于后鼻漏、哮喘、吸入性肺炎、胃-食管反流等疾病所致。

第三节 慢性支气管炎

慢性支气管炎是气管、支气管黏膜及其周组织的慢性非特异性气道炎症。临床上以咳嗽、咳痰为主要症状,每年发病持续3个月,连续2年或2年以上。排除具有咳嗽、咳痰、喘息症状的其他疾病(如肺结核、尘肺、肺脓肿、心脏病、心功能不全、支气管扩张、支气管哮喘、慢性鼻咽炎、食管反流综合征等疾患)。

【病因】

本病的病因尚不完全清楚,可能是多种因素长期相互作用的结果。

1.有害气体和有害颗粒　如香烟、烟雾、粉尘、刺激性气体(二氧化硫、二氧化氮、氯气、臭氧等)。

2.感染因素　病毒、支原体、细菌等。

3.其他因素　免疫、年龄和气候等因素均与慢性支气管炎有关。

【病理】

支气管上皮细胞变性、坏死、脱落,后期出现鳞状上皮化生,纤毛变短、粘连、倒伏、脱失。黏膜和黏膜下充血水肿,杯状细胞和黏液腺肥大和增生、分泌旺盛,大量黏液潴留。浆细胞、淋巴细胞浸润及轻度纤维增生。病情继续发展,炎症由支气管壁向其周围组织扩散,黏膜下层平滑肌束可断裂萎缩,黏膜下和支气管周围纤维组织增生,肺泡弹性纤维断裂,进一步发展成阻塞性肺疾病。

【诊断】

依据咳嗽、咳痰,或伴有喘息,每年发病持续3个月,并连续2年或2年以上,且排除其他慢性气道疾病。

(一)症状

缓慢起病,病程长,反复急性发作而病情加重。主要症状为咳嗽、咳痰,或伴有喘息。急性加重是指咳嗽、咳痰、喘息等症状突然加重,急性加重的主要原因是呼吸道感染,病原体可以是病毒、细菌、支原体和衣原体等。

1.咳嗽　一般晨间咳嗽为主，睡眠时有阵咳或排痰。

2.咳痰　一般为白色黏液和浆液泡沫性，偶可带血。清晨排痰较多，起床后或体位变动可刺激排痰。

3.喘息或气急　喘息明显者常称为喘息性支气管炎，部分可能合伴支气管哮喘。若伴肺气肿时可表现为劳动或活动后气急。

（二）体征

早期多无异常体征。急性发作期可在背部或双肺底听到干、湿啰音，咳嗽后可减少或消失。如合并哮喘可闻及广泛哮鸣音并伴呼气期延长。

（三）实验室检查

1.X 线检查　早期可无异常。反复发作引起支气管壁增厚，细支气管或肺泡间质炎症细胞浸润或纤维化，表现为肺纹理增粗、紊乱，呈网状或条索状、斑点状阴影，以双下肺野明显。

2.呼吸功能检查　早期无异常。如有小气道阻塞时，最大呼气流速-容量曲线在 75%和 50%肺容量时，流量明显降低。

3.血液检查　细菌感染时偶可出现白细胞总数和（或）中性粒细胞增高。

4.痰液检查　可培养出致病菌。涂片可发现革兰氏阳性菌或革兰氏阴性菌，或大量破坏的白细胞和已破坏的杯状细胞。

【鉴别诊断】

1.咳嗽变异型哮喘　以刺激性咳嗽为特征，灰尘、油烟、冷空气等容易诱发咳嗽，常有家庭或个人过敏疾病史。对抗生素治疗无效，支气管激发试验阳性可鉴别。

2.嗜酸细胞性支气管炎　临床症状类似，X 线检查无明显改变或肺纹理增加，支气管激发试验阴性，临床上容易误诊。诱导痰检查嗜酸粒细胞比例增加（≥3%）可以诊断。

3.肺结核　常有发热、乏力、盗汗及消瘦等症状。痰液找抗酸杆菌及胸部 X 线检查可以鉴别。

4.支气管肺癌　多数有数年吸烟史，顽固性刺激性咳嗽或过去有咳嗽史，近期咳嗽性质发生改变，常有痰中带血。有时表现为反复同一部位的阻塞性肺炎，经抗菌药物治疗未能完全消退。痰脱落细胞学、胸部 CT 及纤维支气管镜等检查，可明确诊断。

5.肺间质纤维化　临床经过缓慢，开始仅有咳嗽、咳痰，偶有气短感。仔细听诊在胸部下后侧可闻爆裂音（Velcro 啰音）。血气分析示动脉血氧分压降低，而二氧化碳分压可不升高。

6.支气管扩张症　典型者表现为反复大量咯脓痰，或反复咯血。X 线胸部摄片常见肺野纹理粗乱或呈卷发状。高分辨螺旋 CT 检查有助诊断。

第四节　支气管哮喘

支气管哮喘是由多种细胞（包括气道炎症细胞，如嗜酸粒细胞、肥大细胞、T 淋巴细胞、中性粒细胞，结构细胞如气道上皮细胞、气道平滑肌细胞等）和细胞组分参与的气道慢性炎症性疾患。这种慢性炎症导致气道高反应性，通常出现广泛多变的可逆性气流受限，反复发作性的喘息、气急、胸闷或咳嗽等症状，常在夜间和(或)清晨发作、加剧，多数患者可自行缓解或经治疗缓解。

【诊断标准】

1.临床表现

(1)大多数哮喘起病于婴幼儿，诱发哮喘原因主要是吸入过敏原、病毒性上呼吸道感染、剧烈活动或接触某些刺激性气味。某些哮喘患者的哮喘发作或加剧与其职业有关，临床上称之为职业性哮喘。

(2)部分患者起病可出现发作先兆如：流清鼻涕、频繁喷嚏、鼻咽部发痒、眼部发痒、胸闷。

(3)哮喘严重程度不同的患者临床表现可有很大差异，典型哮喘发作为呼气性呼吸困难，表现为气憋、喘息，轻者表现为胸闷或顽固性咳嗽(咳嗽变异性哮喘)。

(4)大多数哮喘患者发作具有明显昼夜节律即夜间或清晨发作或加剧。

(5)某些哮喘患者哮喘发作具有季节规律，如过敏性哮喘常在夏秋季发作。

(6)早期患者脱离过敏原后症状可以迅速缓解，或给予正规治疗后缓解。典型发作者双肺可闻及散在或弥漫性以呼气相为主的哮鸣音，不同程度的急性发作体征可有很大差异。

2.辅助检查

(1)血常规：嗜酸粒细胞增多(<10%)，合并感染时白细胞或嗜中性粒细胞增多，全身使用糖皮质激素后可使白细胞总数、中性粒细胞百分比增多。

(2)痰液检查：如患者无痰咳出时，可通过诱导痰方法进行检查。涂片在显微镜下可见较多嗜酸性粒细胞。

(3)动脉血气分析：哮喘发作时由于气道阻塞且通气分布不均，通气/血流比值失衡，可致肺泡-动脉血氧分压差($A\text{-}aDO_2$)增大；严重发作时可有缺氧，PaO_2 降低，由于过度通气可使 $PaCO_2$ 下降，pH 上升，表现呼吸性碱中毒。若重症哮喘，病情进一步发展，气道阻塞严重，可有缺氧及 CO_2 滞留，$PaCO_2$ 上升，表现呼吸性酸中毒。若缺氧明显，可合并代谢性酸中毒。

(4)呼吸功能检查

①通气功能检测：在哮喘发作时呈阻塞性通气功能改变，呼气流速指标均显著下降，1 秒钟用力呼气容积(FEV_1)、1 秒率(1 秒钟用力呼气量占用力肺活量比值 $FEV_1/FVC\%$)以及最高呼气流量(PEF)均减少。肺容量指标可见用力肺活量减少、残气量增加、功能残气量和肺总量增加，残气占肺总量百分比增高。缓解期上述通气功能指标可逐渐恢复。病变迁延、反复发作者，其通气功能可逐渐下降。

②支气管激发试验(BPT)：一般适用于通气功能在正常预计值的 70%以上的患者。如 FEV_1 下降≥20%，可诊断为激发试验阳性。通过剂量反应曲线计算使 FEV_1 下降 20%的吸入药物累积剂量($PD_{20}\text{-}FEV_1$)或累积浓度($PC_{20}\text{-}FEV_1$)，可对气道反应性增高的程度作出定量判断。

③支气管舒张试验(BDT)：用以测定气道可逆性。阳性诊断标准：①FEV_1 较用药前增加 12%或以上。且其绝对值增加 200mL 或以上；②PEF 较治疗前增加 60L/分或增加≥20%。

④呼气峰流速(PEF)及其变异率测定若 24 小时内 PEF 或昼夜 PEF 波动率≥20%，也符合气道可逆性改变的特点。

(5)胸部X线检查:早期在哮喘发作时可见两肺透亮度增加,呈过度通气状态;在缓解期多无明显异常。如并发呼吸道感染,可见肺纹理增加及炎性浸润阴影。同时要注意肺不张、气胸或纵隔气肿等并发症的存在。

(6)特异性变应原的检测:哮喘患者大多数伴有过敏体质,对众多的变应原和刺激物敏感。测定变应性指标结合病史有助于明确病因,脱离致敏因素的接触。

①体外检测:可检测患者的特异性IgE,过敏性哮喘患者血清特异性IgE可较正常人明显增高。

②在体试验:皮肤过敏原测试,需根据病史和当地生活环境选择可疑的过敏原进行检查,可通过皮肤点刺等方法进行,皮试阳性提示患者对该过敏原过敏。

3.诊断步骤和要求

(1)明确有无支气管哮喘。

(2)确定其诱因。

(3)临床分期、分度。

(4)评估哮喘控制水平。

4.诊断标准

(1)反复发作喘息、气急、胸闷或咳嗽,多与接触变应原、冷空气、物理或化学性刺激、病毒性上呼吸道感染、运动等有关。

(2)发作时在双肺可闻及散在或弥漫性,以呼气相为主的哮鸣音,呼气相延长。

(3)上述症状可经治疗缓解或自行缓解。

(4)症状不典型者(如无明显喘息或体征)应至少具备以下一项试验阳性。

①支气管激发试验或运动试验阳性。

②支气管舒张试验阳性[一秒钟用力呼气容积(FEV_1)增加12%以上,且FEV_1增加绝对值>200mL]。

③最大呼气流量(PEF)日内变异率或昼夜波动率≥20%。

(5)除外其他疾病所引起的喘息、气急、胸闷和咳嗽。

符合(1)~(3)、(5)条者或(4)、(5)条者可诊断为支气管哮喘。根据哮喘发作规律和临床表现,哮喘可分为急性发作期、慢性持续期及缓解期。

(6)支气管哮喘可分为急性发作期、非急性发作期。

①急性发作期是指气促、咳嗽、胸闷等症状突然发生或症状加重,常有呼吸困难,以呼气流量降低为其特征,常因接触变应原等刺激物或治疗不当所致。

②非急性发作期(亦称慢性持续期):许多哮喘患者即使没有急性发作,但在相当长的时间内仍有不同频度和(或)不同程度地出现症状(喘息、咳嗽、胸闷等),肺通气功能下降。

5.鉴别诊断

(1)慢性支气管炎:多发生在中老年,有长期吸烟史,表现为冬春季反复发作的咳嗽、咳痰,多以上呼吸道感染为诱因,起病缓慢,查体有散在湿啰音或干啰音,缓解速度慢,或缓解期仍有症状。发作期外周血和痰中白细胞及中性粒细胞升高。肺功能检测支气管舒张试验阴性,PEF变异率小于15%。

(2)肺气肿:中老年发病,多有长期大量吸烟史,一般体力活动可诱发加重,休息后可以缓解,临床表现为气短,气不够用,肺气肿体征可长期存在,X线检查有肺气肿征象。肺功能表现为支气管舒张试验阴性,RV、TLC、RV/TLC%均增高,DLCO降低。

(3)急性左心衰:见于有高血压、冠心病、糖尿病等心血管疾病病史的中老年人,发病季节性不明显,感染、劳累、输液过多,过快为诱因。查体可发现双肺底湿啰音、心脏增大、奔马律等。坐起,应用快速洋地黄、利尿剂、扩血管药物可以缓解。X线可见柯氏B线、蝶形阴影。心电图有心律失常或房室扩大。超声心动图可发现心脏解剖学上异常。血BNP检测多>500ng/mL。

(4)上气道内良、恶性肿瘤,上气道内异物,其他原因引起的上气道阻塞。

(5)肺嗜酸性粒细胞增多症(PIE),变态反应性支气管肺曲菌病,嗜酸细胞性支气管炎、肉芽肿性肺病(Churg-Strauss综合征)。

(6)弥漫性泛细支气管炎(DPB)、肺栓塞。

(7)支气管肺癌、纵隔肿瘤等。

第五节　呼吸衰竭

呼吸衰竭(呼衰),是由于肺内和(或)肺外各种原因引起肺通气功能和(或)换气功能障碍,导致患者不能进行有效的气体交换,在呼吸空气(海平面,大气压、静息状态下)时,产生严重缺氧(或)伴二氧化碳潴留,从而引起一系列生理功能和代谢紊乱。呼吸衰竭是指全部的呼吸系统的功能不全(包括肺、胸壁、脑),不能完成正常的氧供给和二氧化碳的清除。最终,将在细胞水平影响呼吸功能。

多种因素都会导致呼吸衰竭,常见病因可归纳为以下两个方面。

1.中枢神经系统及传导系统疾病、呼吸肌疾患、呼吸道疾病和胸廓疾病等,均可引起呼吸动力损害、增加气道阻力和限制肺的扩张,导致通气不足、通气与血流比例失调,产生缺氧,或伴二氧化碳潴留。

2.肺组织病变,如肺炎、肺不张、肺水肿、急性肺损伤、肺血管病和肺纤维化,主要引起通气和血流比例失调、肺内静脉血分流增加和弥散功能障碍,导致换气功能损害,发生缺氧,因通气过度引起二氧化碳分压降低,出现Ⅰ型呼吸衰竭。严重者因肺部病变加重、呼吸肌疲劳伴二氧化碳潴留而出现酸中毒,发生Ⅱ型呼吸衰竭。

根据病因和发病机制,呼吸衰竭可分为急性呼吸衰竭和慢性呼吸衰竭。

【诊断标准】

1.临床表现

(1)呼吸困难:表现为呼吸频率、幅度、节律和体位的改变。如COPD患者呼衰由慢而深的呼吸变为浅快;半卧位或坐位,辅助呼吸肌参与点头或提肩呼吸。ARDS患者先为快而深大变为浅弱呼吸,伴鼻翼翕动。中枢性呼衰呈潮式、间歇或抽泣样呼吸等。

(2)发绀:是缺氧的典型表现。当SaO_2<85%时,可在口唇、指(趾)甲出现发绀。

(3)精神神经症状:急性缺氧可立即出现精神错乱、恐惧、狂躁、昏迷、抽搐等症状;慢性缺氧多有智力或定向功能障碍。高碳酸血症在中枢性抑制之前出现失眠、烦躁、躁动的兴奋症状,随后因中枢抑制表现为意识淡漠、肌肉震颤、间歇抽搐、昏睡,甚至昏迷等,并出现腱反射消失,锥体束征阳性。急性呼吸性酸中毒,pH＜7.30～7.25 时,会出现精神症状。

(4)血液循环系统症状:心率加快,血压上升和右心功能不全体征。二氧化碳潴留可出现皮肤温暖、颜面红润和搏动性头痛。严重缺氧和酸中毒(pH＜7.30～7.25)会引起心肌损害、血压下降、心律失常、心脏停搏(pH＜6.8)。

(5)消化道和泌尿系统症状:严重缺氧和二氧化碳潴留引起肝肾功能损害。常因胃肠道黏膜充血水肿、糜烂渗血,或应激性溃疡出血。吐咖啡样物或黑便,隐血试验阳性。肾功能损害者还可出现尿少、无尿等。

2.诊断依据

(1)患者有急性或慢性呼吸衰竭基础疾病病史及诱因。

(2)缺氧和(或)伴有二氧化碳潴留的上述临床表现。

(3)动脉血气分析能确诊呼吸衰竭的类型及其程度,对指导氧疗、机械通气各种参数的调节,以及纠正酸碱失衡和电解质紊乱均有重要意义。

3.诊断标准　呼吸空气条件(海平面大气压)下,PaO_2＜60mmHg,或伴 $PaCO_2$＜35mmHg,诊断为Ⅰ型呼吸衰竭。若伴有 $PaCO_2$＞50mmHg,诊断为Ⅱ型呼吸衰竭;根据病程的发展,可分为急性呼吸衰竭和慢性呼吸衰竭;慢性呼吸衰竭因机体的代偿,将 PaO_2＜55mmHg、$PaCO_2$＞55mmHg 作为慢性呼吸衰竭诊断的参考指标,且无明显酸中毒。

第二章 循环系统疾病

第一节 心律失常

一、窦性心律失常

窦性心动过速

【概述】

正常窦性心律的冲动起源于窦房结，频率为 60～100 次/min。当成人窦性心律超过 100 次/min(一般不超过 160 次/min)，称为窦性心动过速。窦性心律的频率可因年龄、性别、体力活动等不同而有显著差异。

【诊断】

(一)症状与体征

患者的临床症状轻重不一，所有患者均有心悸、乏力、眩晕和憋闷等不适症状，少数病例可发生晕厥。晕厥可能是心率太快造成的心输出量下降所致的低血压引起，也可能是服用 β-受体阻滞药后所致的低血压引起。患者的运动耐量明显下降，晚期轻微活动都可能受限。当患者直立体位，心动过速发生时，无体位性低血压。为控制心率，患者常须服用较大剂量的 β-受体阻滞药和钙拮抗药，此时可出现这些药物的明显不良反应，如头晕、四肢无力等。中晚期患者可合并心律失常性心肌病、顽固性心力衰竭等，因而还可出现相应的急性肺水肿、心力衰竭、心源性休克等危重症状。此时心功能极度下降，EF 值常低于 30%，预后极差，短期病死率较高。

(二)检查

心电图检查可见窦性 P 波(Ⅰ、Ⅱ、aVF 导联直立，aVR 导联倒置，P-R 间期＞0.12 秒)规律出现，P-P 间期＜0.6 秒。

(三)诊断要点

窦速指成人的窦性心律(以窦性 P 波为窦房结发放电激动的标志)＞100 次/min，是由窦房结病理改变或生理性电活动异常所致。窦速包括窦房结病理改变或生理性电活动异常所致窦速，如发热、感染、脱水、心力衰竭、血容量下降所致的窦速，窦房结生理性或病理性改变所致不适当窦速，以及房结折返性心动过速。

（四）鉴别诊断

房性阵发性心动过速与窦性阵发性心动过速的心电图鉴别：

1.房性阵发性心动过速　P 波多低小而不清晰，P-P 规则，心房率在 160～280 次/min。

2.窦性阵发性心动过速

（1）一系列规则而快速（100～200 次/min）的窦性 P 波，频率多不很快。

（2）起始与停止均为阵发性的。

（3）P 波形态和方向与未发作时间窦性 P 波相同。

（4）可有窦性期前收缩，其连结间期与发作心动过速开始时连接间期相等，发作停止后的间歇可恰等于一个窦性周期或更长。鉴别要点在于房性者其 P 波与窦性心律的 P 波不同。

【治疗】

治疗原则为针对病因进行治疗。

1.寻找窦速的病因，针对病因进行治疗。病因治疗后，如需处理窦性心动过速，可选用下列药物。针对原因，大多数不需特殊治疗，如有心悸不适可用镇静剂、β-受体阻滞药，如普萘洛尔（心得安）5～10mg，每日 3 次；或维拉帕米（异搏定）40～80mg，每日 3 次。

2.首选 β-受体阻滞药，若需迅速控制心率，可选用静脉制剂。

3.不能使用 β-受体阻滞药时，可选用维拉帕米或地尔硫草。

【病情观察】

定期复查心电图、电解质、肝功能、甲状腺功能等，因为抗心律失常药可影响电解质及脏器功能。用药后应定期复诊及观察用药效果和调整用药剂量。

【病历记录】

1.门急诊病历　详细记录患者就诊时间及主要症状，是否有晕厥、黑矇、意识丧失及心功能不全等严重并发症。既往有无类似发作史，如有，应记录其诊疗经过、用药情况及效果。记录发作时心电图的特点。

2.住院病历　记录患者主诉、症状持续时间、既往类似发作史及诊治经过。记录体格检查结果。首次病程记录，提出初步诊断、制定相应的诊疗。记录入院后病情有无变化，如有心动过速发作，应及时记录。

【注意事项】

1.医患沟通　如明确诊断，应向家属及其本人讲明本病的发病特点，寻找窦速的病因，进行病因治疗。

2.经验指导

（1）一旦确诊后患者往往高度紧张、焦虑、忧郁，频频求医，迫切要求用药控制心律失常，而完全忽略病因、诱因的防治，常见诱因：吸烟、酗酒、过劳、紧张、激动、暴饮暴食、消化不良、感冒发热、摄入盐过多以及血钾、血镁低等。患者可结合以往发病的实际情况，总结经验，避免可能的诱因，比单纯用药更简便、安全、有效。

（2）目前，特发性窦速的治疗常是经验性的，根据患者具体情况而定。药物治疗首选 β-受体阻滞药或钙拮抗药，多数患者的治疗反应差，须不断增加剂量，过高剂量的 β-受体阻滞药或钙拮抗剂可引起乏力等全身症状而使患者不能耐受。

非药物治疗包括外科窦房结切除术、右心房大部切除术、经导管机械或化学性窦房结动脉栓塞、闭合术以及目前颇有前景的导管射频消融术。

窦性心动过缓

【概述】

成人窦性心律低于60次/min，称为窦性心动过缓。

【诊断】

(一)症状与体征

一般无症状，部分患者可有头晕、胸闷等。心脏听诊心率慢而规则。

(二)检查

心电图特征为窦性P波规律出现，P-P间距＞1.0秒。

(三)诊断要点

与迷走神经张力增高有关。常见于运动员和老年人。病理情况下，可见于颅内压增高、严重缺氧、低温、黏液性水肿、梗阻性黄疸、药物(β-受体阻滞药、维拉帕米、洋地黄、奎尼丁等)作用、病态窦房结综合征等。急性下壁心肌梗死亦常见窦性心动过缓。

【治疗】

治疗原则：生理性窦性心动过缓不需治疗，病理性应针对病因。

1.窦性心动过缓如心率≥50次/min，无症状者，无须治疗。

2.如心率＜40次/min，且出现症状者可用提高心率药物(如阿托品、麻黄碱或异丙肾上腺素)。

3.显著窦性心动过缓伴窦性停搏且出现晕厥者可考虑安装人工心脏起搏器。

4.原发病治疗。

5.对症、支持治疗。

如心率显著减慢或症状明显者可选用阿托品0.3～0.6mg，每日3次口服；山莨菪碱5～10mg，每日3次口服，或10～20mg加入500mL液体静脉滴注；异丙肾上腺素1mg加入500mL液体静脉滴注，但长期应用易发生严重不良反应，应考虑心脏起搏治疗。由药物引起者应酌情减量或停用。

【病情观察】

定期复查心电图、电解质、肝功能、甲状腺功能等，因抗心律失常药可影响电解质平衡及脏器功能。用药后应定期复诊及观察用药效果和调整用药剂量。

【病历记录】

1.*门急诊病历* 患者就诊时间及主要症状，是否有头晕、胸闷等症状。既往有无类似发作史，如有，应记录其诊疗经过、用药情况及效果。记录发作时心电图的特点。

2.*住院病历* 记录患者主诉、症状持续时间、既往类似发作史及诊治经过。记录体格检查结果。首次病程记录，提出初步诊断、制定相应的诊疗。记录入院后病情有无变化，如有心动过缓发作，应及时记录。

【注意事项】

1.医患沟通 如明确诊断,应向家属及其本人讲明本病的发病特点,寻找窦性心动过缓的病因,进行病因治疗。

2.经验指导

(1)无症状的窦性心动过缓通常无须治疗。如因心率过慢,出现心输出量不足症状,可应用阿托品、麻黄碱或异丙肾上腺素等药物,但长期应用往往效果不确实,易发生严重不良反应,故应考虑安装心脏起搏器。

(2)本疾病常见于健康的成人,尤其是运动员、老年人和睡眠时,其他原因为颅内压增高、血钾过高、甲状腺功能减退、低温以及应用洋地黄、β-受体阻滞药、利舍平(利血平)、胍乙啶、甲基多巴等药物。心率<60 次/min,即为窦性心动过缓,注意情绪上的变化最为重要。

(3)发生在急性心肌梗死早期的显著窦性心动过缓,此时可能促发心室颤动。此时的心动过缓在急性心肌梗死所并发的心律失常中,仅次于室性过早搏动。后下壁梗死时的发生率比前壁梗死时高 3 倍。窦性心动过缓最可能出现于梗死发作后的最初数小时内(其发生率为 40%)。因此,对急性心肌梗死早期所发生的窦性心动过缓应予及时处理。

二、期前收缩

【概述】

期前收缩亦称过早搏动,简称早搏,是最常见的一种心律失常,它是在窦性或异位性心律的基础上,心脏传导系统的某一点提早发出激动,过早地引起心脏的一部分或全部发生一次除极。这个兴奋点可以在心房、房室连接区、心室,因此根据异位节律点部位的不同,可将期前收缩分为房性、房室交界性及室性 3 种。引起早搏的原因有很多,有一些健康人也可能发生早搏,有心血管疾病者更易发生。健康人发生早搏往往有一些人为的诱因,如情绪激动、饱餐、过劳、上呼吸道感染、胆道系统疾病、电解质紊乱、药物作用等;过早搏动约 40%发生于心血管疾病,易发生早搏的心脏疾病有冠心病、高血压心脏病、风湿性心脏病、肺源性心脏病、心肌炎、心肌病、心包炎等,引起早搏的其他疾病有甲状腺功能亢进症、贫血、低血钾等。

【诊断】

(一)症状与体征

偶发早搏多无症状,亦可有心悸或感到一次心搏突然加重或有心搏暂停感。频发早搏可有胸闷、乏力等症状。心脏听诊可发现有提早心搏,并于其后有一较长间歇。早搏时第一心音增强,第二心音减弱或消失。

(二)检查

1.实验室检查

(1)血钾测定:部分患者有血钾降低。

(2)甲状腺功能测定:甲状腺功能亢进引起本病的,甲状腺素 T_3、T_4 升高。

2.特殊检查 心电图是主要诊断手段。

(1)室性早搏的心电图特点:提前出现的宽大畸形的 QRS 波群,QRS 波间期>0.11 秒,其前无过早的P波出现，P波可出现在ST段上或埋在QRS、T波内，P波与提前的QRS波无关，ST段及T波方向常与QRS波方向相反，常有完全性代偿间歇(即早搏前后两窦性心搏相隔的时间为正常心动周期的2倍)；有时室性早搏夹在两个连续窦性搏动之间，称为间位性或插入性室性早搏；有时形成二联律、三联律，或室性早搏形成短阵室速；在同一导联上，可见多源性室性早搏，室性早搏的形态不同。

(2)房室交界性早搏的心电图特点：提前出现的QRS-T波群与窦性QRS-T波群相同，如房室交界早搏出现较早，发生室内差异性传导，QRS波群与窦性相异，此时需与室性早搏鉴别。在提前的QRS波群前后可出现逆行P′波，其P′-R间期＜0.12秒，或R-P′间期＜0.20秒；交界性早搏后常有完全性代偿性间歇。

(3)房早的心电图特点：提前出现的P′波(P′波可重叠于前一窦性搏动的T波中)，P-R间期正常或轻度延长，P′波形态与窦性P波不同，P′波后QRS波群可正常或畸形；如有畸形QRS波则称为房性早搏伴室内差异性传导；如P波后无QRS波，称为未下传房性早搏；在同一导联上，如果P′波的形态及配对间期不同，称为多源性房性早搏，常有不完全的代偿间歇，即包括房性早搏在内的两个正常P波之间的时间短于2倍的正常PP间距。

(三)诊断要点

期前收缩的诊断主要依靠心电图检查。

经心电图确诊为早搏，则应根据患者的具体情况予以处理，无器质性心脏病的患者、偶发无症状者可不必服药物，门诊随访即可；原有器质性心脏病患者则应强调治疗原有基础心脏病，早搏与原有严重器质性心脏病相关者应积极处理，评估治疗效应，无效者应调整治疗。

三、心室扑动与颤动

【概述】

心室扑动与心室颤动(简称室扑和室颤)是最严重的心律失常。心室扑动时心室有快而微弱无效的收缩；心室颤动时则心室内各部分肌纤维发生更快而不协调的乱颤，两者对血流动力学的影响均等于心室停搏。其病因常见的有冠心病(猝死型、急性心肌梗死)，严重低钾血症，药物如洋地黄、奎尼丁、氯喹等的毒性作用，以及先天性长Q-T综合征、Brugada综合征等。心室扑动与颤动一旦发生，患者迅即出现心脑缺血综合征[即阿-斯综合征]，表现为意识丧失、抽搐，继以呼吸停止，检查时听不到心音，也无脉搏。

【诊断】

(一)症状与体征

室扑或室颤的患者情况非常危急，一般来说患者均有意识丧失，无法回答医师的询问。

1.意识丧失、抽搐，即阿-斯综合征。

2.面色苍白或发绀，脉搏消失，心音听不到，血压为零。

3.如不及时抢救，随之呼吸、心搏停止，瞳孔散大、固定。

(二)检查

1.实验室检查　血电解质检查及血气分析可见有低钾、酸中毒。

2.特殊检查

(1)心电图:①心室扑动:呈正弦波图形,波幅大而规则,频率150～300次/min,通常在200次/min。②心室颤动:波形的振幅与频率均极不规则,无法识别QRS波群、ST段及T波;室颤波振幅细小(<0.2毫秒)者,预示患者存活概率不大。

(2)脑电图:可示脑电波低平。

(三)诊断要点

1.有上述的临床表现和征象。

2.心电图示室扑、室颤。

(四)鉴别诊断

室扑、室颤的心电图较易辨认,一般来说不需鉴别诊断,室扑有时要与室速鉴别,但二者的处理方面无多大的差别,并不妨碍治疗。临床应与阿斯综合征发作、心搏骤停相鉴别。

【治疗】

室扑、室颤均属心搏骤停的范畴,其治疗的根本措施就是心肺复苏。

1.直流电复律为治疗室扑和室颤的首选措施,应争取在短时间内(1～2分钟)给予非同步直流电除颤,一般用300～400W/s电击,若无效可静脉或气管注入、心内注射(尽量不用)肾上腺素1mg(可使细颤变为粗颤)或托西溴苄铵(溴苄胺)5～10mg/kg或利多卡因50～100mg,再行电击,可提高成功率。原发性室颤直流电除颤的成功率与病变性质及时机密切相关,若在发病4分钟内除颤成功率50%以上,4分钟以后仅有4%,若是继发性或临终前的室颤,除颤的成功率极低。若身边无除颤器应首先作心前区捶击2～3下,捶击心脏不复搏,立即进行胸外心脏按压,70～80次/min。

2.药物除颤采用利多卡因100mg静脉注射,5～10分钟后可重复使用,总量不超过300mg;或普鲁卡因胺每次100～200mg,总量500～1000mg。若是洋地黄中毒引起室颤,应用苯妥英钠静脉注射每次100mg,5～10分钟可重复,总量300～350mg。

3.经上述治疗恢复自主心律者,可持续静脉滴注利多卡因1～4mg/分或普鲁卡因胺4～8mg/分维持。此外,托西溴苄铵(溴苄胺)、索他洛尔、胺碘酮静脉滴注,预防室颤也有良好疗效。洋地黄中毒者可给苯妥英钠0.1g,每日3次。

4.在坚持上述治疗的同时要注意保持气道通畅,坚持人工呼吸,提供充分氧气,这是保证除颤成功和心脏复跳不可缺少的条件。

5.在抢救治疗的同时,还应注意纠正酸碱平衡失调和电解质紊乱。因为室扑、室颤持续时间稍长,体内即出现酸中毒,不利于除颤。此时可给11.2%乳酸钠50～100mL或4%～5%碳酸氢钠100mL静脉滴注。必要时亦可给10%氯化钙5～10mL静脉注射(该药适用于心脏停搏,但不利于除颤,故不作首选)。

6.若条件允许亦可插入临时起搏导管进行右室起搏。

【病情观察】

1.诊断明确者,持续心电监护,包括脉搏、血压、心率、呼吸监测,观察有无心律失常的发生,心电监护须至病情平稳;同时还需要监测电解质、酸碱平衡及血气情况,监测血流动力学如中心静脉压、肺毛细血管楔压等,据此调整补液量。

2.诊断不明确者，如患者就诊时已意识丧失，心电图、心电监护发现室扑、室颤，诊断一般即可明确。如在院外频发晕厥，可能是由于室扑、室颤持续时间短暂，且可自行转复。对于这一类患者心脏方面还应考虑心动过缓型心律失常（Ⅱ度Ⅰ型以上房室传导阻滞、病窦综合征等）、心动过速型心律失常（室速）。不论何种情况，心电监护以及基本生命体征监测均是必不可少的。

【病历记录】

1.门急诊病历　详细记录患者就诊时间、主要症状特点，记录既往病史，体检记录生命体征及意识变化等。辅助检查记录血常规、血清酶学、电解质、心电图等结果，并记录初步诊断和处理过程、抢救记录。

2.住院病历　详细记录患者发病过程、外院治疗经过、过去史、个人史、体格检查结果。病程记录应记录入院治疗后的病情变化、治疗效果、处理过程、抢救记录以及上级医师的查房记录、相关检查结果。

【注意事项】

1.医患沟通　室扑、室颤是致命性心律失常，必须向家属告知病危，讲明疾病的危险性，说明患者随时可能死亡。在医师尽力抢救的前提下，一般来说家属均会理解。此种患者病情危急，病死率相对较高，而且带有很大的突然性，易引起医疗纠纷。刚参加工作的住院医师对此往往认识不足，应引起高度重视。

2.经验指导

(1)临床工作中，只要患者有急性的意识丧失和大动脉搏动消失，就应立即想到可能是室扑、室颤，其次为心室静止、心肌电-机械分离。临床表现对诊断十分重要，过分依赖心电图以及心电监护会延误抢救时机。

(2)电复律时可采用前后位，可在患者左肩胛下垫一金属病历夹，病历夹与皮肤接触处须涂导电糊以防灼伤，前后位除颤所需能量小，且易复律成功。

(3)静脉给药时可首选近心段静脉内给药，如颈外静脉、锁骨下静脉，经胸心内注射法最后才采用。心内注射可引起气胸和心肌损伤，穿刺时又要暂停其他治疗措施，不利于自身供血和心脏复搏，故此法仅作为应急措施时使用。

四、心房颤动

【概述】

心房颤动（AF，简称房颤）是成人最常见的心律失常之一。心房颤动分阵发型和持续型。绝大多数心房颤动见于器质性心脏病患者，其中以风湿性二尖瓣狭窄最常见，其次为冠心病、甲状腺功能亢进，亦可见于慢性缩窄性心包炎、心肌病、病毒性心肌炎等，低温麻醉、胸腔和心脏手术后、急性感染及脑血管意外也可引起心房颤动；部分长时间阵发或持久性心房颤动患者并无器质性心脏病的证据，称为特发性心房颤动；心房颤动的发生随年龄的增大而增多，心房颤动降低心输出量可达25%以上，故会加重基础心脏病，并可导致心动过速性心脏病，使心功能恶化。心房颤动也是缺血性脑卒中的原因之一，尤其在老年人，致残率和病死率都相当高。

【诊断】

（一）症状

心悸、气急、焦虑、胸闷、自觉心跳不规则。阵发性发作或心室率较快时，症状较明显，可伴有心力衰竭症状。持续时间较长或心室率缓慢者，可无症状。可有心房血栓，引起栓塞。

（二）体征

一般心率 100～160 次/min，心律呈不规则。当心率较慢时，心律可以规则：心音轻重不一，有时第二心音消失；有缺脉现象。此外，可有原来心脏病的体征。可检查出原发疾病的相关体征。如二尖瓣狭窄可在心尖部闻及舒张期隆隆样杂音伴有舒张期震颤，二尖瓣关闭不全心尖部可闻及收缩期吹风样杂音等。

（三）检查

1.实验室检查

（1）甲状腺功能测定：甲状腺功能亢进引起者，其血甲状腺素升高。

（2）电解质测定：部分患者可有低血钾。

2.特殊检查

（1）心电图：往往有下述的特征性表现：P 波消失，代之以一系列细小的、形态不同的 F 波，频率在 350～600 次/min，R-R 间隔绝对不等；QRS 波形态与窦性相同，心室律不规则，120～180 次/min，如合并Ⅲ度房室传导阻滞则心室率缓慢且规则；预激综合征伴心房颤动并旁路下传者心室率可快达 200 次/min 以上，QRS 波群多数具有心室预激波。

（2）动态心电图：对于阵发性心房颤动，发作时间短暂不易描记心电图者较为适用，可以及时记录到 24 小时内发作的心房颤动。

（3）超声心动图：可发现是否有器质性心脏病，观察心腔大小、射血分数情况。

（四）诊断要点

（1）有心悸、头晕、疲乏、气急等相关的临床症状。

（2）心脏听诊示心律绝对不齐、心音强弱不等、脉搏短绌，还伴有基础心脏的相关体征。

（3）心电图可明确诊断。

（五）鉴别诊断

心房颤动与心房扑动（AFL）关系密切，但 AFL 极少见，反复发作持久的 AFL 更不多见。

AFL 为位于右心房内单个大的折返环，在环径上有缓慢传导区，它位于冠状静脉窦口、三尖瓣环和下腔静脉间的峡部，常见的折返方向为由上而下沿右心房游离壁传到峡部，传导减慢，越过峡部沿房间隔由下向上传导，完成一次折返激动，此为Ⅰ型 AFL。如果折返的方向反转过来（与Ⅰ型 AFL 相反），它的折返速率比Ⅰ型 AFL 快，此为Ⅱ型 AFL 或不典型 AFL，较少见。

AF 与 AFL 不同点为 AF 折返环不是一个，它有多个折返环发生在左心房和右心房，此为子波折返，折返径路不固定，但也可沿解剖学路障而折返。近年也报道了不少局灶性起源的心房颤动，其 AF 的起始灶 90%以上都位于肺静脉口内。其中以左上和右上肺静脉口内居多，其次是左下肺静脉口内，右下肺静脉内口发生率较少，也可在左、右心房的其他位置，但很少见。

【治疗】

治疗原则:阵发性心房颤动和持续性心房颤动应恢复窦性心律,对永久性心房颤动则应采用华法林加抗凝治疗。

(一)一般治疗

主要是病因治疗,纠正可能的病因和发作诱因。

(二)控制心室率

适应于初发心房颤动或阵发急性心房颤动、维持窦律失败的持续或慢性心房颤动、无症状老年患者、无转复适应证者。

药物治疗可使用包括洋地黄类药物、钙通道拮抗剂、β-受体阻滞药等药物,目标是静息时心室率 60～80 次/min,运动时 90～115 次/min。

1.洋地黄类药物　静脉推注毛花苷丙 0.4mg;或用地高辛 0.125～0.25mg 口服,每日 1 次。应注意,预激综合征合并心房颤动时禁用洋地黄类药物。

2.钙拮抗药　常用的为维拉帕米 5mg,稀释后静脉注射;或用维拉帕米每日 40～80mg,分次口服;或用地尔硫䓬每日 60～120mg,分次口服,但要注意此类药物的负性肌力作用。房室传导阻滞及预激综合征患者禁用。

3.β-受体阻滞药　常用药物为美托洛尔 25～50mg,每日 2 次,口服;或用阿替洛尔 12.5～25mg,每日 2 次,口服。在有严重心动过缓和高度传导阻滞、失代偿性充血性心力衰竭、支气管哮喘时,禁用 β-受体阻滞药。注意,有严重外周血管病和跛行者,β-受体阻滞药应慎用。

(三)心房颤动转复为窦性心律和窦性心律的维持

心房颤动持续时间越长,越容易导致心房电重构而不易转复。因此,复律治疗宜尽早开始。阵发性心房颤动多能自行转复,如果心室率不快,血流动力学稳定,患者能够耐受,可以观察 24 小时。如 24 小时后仍不能恢复窦性心律,则须进行心律转复。持续时间超过 1 年的心房颤动,即永久性心房颤动,转复为窦性心律的成功率不高,即使转复成功也难以维持。心房颤动复律治疗前,应查明并处理可能存在的诱发因素或加重因素,如高血压、缺氧、过量饮酒、炎症、急性心肌缺血、甲状腺功能亢进、胆囊疾病等。上述因素去除后,心房颤动可能消失。无上述因素或去除上述因素后,心房颤动仍然存在者则需要复律治疗。对器质性心脏病,如冠心病、风湿性心脏病、心肌病等,应加强病因治疗,然后再考虑复律治疗。心房颤动复律有药物复律和电复律两种方法。

1.抗心律失常药物转复心律

(1)胺碘酮 0.2g,每日 3 次,口服;1 周后改为 0.2g,每日 2 次,口服;1 周后再改为 0.2g,每日 1 次,口服维持。该药可能有低血压、心动过缓、Q-T 延长、胃肠道反应等不良反应。

(2)普罗帕酮每日 450～600mg,顿服;或用普罗帕酮以 1.5～2mg/kg 静脉推注,持续 10～20 分钟,可有低血压及负性肌力作用等不良反应。

(3)奎尼丁每日 0.75～1.5g,6～12 小时内分次口服,通常与减慢心率药物合用。奎尼丁使用时可引起 Q-T 延长、尖端扭转型室性心动过速、胃肠道反应、低血压等不良反应。

2.直流电转复心律　血流动力学不稳定,或心功能明显降低,或心房颤动合并预激的患者应首选电复律,能量 150～200J,同步除颤;电转复心律需要抗凝治疗,通常是转复前 2 周,成功转为窦性后继续抗凝治疗 2～4 周。

3.心律转复后维持窦性心律

(1)奎尼丁每日 600～1500mg,分次口服,维持窦性心律效果较好,但因可能诱发扭转型室性心动过速,现已少用。

(2)普罗帕酮每日 450～900mg,分次口服。

(3)胺碘酮以 0.2g,每日 3 次口服;1 周后改为 0.2g,每日 2 次口服;2 周后再改为 0.2g,每日 1 次口服维持。

(4)其他药物如索他洛尔、Ibutilide 或 Dofetilide 等,因观察时间均不够长,优势尚不能确定。

4.不同症状下复律处理

(1)急性心肌梗死可用静脉胺碘酮或直流电复律。

(2)有心力衰竭时应首选直流电复律。

(3)“特发”阵发性心房颤动自行复律率高,发作<48 小时者 76%自行转复心律,因此认为无须特殊处理。

(四)并发症的治疗

阵发性心房颤动发作心室率过快时,可能引起血压降低甚至昏厥,这在合并预激综合征经旁路快速前传或肥厚梗阻型心肌病心室率过快时容易发生,应该紧急处理。对于预激综合征经旁路前传的心房颤动或任何引起血压下降的心房颤动,立即施行电复律。无电复律条件者可静脉应用胺碘酮。无预激综合征的患者也可以静脉注射毛花苷丙,效果不佳者可以使用静脉地尔硫䓬或β-受体阻滞药。

五、心房扑动

【概述】

心房扑动(AFL,简称房扑)是室上性快速心律失常中少见的一种,亦可是房速发展成心房颤动的过渡阶段。阵发性心房扑动可发生于无器质性心脏病者;持续性心房扑动通常伴随已有的心脏病出现,病因包括风湿性心脏病、冠心病、高血压心脏病、心肌病等;此外,肺栓塞、慢性充血性心力衰竭、二尖瓣狭窄等导致心房扩大的病变,亦可出现心房扑动。其他病因尚有甲状腺功能亢进、酒精中毒、心包炎等。

【诊断】

(一)症状

常有心悸、气急、心前区闷感、头晕或心力衰竭征象。个别病例心室率极快时可有晕厥。

(二)体征

一般心率快,如房室阻滞呈 2∶1,则心室率为 150 次/min 左右;但如房室阻滞为4∶1或3∶1,则心室率可减慢为 75～100 次/min;有时阻滞比例呈 4∶3、3∶2 或阻滞比例不恒定,使心室律不规则。压迫颈动脉窦或眼球,可使心率暂时减慢,有时突然减慢一半;但压迫解除后即回到原来心率。可有原发疾病的相关体征,如二尖瓣狭窄可在心尖部闻及舒张期隆隆样杂音伴有舒张期震颤；二尖瓣关闭不全者心尖部可闻及收缩期吹风样杂音等。

(三)检查

1.实验室检查

(1)甲状腺功能测定：如血甲状腺素 T_3、T_4 升高，则可诊断为甲状腺功能亢进引起本病。

(2)电解质：部分患者可有低血钾、低血镁。

2.特殊检查

(1)心电图：有特征性表现：①心房活动呈现规律的锯齿状扑动波，扑动波之间的等电线消失，在Ⅱ、Ⅲ、aVF 或 V_1 导联最为明显，常呈倒置；典型心房扑动的心房率通常为 250～350 次/min。②心室率规则或不规则，取决于房室传导比率是否恒定，当心房率为 300 次/min，未经药物治疗时，心室率通常为 150 次/min(2：1 房室传导)；使用奎尼丁等药物，心房率减慢至 200 次/min 以下，房室传导比率可恢复 1：1，导致心室率显著加速；预激综合征、甲状腺功能亢进等并发心房扑动，房室传导可达 1：1，产生极快的心室率；不规则的心室率是由于传导速率发生变化，例如 2：1 与 4：1 传导交替所致。③QRS 波群形态正常，当出现室内差异传导或原先有束支传导阻滞时，QRS 波群增宽、形态异常。

(2)动态心电图：发作时间短暂不易描记心电图者较为适用，可及时记录到 24 小时内发作时的心房颤动。

(3)超声心动图：可发现是否有器质性心脏病，观察心腔大小、射血分数情况。

(四)诊断要点

1.有心悸、气促甚至发作性心绞痛、心力衰竭、低血压等相关的临床症状。

2.心室率可规则或不规则，颈静脉搏动次数常为心室率的倍数，按摩颈动脉窦可使心室率明显减慢或不规则；运动使心室率成倍数增加。

3.心电图可明确诊断。

(五)鉴别诊断

1.*心房颤动*　一般心率 100～160 次/min，心律呈不规则。当心率较慢时，心律可拟规则：心音轻重不一，有时第二心音消失；有缺脉现象。

2.*窦性心动过速*　一般心率很少超过 150 次/min，且受呼吸、运动及体位影响，心电图可见窦性 P 波出现，可助鉴别。

3.*室性阵发性心动过速*　心率很少超过 200 次/min，压迫颈动脉窦心率不变，常见于冠心病，特别是急性心肌梗死等有器质性损伤心脏病患者，心电图可有室性心动过速特征性改变，可助鉴别。

【治疗】

Ⅰ型心房扑动射频消融是首选方法，成功率可达 83%～96%；Ⅱ型心房扑动可用药物控制心室率，治疗原则与心房颤动相同。

(一)一般治疗

注意休息，戒烟酒。治疗相关的疾病。

(二)转复心律

包括同步心脏电复律术、经食管心房调搏术、导管射频消融术、药物复律等。

1.心脏电复律术转复成功率较高，方法同心房颤动，能量较心房颤动低，一般 50J 即可；不须抗凝治疗。

2.食管心房调搏术对Ⅰ型心房扑动效果较好，主要是通过程控刺激心房，以高于心房扑动频率 30 次刺激可对心房起到超速抑制作用而终止心房扑动的发作。

3.导管射频消融术，Ⅰ型心房扑动 F 波在Ⅱ、Ⅲ、aVF 导联为负向，频率＜250 次/min，心房程控刺激可使诱发和(或)停止。典型心房扑动的折返环为沿三尖瓣的大折返，阻断三尖瓣环至下腔静脉的传导峡部可以成功消除心房扑动，是典型心房扑动治疗的首选方法，年龄太小的患者(＜4 岁)不主张使用本方法。

4.药物复律可用艾司洛尔(每分钟 200μg/kg)、胺碘酮(每日 200mg，每周 5 日)、普罗帕酮、奎尼丁等药物，具体用法及注意事项同心房颤动的药物转复。此外，对于快速心室率的心房扑动，也应控制心室率，其用药与心房颤动控制心室率相同。

【病情观察】

经心电图明确诊断房扑者，可根据患者症状与心室率的快慢及基础心脏病等情况，观察是否有血流动力学的变化而行相应治疗。

【病历记录】

1.门急诊病历　记录患者就诊时间，详细记录患者就诊时的主要症状，如心悸、胸闷、低血压等。记录有无服药史及既往有无类似发作史，如有，应记录其诊疗过程、用药情况、疗效如何，现是否维持治疗；如有药物治疗，则应记录用何药物、剂量、时间。体检记录相关体征。辅助检查记录心电图的结果。

2.住院病历　详尽记录患者主诉、发病过程、门急诊或外院的诊疗经过、所用药物及治疗效果。记录相应诊断，与房颤、房速等的鉴别要点。记录患者入院后的病情变化、治疗效果，记录有关化验、心电图、心力衰竭、X 线心脏摄片等结果。若需特殊检查或治疗的，应向患者及其家属解释其必要性和可能出现的后果，并签署知情同意书。

【注意事项】

1.医患沟通　明确诊断者，应将有关房扑的一些相关知识及药物治疗、电复律、导管消融治疗的各自特点及可能出现的并发症告诉患者及其家属，以求得患者及其家属理解和配合；治疗中出现并发症和需调整方案或手术治疗时，应及时告诉患者及其家属，征得同意并签字后，方能实施。

2.经验指导

(1)本病无特异性的症状，心悸、胸闷、头晕，甚至心绞痛、心功能不全、低血压等方面表现往往与其他心血管病的表现类似，但心电图检查可明确房扑的诊断。但对于快速心室率者(如 1∶1 或 2∶1 房室传导)可能需借助食管心电图鉴别，也可以通过按摩颈动脉窦使心室率减慢，使 F 波暴露出来而便于诊断。

(2)根据折返环路的解剖位置，可分为典型房扑和非典型房扑两类。前者的折返环位于右心房，依照激动的传导方向又分为Ⅰ型房扑(激动的传导方向为逆钟向)和Ⅱ型房扑(激动的传导方向为顺钟向)，前者的心电图表现为Ⅱ、Ⅲ、aVF 导联心房扑动波向下，V_1 导联心房扑动波向上；后者恰恰与之相反，Ⅱ、Ⅲ、aVF 导联心房扑动波向上，V_1 导联心房扑动波向下；非典型房扑的折返环位于右心房外的解剖或功能障碍区，通常无固定的折返环路。

(3)终止房扑最有效的方法是直流电复律，通常应用很低的电能(低于 50J)，便能迅速转复房扑为窦性心律；如电复律无效，或已应用大剂量洋地黄而不宜做电复律者，可将电极导管插至食管的心房水平，或经静脉穿刺插入电极导管至右心房处，以超越心房扑动频率起搏心房，此法能使大多数典型心房扑动转复为窦性心律或心室率较慢的心房颤动。

(4)钙拮抗剂维拉帕米或地尔硫䓬能有效减慢房扑时的心室率，或使新发生的房扑转回窦性心律。超短效的β-阻断药艾司洛尔 200μg/(kg·min)，静脉滴注亦可用作减慢房扑心室率。

(5)若上述治疗方法无效或房扑发作频繁，可应用洋地黄制剂(地高辛或毛花苷丙)减慢心室率，此时常需较大的剂量始能达到目的；用药后房扑通常先转变为心房颤动，停药后再恢复窦性心律。若单独应用洋地黄未能奏效，联合应用普萘洛尔或钙拮抗药可有效控制心室率。

(6)Ⅰa(如奎尼丁)或Ⅰc(如普罗帕酮)类抗心律失常药能有效转复房扑并预防复发；但事前应以洋地黄、钙拮抗剂或β阻断药物减慢心室率，否则，由于奎尼丁减慢心房率和对抗迷走作用，反可招致心室率加快；胺碘酮每日 200mg 口服对预防房扑复发有效；如房扑持续发作，Ⅰ类与Ⅲ类药物均不应继续应用。治疗目标旨在减慢心室率，保持血流动力学稳定。

六、阵发性室上性心动过速

【概述】

异位兴奋点自律性增多或发生连续折返激动时，产生连续 3 个或 3 个以上的早搏，称为阵发性心动过速(PSVT)。PSVT 中 90%以上为房室结折返性心动过速(AVNRT)和房室折返性心动过速(AVRT)。阵发性室上性心动过速是一种常见的心律失常，它是因心跳突然急剧加快所引起的一系列临床表现。此病常见于没有器质性心脏病的患者，年轻人多于老年人，女性稍多于男性。现已证明阵发性室上性心动过速与某种先天性心脏结构异常有关，而这种微小结构上的改变，大多数情况下不经特殊检查是发现不了的。

【诊断】

(一)症状

1.阵发性发作，突然发生突然消失，发作时心率达 160～220 次/min，心律规则。发作可持续数分钟或数日，但极少有长期持续者。

2.发作时有心悸、心前区不适(或心绞痛)、眩晕症状；发作持续时间长而严重时，血压常下降，并可有心力衰竭。

3.压迫颈动脉窦或其他刺激迷走神经的方法，如有效，可使心率立即恢复正常；如无效，心率保持不变；极少数患者在恢复正常心律前可有心率轻度减慢。

(二)体征

一般情况下，阵发性室上性心动过速患者无特殊的阳性体征。

(三)检查

1.实验室检查　血、尿、便等常规检查均无异常。肝肾功能、血电解质、血糖、血凝常规、肝炎病毒、梅毒抗体、艾滋病的检测等相关检查，主要是为射频消融术做术前准备。

2.特殊检查

(1)AVNRT 心电图特点:QRS 频率 150～250 次/min,节律规则;QRS 形态与时限均正常,但心室率过快发生室内差异传导,或窦性激动伴有束支传导阻滞时,QRS 波可宽大畸形,可见逆行 P′波,常重叠于 QRS 波群内或位于终末部。电生理检查时心动过速能被期前刺激诱发和终止。R-P′间期＜70 毫秒,房室交界区存在双径路现象。后者表现为房室传导曲线中断。同一频率刺激时,出现长短两种 S-R 间期,相差＞50 毫秒。

(2)AVRT 心电图特点:QRS 波频率 150～250 次/min,节律规则;QRS 波群时限正常时为房室顺传型 AVRT,QRS 波群宽大畸形和有 delta 波时为房室逆传型 AVRT;可见逆行 P′波,R-P′间期一般＞110 毫秒;电生理检查时,心动过速能被期前刺激诱发和终止,R-P′间期常＞110 毫秒。

(四)诊断要点

1.有突然发作、突然终止的特征,发作时伴有心悸或心前区扑动感、眩晕。发作时经刺激迷走神经可终止心动过速。

2.有典型的心动过速发作时的心电图特征。

3.食管心房调搏,能复制出心动过速的心电图特征。

(五)鉴别诊断

1.窦性心动过速　一般心率很少超过 150 次/min,且受呼吸、运动及体位影响,心电图可见窦性 P 波出现,可助鉴别。

2.室性阵发性心动过速　心率很少超过 200 次/min,压迫颈动脉窦心率不变,常见于冠心病,特别是急性心肌梗死等有器质性损伤心脏病患者,心电图可有室性心动过速特征性改变,可助鉴别。

3.心房扑动及心房颤动　心电图可助鉴别。

【治疗】

(一)急性发作期的处理

1.兴奋迷走神经的方法

(1)压迫颈动脉窦:患者取卧位,颈后垫一枕头,头稍向左侧,手指压于患者的右颈动脉窦处(相当于甲状软骨上缘水平的颈动脉搏动处),每次压迫时间不超过 15 秒。压迫时,注意观察心律的变化,发现心率突然减慢,立即停止压迫。如无效,可在左侧试之,但不能两侧同时压迫。注意:加压前须听诊颈动脉区,如有血管杂音或颈动脉病变、过敏史者,不应作本手法治疗。老年人也不宜应用。

(2)压迫眼球:嘱患者眼球向下(往下肢方向),操作者用拇指压迫一侧眼球上部,时间10～15 秒,如无效可试另一侧,可连续压迫数次,发现心率突然减慢,立即停止压迫。须注意本法偶可引起视网膜剥离。青光眼、高度近视患者禁用;老年人也不宜应用。

(3)屏气:对发作较频繁但每次持续时间较短者,可教会患者使用瓦尔萨尔瓦屏气法,即嘱患者深吸一口气,关闭声门后再用力呼出,在动作结束时,可出现心输出量升高,兴奋迷走神经。也可用冷(冰)水浸面使发作中止。

(4)刺激咽部:发作呕吐反射。

(5)β-受体阻滞药:普萘洛尔(心得安)或美托洛尔,静脉注射。也可用超短效β-受体阻滞药艾司洛尔,0.5mg/kg,静脉注射,作用短暂,更适用于中止室上性心动过速发作的治疗。

(6)也可用地尔硫䓬或胺碘酮静脉注射。

2.抗心律失常药物

(1)普罗帕酮:适用于治疗各类型折返性PSVT,特别是AVRT,普罗帕酮35～70mg(或1～2mg/kg),直接静脉推注;也可用普罗帕酮35～70mg加入5%～10%葡萄糖注射液20mL,稀释后静脉推注,无效者20分钟后可重复上述剂量,每日最大应用剂量<350mg,不良反应有恶心、呕吐、味觉改变、头晕等。

(2)维拉帕米:适用于AVNRT和顺向性AVRT,不宜应用于逆向型AVRT,维拉帕米5mg,静脉推注;如无效,15分钟后可再用5mg静脉推注,此药终止室上速的有效率为90%以上。静脉注射维拉帕米过快或剂量过大时,可引起心动过缓、房室传导阻滞甚至心脏停搏,亦可引起血压下降、诱发心力衰竭等。病窦、Ⅱ～Ⅲ度AVB、心力衰竭、心源性休克禁用。

(3)三磷酸腺苷(ATP):主要用于AVNRT及顺向性AVRT,ATP5～20mg静脉推注,一般为经肘静脉快速(弹丸式)静脉注射;也可用腺苷6～12mg静脉注射。大多数患者应用后可有胸闷、呼吸困难、面色潮红、头痛、窦性心动过缓、房室传导阻滞等不良反应。

(4)洋地黄:适用于伴有心功能不良的AVNRT、顺向性AVRT,不适用于逆向型AVRT。毛花苷丙0.4～0.8mg,加入5%葡萄糖注射液20mL,缓慢静脉注射。

3.同步电击复律　发作时有休克、心力衰竭、心绞痛、晕厥症状,或经过上述治疗无效者应予电击复律。休克者于电击前先行升压治疗。

4.其他　对于非发作期间心电图示明显预激波者,在室上性心动过速发作时应谨慎并避免应用洋地黄、β-受体阻滞药、维拉帕米及地尔硫䓬;有心房颤动发作史者尤须注意。对于隐匿性预激波者,治疗方法与一般室上性心动过速相同。

(二)预防发作的措施

1.偶有发作者,无须应用药物长期预防。

2.发作频繁者,当发作控制后,可用下列药物之一维持:维拉帕米、洋地黄类、普罗帕酮、β-受体阻滞药。

(1)口服Ⅰc类、Ⅲ类和Ⅰa类抗心律失常药物能有效减少室上性心动过速的发作。但随着射频消融治疗术的广泛应用,口服药物预防已少用。

(2)射频消融术可根治室上性心动过速,其有效率超过95%。

3.发作频繁而顽固者

(1)射频治疗:可根治其发作,先行电生理检查,如为预激综合征者,定位后作射频消融治疗;如为房室结双径路者,可作射频房室结改良术。

(2)起搏治疗:用抗心动过速起搏方法,对上述治疗无效或有明显转复后心动过缓的患者适用。

【病情观察】

明确诊断者,如用药物口服预防发作,应注意观察药物的服用情况、药物疗效,如仍频繁发作,建议行射频消融术;如心动过速发作伴有血流动力学障碍,应立即行电复律,并建议住院行射频消融术。

【病历记录】

1.门急诊病历　详细记录患者就诊时间及主要症状，是否有晕厥、黑矇、意识丧失及心功能不全等严重并发症。既往有无类似发作史，如有，应记录其诊疗经过、用药情况及效果。记录发作时心电图的特点。

2.住院病历　记录患者主诉、症状持续时间、既往类似发作史及诊治经过。记录体格检查结果。首次病程记录，提出初步诊断、制定相应的诊疗。记录入院后病情有无变化，如有心动过速发作，应及时记录。需介入手术治疗的，记录与患者或家属的谈话内容，并签署知情同意书。术后记录生命体征有无变化，观察穿刺部位有无血肿、渗血等。

【注意事项】

1.医患沟通　如明确诊断，应向家属及其本人讲明本病的发病特点，告知患者药物不能根除发作而只能预防，射频消融术为一安全性好、有效率高、复发率低的根治方法。如患者本人及家属同意，应向其讲明介入手术的方法、手术风险，并签订手术知情同意书。

2.经验指导

(1)根据发作时的心电图可初步诊断，食管心房调搏可帮助诊断，行心腔内生理检查可明确诊断。

(2)如并发明显的血流动力学障碍，应立即行电复律治疗，明确诊断后应建议患者行射频消融根治治疗。

(3)发作很少时，可用内科治疗；发作较多时，采用射频消融治疗。在多数病例，室上性心动过速并无严重后果，不致引起显著的循环障碍，有时发作可自行停止，因此应先使用简单而安全的疗法，必要时采用药物或其他措施。

(4)某些药可终止阵发性室上性心动过速发作，也可预防其发作，但不能根治，长期用药可能有不良反应。目前最佳的选择是射频消融术。射频消融术用高频电流在很小的范围内产生很高的温度，通过热效能，使局部组织内水分蒸发、干燥、坏死，无痛，不需全麻，局部组织损伤均匀，范围小，边界清楚，容易控制。与药物治疗相比，射频消融术不是暂时性预防或终止心动过速的发作，而是一次性根治，不再需要使用抗心律失常药物；与外科手术相比，它不需开胸，不需全麻，患者无痛苦，操作方法简便。总之，射频消融术是一种安全有效、简便易行的治疗方法。

七、阵发性室性心动过速

【概述】

室性心动过速(VT，简称室速)是指发生于希氏束分叉以下的一组快速性心律失常，频率＞100 次/min，自发的至少连续 3 个，心电程序至少连续 6 个室性搏动，根据室性心动过速持续发生时间以及血流动力学影响分为：①持续性室性心动过速：即每次发作持续时间＞30 秒或虽然未达到 30 秒但患者已发生意识丧失，须立即复律者。②非持续性室性心动过速：发作持续时间<30 秒的室性心动过速,常能自行终止。

根据室性心动过速发作时心电图 QRS 波形特征分为:①单形性室性心动过速:QRS 波行一致的室性心动过速。②多形性室性心动过速:即 QRS 具有多种不同形态的室性心动过速。③Q-T 间期延长的多形性室性心动过速:即尖端扭转型室性心动过速,阵发性发作,可自行终止,心室率一般为 200～250 次/min,R-R 间隔不齐,QRS 波的极性每经过数个心动周期沿轴线发生一次扭转,常伴有 Q-T 间期延长。④双向性室性心动过速:室性心动过速发作时交替出现电轴明显左偏和右偏的 QRS 波,心电图表现为左肢导联上 QRS 正向波与负向波交替性出现,也可将尖端扭转型室性心动过速和双向性室性心动过速归为多形性室性心动过速中的特殊类型。

室性心动过速常发生于各种器质性心脏病患者,最常见为冠心病,特别是以急性心肌梗死及陈旧性心肌梗死伴有室壁瘤或心功能不全最多见;其次是心肌病,特别是扩张型心肌病发生室性心动过速较常见;另外还可见于急性心肌炎、心力衰竭、高血压心脏病、心瓣膜病、先天性心脏病、致心律失常性右心室发育不良、药物中毒(Ⅰa、Ⅰc 抗心律失常药物以及洋地黄、氨茶碱、三环类抗抑郁药等),其他如长 Q-T 综合征、麻醉、心脏手术如心导管操作、起搏器安装等亦可引起室性心动过速。

【诊断】

(一)症状

1.阵发性发作,突然发生、突然消失,发作时心率在 100～180 次/min,心律大致规则,心前区第一心音可有强弱差异。

2.大多数患者在发作时出现心悸、头晕、面色苍白、神态紧张、心前区压迫感或疼痛,部分患者感到恶心、呕吐、尿频,严重者甚至昏倒。

(二)体征

1.室性心动过速发作时的体征可见颈静脉搏动强弱不等,有时可见较强的颈 V 波(大炮波),心尖区第一心音的强度和脉搏强度不一致。

2.心率一般在 150～200 次/min,节律可齐也可轻微不齐或绝对不规律;如 Q-T 间期延长的尖端扭转型室性心动过速可绝对不规律、脉搏细弱,同时可见面色苍白、四肢厥冷,还可伴有不同程度的精神症状。

(三)检查

心电图检查是诊断室性心动过速最有价值的检查。但部分患者室性心动过速发作时均在院外,此时很难与心动过缓型心律失常引起的晕厥鉴别,现可借助于 24 小时动态心电图帮助诊断。

1.心电图检查　室性心动过速的心电图特征为:①3 个或 3 个以上的室性期前收缩连续出现;②QRS 波群形态畸形,时限超过 0.12 秒,ST-T 波方向与 QRS 波群主波方向相反,但如果心室搏动起源于室间隔的高位,则 QRS 可以不那么宽大畸形;③心室率通常为 100～250 次/min;④心律规则亦可不规则;⑤心房活动与 QRS 波群无固定关系形成房室分离,偶尔个别的心房激动、夺获心室或出现室性融合波。心室夺获与室性融合波的存在是确定室性心动过速诊断的最重要依据。

2.动态心电图检查　对某些非持续性心律失常患者，做动态心电图检查是十分必要的，特别对那些怀疑由于心脏传导功能异常或心律失常引起的晕厥，但在常规心电图未能捕捉到的异常表现者，此项检查尤为适用，检查目的在于了解患者昼夜心律变化的情况，了解在有限的时间内有无发生心律失常以及心律失常与生活状态的关系，了解出现心律失常与临床症状的关系，评价治疗效果。

（四）诊断要点

室性心动过速的诊断主要靠心电图，心电图诊断室性心动过速具有高度特异性，临床表现及体征缺乏特异性。心电图诊断有困难者，可借助电生理检查明确诊断。

（五）鉴别诊断

应和预激综合征旁路前传或伴有束支传导阻滞的室上性心动过速相鉴别。室性心动过速的鉴别诊断，归根结底就是宽 QRS 心动过速的鉴别诊断。

(1)Wellens 介绍的鉴别要点主要如下：①心动过速时心电图房室分离，体征有第一心音强弱不等，支持室速。②心动过速时出现心室夺获或室性融合波，支持室速。③QRS 波呈右束支阻滞型而心室率＞170 次/min 者，不利于室性心动过速的诊断。④QRS 波节律不匀齐较显著者，应考虑房颤伴室内差异性传导或束支传导阻滞，以及从房室旁路下传。⑤如果过去心电图没有束支传导阻滞，患者近来又未用抗心律失常药物，发生心动过速的 QRS 波宽度＞0.14 秒者，高度提示室性心动过速。⑥宽 QRS 波心动过速的额面电轴左偏，有利于室性心动过速的诊断，电轴不偏有利于室上速的诊断，电轴右偏对鉴别诊断帮助不大。⑦宽 QRS 波心动过速呈右束支阻滞图形者，V_1 导联的 QRS 波呈单相的 R 波或呈双相的 qR、QR、RS 波型者，高度提示室速；V_1 的 QRS 波呈三相波者，室上速、室速均可见，V_1 的三相波呈 rSR 或 M 型者，室上性心动过速的机会大；若 V_1 呈三相波，而工和 V_6 的 QRS 波有初始的 q 波（提示正常室间隔激动），提示室上速的可能性大；另外 V_1 成三相波，若伴有电轴左偏和 V_6 的 R/S 比例＜1.0，则提示为室速，V_1 导联 QRS 波呈“兔耳”形（宽大的 QRS 波顶峰有明显切迹）者仅见于室速。⑧宽 QRS 波，心动过速呈“左束支传导阻滞”图形者，只有 V_6 导联有助于鉴别，V_6 的 QRS 波呈 os 或 QR 形，提示为室速。⑨如果 V_1～V_6 的 QRS 波一致性向上的或者一致性向下，高度提示为室速。

(2)Brugada 介绍的鉴别要点主要如下：观察全部心前导联的 QRS 波图形，如果没有一个导联呈 RS 型图形者，判断为室速；如果有的导联呈 RS 型者，进行下一步判断，如有一个导联的 R-S 间距（指从 R 波的起点至 S 波的谷底之间的距离）＞100 毫秒者判断为室速，否则继续进行下一步判断，观察有无房室分离，有房室分离者判断为室速；否则继续进行下一步判断，观察导联 V_1～V_6 的 QRS 波形态，以判断为室速还是室上速伴差异性传导。

【治疗】

治疗原则：治疗基础心脏病，预防心脏猝死。无器质性心脏病时与室性期前收缩处理相同；有器质性心脏病时，按恶性室性心律失常进行防治。

（一）一般治疗

室性心动过速常出现在器质性心脏病的患者，一般治疗应根据不同的器质性心脏病展开。无器质性心脏病发生非持续性室性心动过速，如无症状及晕厥发作，无须进行治疗；有器质性心脏病的非持续性室性心动过速应予以治疗;持续性室性心动过速发作,无论有无器质性心脏病,均应给予治疗;如室性心动过速伴有明显的血流动力学障碍,应立即电转复心律。

(二)药物治疗

1.发生于器质性心脏病患者的非持续性室性心动过速　治疗主要针对病因和诱因,即治疗器质性心脏病和心力衰竭、电解质紊乱(尤其是低血钾、低血镁)。在此基础上,应用β-受体阻滞药有助于改善症状和预后,如美托洛尔,25mg,每日2次,口服;但如伴有心功能不全时,应视心功能不全的程度选择不同的剂量,心功能Ⅳ级的患者禁用β-受体阻滞药。明显心动过缓、高度房室传导阻滞和心源性休克者禁忌β-受体阻滞药。对于上述治疗措施效果不佳且室性心动过速发作频繁,症状明显者可按持续性室性心动过速用抗心律失常药,以预防和减少其发作。已证实某些药物(茚丙胺、氟卡尼、莫雷西嗪)可增加远期病死率,因此应避免使用此类抗心律失常药物;室性心动过速发生较多者可用胺碘酮,胺碘酮应采取小剂量负荷,维持量亦可相应减少,缓慢负荷方法如下:胺碘酮0.2g,每日3次,口服;1周后改为胺碘酮0.2g,每日2次;2周后用维持量,维持量的大小需因人而异。

2.器质性心脏病的持续性室性心动过速　除了治疗基础心脏病、认真寻找可能存在的诱发因素外,必须及时治疗本病伴有的室性心动过速。常见的诱发因素有心功能不全、电解质紊乱、洋地黄中毒等,对室性心动过速的治疗包括终止发作和预防复发。

(1)有血流动力学障碍者不要考虑药物终止室性心动过速,应立即同步电复律,能量一般选择在200J,如不成功可再次选择200～300J,如仍不成功可选择360J。

(2)利多卡因对缺血性心脏病引起的室性心动过速有较好的疗效,首次负荷量为利多卡因0.75～1.5mg/kg(成人一般为50～100mg),稀释于10～20mL的0.9%氯化钠注射液中90～120秒静脉注射,如无效,可每5～10分钟追加0.5～0.7mg/kg,直到最大剂量3mg/kg;显效后立即开始以每分钟1～4mg速度静脉滴注。应用剂量过大时可出现中枢神经系统毒性反应(如嗜睡、精神兴奋或癫痫样抽搐等)及恶心、呕吐等消化道症状,或出现窦性停搏、传导阻滞与低血压,亦可加重心功能不全。有心功能不全的患者应首选胺碘酮,用法为:负荷量胺碘酮150mg,10分钟内静脉推注,随后以胺碘酮每分钟1mg维持6小时,其间亦可追加负荷量。持续性室性心动过速发作时间过长会影响血流动力学,抗心律失常药物对心肌也有不同程度的抑制,因此,不要过分强调依靠药物转复,药物无效时应及时使用电复律,一般为同步50～100J。

(3)宽QRS心动过速治疗如前所述,宽QRS心动过速有室上性、室性等多种可能,而以室性心动过速最常见,血流动力学不稳定的宽QRS心动过速,即使不能立即明确心动过速的类型,也应尽早行电转复心律,血流动力学稳定者首先行鉴别诊断,明确发作机制再制订不同的治疗方案;静脉用药可选择胺碘酮,有器质性心脏病及心功能不全的患者只可用胺碘酮,不宜用普罗帕酮。

(三)预防复发

1.在伴有器质性心脏病的室速中,应注意降低交感神经的兴奋性,可用β-受体阻滞药,β-受体阻滞药治疗可改善心肌梗死和心力衰竭患者的远期预后,可以减少猝死的发生率,此类药物对高血压心脏病、冠心病、心肌病患者并发室速尤为重要,无禁忌者应尽量选用。本类药可以和其他抗心律失常类药物(如美西律、胺碘酮)合用。此外,还可应用 ACE 抑制剂,降低 RAS 系统活性,可间接抑制交感神经兴奋性,减少心肌肥厚的不良反应。

2.对于反复发作而药物治疗无效的室速患者,尤其对有心肌梗死、心搏骤停或晕厥等病史,电生理检查能诱发室速的患者应植入心脏复律器(ICD)。无条件安置 ICD 者可予以胺碘酮治疗。

3.积极防治器质性心脏病,并纠正心力衰竭、电解质紊乱、洋地黄中毒等;在此基础上应用大剂量 β-受体阻滞药、ACE 抑制剂和螺内酯有助于改善心室重构,控制非持续室速。

4.对于治疗效果不佳,非持续室速或持续室速发作频繁、症状明显者,可以按持续性室速用埋藏式心脏复律除颤器(ICD)并用胺碘酮和大剂量 β-受体阻滞药预防心律失常或减少发作。大剂量 β-受体阻滞药预防非持续室速或持续室速发作的疗效明显超过胺碘酮。

5.对于电生理检查能诱发持续性室速者,应按持续性室速处理。如果患者左心功能不全,并诱发血流动力学障碍的持续性室速或室颤,应该埋藏 ICD,无条件植入 ICD 者,按持续性室速给予大剂量 β-受体阻滞药和(或)胺碘酮进行防治。

预防复发:排除急性心肌缺血和梗死、电解质紊乱或药物影响等可逆性因素或一过性因素导致的持续性室速后,通常持续性室速是 ICD 治疗的明确适应证。CASH 和 AVID 试验结果表明,ICD 可显著降低这类患者总病死率和心律失常猝死率,效果明显优于包括胺碘酮在内的抗心律失常药。心功能正常的患者,也可选用索他洛尔或普罗帕酮。注意索他洛尔有引起扭转型室速的可能性,应在医院内开始用药,待临床状况稳定和用药达到稳态后再转入医院外观察用药。如果用药前曾经使用过胺碘酮,须待 Q-T 间期恢复正常后再使用索他洛尔。索他洛尔的 β-受体阻滞药作用明显,需时刻警惕其减慢心率和负性肌力作用。普罗帕酮也可引起心功能不全和致心律失常作用,用药过程中需要密切注意。

(四)特殊类型室速的治疗

1.先天性长 Q-T 综合征　应避免使用延长 Q-T 间期的药物,不论是否有症状或猝死的家族史,均应使用 β-受体阻滞药,应使用至患者所能耐受的最大剂量;心脏起搏对预防长间歇依赖性的 Tdp 有效;对于发生过心搏骤停的幸存者宜安置 ICD。对已使用足量 β-受体阻滞药仍有晕厥发作者,可考虑左侧第 4～5 交感神经节切除术。

2.获得性长 Q-T 综合征　此征治疗主要是去除诱因,如低钾、心动过缓、应用Ⅲ类抗心律失常药物等,治疗同时应补钾、补镁,应用异丙肾上腺素提高心率或临时起搏治疗。

3.尖端扭转型室性心动过速(Tdp)　发作时紧急处理(包括先天性和获得性 Q-T 延长综合征)为首先寻找并处理 Q-T 延长的原因,如低血压、低血镁及致 Q-T 延长的药物等。采用药物终止心动过速时首选硫酸镁,首剂 2～5g,静脉注射(3～5 分钟),然后以每分钟 2～20mg 的速度静脉滴注;不良反应为可致低血压及呼吸麻痹。疗效不佳者行心脏起搏,可以缩短 Q-T 间期,消除心动过缓,预防心律失常进一步加重。异丙肾上腺素能增加心率,缩短心室复极时间,有助于控制扭转型室性心动过速,但可使部分室性心动过速恶化为心室颤动,使用时应注意。

(五)介入治疗

对于室性心动过速的介入治疗,目前主要针对特发性室性心动过速的射频消融治疗,其成功率可达95%。

【病情观察】

1.诊断明确的室速，重点观察有无血流动力学障碍，患者必须心电监护监测血压变化，注意患者有无心律、意识及尿量等变化。注意观察有无电解质紊乱，如低钾、低镁，心电图有无变化；用洋地黄制剂的，应检测地高辛浓度。临床症状是否与室速发作相关。

2.诊断不明确者，如有晕厥须提高警惕，除上述检测内容外，还可用24小时动态心电图来明确诊断。

【病历记录】

1.门急诊病历　详细记录患者就诊时间、主要症状特点，记录既往病史。体检记录生命体征及意识变化等。辅助检查记录血常规、血清酶学、电解质、心电图等检查结果。并记录初步诊断和处理过程、抢救记录。

2.住院病历　应详细记录患者发病过程、外院治疗经过、过去史、个人史、体格检查结果。首次病程记录提出相应诊断、与其他疾病的鉴别要点、诊疗计划。病程记录应记录入院治疗后的病情变化、治疗效果、处理过程、抢救记录以及上级医师的查访记录、相关检查结果。需特殊检查或治疗者（如行介入治疗）以及患者病情恶化，应记录与患者或患者直系亲属的谈话经过，无论同意与否，应请患者或直系亲属签名。

【注意事项】

1.医患沟通　室性心动过速是危及生命的恶性心律失常，特别是伴有器质性心脏病的持续性室速有猝死可能，因此须跟家属讲清楚该疾病的危害性，以免带来不必要的医疗纠纷。心肌梗死后左室射血分数降低、室性心律失常、左室功能不全、交感神经张力增高和（或）迷走神经张力下降等，已被认为是猝死的高危因素。心室肥厚、心力衰竭的存在亦增加发生心源性猝死的危险。如患者存在以上高危因素，则应尽早向家属交代清楚。

2.经验指导

（1）室速的临床表现取决于两方面：①室速发生的频率和持续时间是否引起血流动力学障碍；②是否有器质性心脏病和心功能不全。临床上患者可以没有症状，也可出现轻微不适。有晕厥的患者应详细询问伴随情况，这对判断室速持续时间以及室速发生时有无血流动力学障碍，有无心功能不全以及患者预后，包括医师拟定治疗方案都是非常有用的。

（2）室速诊断很大程度上依赖心电图检查，因此必须掌握室性心动过速的心电图特点，尤其是房室分离、心室夺获与室性融合波。

（3）室速的鉴别诊断就是宽QRS波心动过速的鉴别诊断，其中室速与室上速伴差异传导的鉴别非常重要。了解Wellens和Brugada鉴别方案对临床医师有较大的参考价值。

（4）阵发性室性心动过速是一种危急病症，极易导致心室停顿或心室颤动而死亡，因此必须争分夺秒地进行救治。有基础心脏病或心率≥200次/min者可伴有血压降低、呼吸困难、大汗、四肢冰冷等血流动力学障碍的表现，说明患者病情危急，需要紧急处理。

（5）在伴有器质性心脏病的室性心动过速中，应注意降低交感神经的兴奋性，可用β-受体阻滞药。β-受体阻滞药治疗可改善心肌梗死和心力衰竭患者的远期治疗效果，可以减少猝死的发生率，此类药物对高血压心脏病、冠心病、心肌病患者合并室性心动过速尤为重要，无禁忌者应尽量选用。本类药可以和其他抗心律失常类药物(如美西律、胺碘酮)合用。此外,还可应用 ACE 抑制剂,降低 RAS 系统活性,可间接抑制交感神经兴奋性,减少心肌肥厚的不良反应。

(6)积极防治器质性心脏病,并纠正心力衰竭、电解质紊乱、洋地黄中毒等;在此基础上应用大剂量 β-受体阻滞药、ACE 抑制剂和螺内酯有助于改善心室重构,控制非持续性室性心动过速。

(7)对于治疗效果不佳,非持续性室性心动过速或持续性室性心动过速发作频繁、症状明显者,可以按持续性室性心动过速用埋藏式心脏复律除颤器(ICD),并用胺碘酮和大剂量 β-受体阻滞药预防心律失常或减少发作。大剂量 β-受体阻滞药预防非持续性室性心动过速或持续性室性心动过速发作的疗效明显超过胺碘酮。

(8)对于电生理检查能诱发持续性室性心动过速者,应按持续性室性心动过速处理。如果患者左心功能不全,并诱发出有血流动力学障碍的持续性室性心动过速或心室颤动,应该埋藏 ICD,无条件植入 ICD 者,按持续性室性心动过速给予大剂量 β-受体阻滞药和(或)胺碘酮进行防治。

八、预激综合征

【概述】

预激综合征(WPWS)是指正常心脏房室传导系统外,存在附加传导旁路,在心房冲动沿着正常的传导系统下传尚未到达心室之前,部分或全部由附加旁路激动心室,而易发生室上性心动过速的一种综合征。连接心房和心室之间者,称为房室旁路或 Kent 束,Kent 束可位于房室环的任何部位。除 Kent 束外,尚有 3 种较少见的旁路:①房-希束;②结室纤维;③分支室纤维。这些解剖联系构成各自不尽相同的心电图表现。

【诊断】

(一)症状

预激综合征本身不引起临床症状,但常可发生严重心律失常,或与其他疾病并存时有增加猝死的危险。预激常并阵发性室上速,多在儿童或青年期发病,可反复发作,无器质性心脏病证据;亦可合并心房颤动(扑动),心房颤动发作经旁道下传时,心室率常在 180～360 次/min,当心室率>200 次/min 时,极易出现昏厥或心源性休克。

(二)体征

1.预激综合征患者不伴快速心律失常时,无特殊体征。

2.快速心律失常发作时,可有相应的临床体征。

(三)检查

心电图是诊断本病的主要方法。

1.典型预激综合征　P-R 间期<0.12 秒,P 波正常;QRS 时间>0.11 秒;QRS 波群起始部分变粗钝,称为预激波或 δ 波;继发性 ST-T 改变。临床上又分为 3 型:①A 型预激。预激波和 QRS 波群在各胸导联均向上,其旁道位于左心室后基底部。②B 型预激。预激波和 QRS 波群的主波 V_1 导联向下,在左胸导联 V_5 向上,其旁道位于右心室外侧壁。③C 型预激。预激波和 QRS 波群 $V_1 \sim V_2$ 导联向上，$V_3 \sim V_5$ 导联向下，为左心室侧壁预激。

2.变异型预激(LGL 型预激)　①P-R 间期≤0.11 秒；②QRS 波群时间正常。

3.没有 δ 波 Mahaim 型预激　①P-R 间期≥0.12 秒；②QRS 综合波起始波有 δ 波，但 δ 波小；③QRS 时间≥0.12 秒，但只轻微增宽。

(四)诊断要点

1.显性预激患者心电图可确诊。

2.隐性预激患者，心电图正常，但可通过食管心房调搏或腔内电生理检查证实。

(五)鉴别诊断

1.束支传导阻滞　束支传导阻滞时 P-R 间期＞0.12 秒，QRS 波时限＞0.12 秒，异常宽大者多见，P-J 间期常＞0.27 秒，QRS 波虽有挫折粗钝，但初始部无预激波，图形一般恒定或随病理过程而有转变。大多数无室上性心动过速、心房颤动等并发症。

2.心肌梗死　通常不易误诊，但有时向下的 δ 波可有一个主波向上的 QRS 波群与 δ 波位于等电位线上伴有一个主波向下的 QRS 波，这样就酷似病理性波而误认为心肌梗死。鉴别要点是 WPW 综合征的心电图表现：①在其他导联上有典型向上的 δ 波 QRS 波增宽；②P-R 间期＜0.12 秒；③缺乏心肌梗死的原发性 ST-T 改变。此外，应仔细询问病史，是否有心肌梗死的症状及血清心肌酶改变的诊断依据。应特别重视心电图的演变过程，尤其是 ST-T 波演变规律。

3.心室肥大　A 型 WPW 综合征的 V_1 导联呈 R 或 Rs 型酷似右心室肥大，但 WPW 综合征 P-R 间期＜0.12 秒，QRS 初始部有预激波，V_5、V_6 导联 S 波不深，很少有电轴明显右偏。B 型 WPW 综合征 V_5 导联 QRS 波高大，应与左心室肥大相鉴别，依据 P-R 间期＜0.12 秒，有 δ 波等，鉴别并不困难。

【治疗】

预激综合征本身不需治疗。但若并发快速室上速时常须紧急处理，以终止室上速的发生。如室上速发生频繁，药物又无法控制时，则须心内电生理检查，以确定旁道位置，行消融，以切断旁道，终止心动过速发作。

特殊治疗方法：①如药物治疗无效可进行紧急电复律。如顽固性反复性发作者，应做或心内电生理检查，进行心脏标测，以确定旁道位置，进行旁道消融。②心动过速发作如经过旁道下传时不能使用洋地黄类药物，因其缩短旁道不应期，增加心室肌应激性，可导致室速或室颤。

1.一般治疗　预激综合征本身不需治疗。患者以往无心动过速发作或偶有发作但症状轻微者，更无须给予治疗。

2.药物治疗　预激综合征合并快速室上速时常需紧急处理，以终止室上性心动过速的发生。药物治疗同一般室上性心动过速。

3.电复律　预激综合征发作心房扑动或心房颤动，伴有晕厥或低血压，提示存在血流动力学改变，应立即电复律治疗。

4.射频消融术　室上性心动过速发生频繁，药物又无法控制，则需行食管调搏或心内电生理检查，以确定旁道位置，行射频消融术治疗切断旁道，终止心动过速发作。

【病情观察】

诊断明确，则根据患者具体情况予以处理，预激本身可不治疗，主要是观察血压、心率、心律等变化，如合并室上速发作或发作心房扑动或颤动，伴有晕厥或低血压则应予相应处理。

【病历记录】

1.门急诊病历　记录患者就诊的主要症状、持续时间、有无伴随症状、既往有无类似发作史及诊治过程、使用药物情况。记录此次发作时的心率、血压及治疗过程等。

2.住院病历　记录患者的主诉、发病过程、门急诊或外院的治疗经过、所用药物及疗效等。记录正常心电图、发作时心电图等检查结果。记录本病相应的诊断依据及诊疗计划。如行射频消融术的，应记录与患者或其亲属的谈话经过，详尽记录操作过程，术后观察1～2日无异常后安排出院。

【注意事项】

1.医患沟通　明确预激综合征诊断者，应向家属及患者说明该病的发作特点、发作时的症状以及心动过速发作时的处理方法，向家属及患者讲明射频消融术的方法、过程及其效果，使之认识到射频消融术为一根治手术，安全性高，并发症少。

2.经验指导

(1)患者有典型的预激综合征心电图则明确诊断；患者为隐性或隐匿性旁路，发作间歇为正常的心电图，这时可借助食管心房调搏术明确诊断。

(2)预激本身不需特殊治疗。当预激并发室上性心动过速时，治疗同一般的室上性心动过速；并发房颤或房扑时，对心室率快且伴循环障碍者宜尽快采用同步直流电复律。利多卡因、普鲁卡因胺、普罗帕酮与胺碘酮可减慢旁路传导，使心室率减慢或使房颤、房扑转复为窦性心律。房颤和房扑合并预激综合征时，洋地黄、维拉帕米可使心室率明显增快，甚至发展成室颤，因而不宜使用。室上性心动过速发生频繁，药物无法控制者建议行消融术治疗。

九、病态窦房结综合征

【概述】

病态窦房结综合征(SSS)简称病窦综合征，是由于窦房结或其周围组织器质性病变导致窦房结冲动形成障碍，或窦房结至心房冲动传导障碍所致的多种心律失常和多种症状的综合征，主要特征为窦性心动过缓，当合并快速性心律失常反复发作时称为心动过缓-心动过速综合征(快-慢综合征)。

【诊断】

(一)症状

主要为心动过缓所致脑、心、肾等器官供血不足症状，尤以脑供血不足症状为主。轻者表现为头晕、心悸、乏力、记忆力减退等，重者可发生短暂晕厥或阿-斯综合征。部分患者并发短阵室上性快速心律失常发作(慢-快综合征)，进而可出现心悸、心绞痛或心力衰竭。具有以下临床特征：

1.自发的、长时间的窦性心动过缓。

2.窦房传导阻滞。

3.窦性停搏(停顿时间持续 2 秒以上)。

4.有窦性心动过缓和阵发性室上性快速心律失常交替(慢-快综合征);后者包括阵发性心房颤动或扑动,或房性、交界性心动过速。在恢复窦性心律前可出现较长间歇。

5.可伴有交界区起搏功能障碍,称“双结病变”。

6.可发生栓塞病变。

7.严重心动过缓、长间歇可发生不同程度的脑缺血表现,如眩晕、昏厥、阿-斯综合征及最终死亡。

(二)体征

1.心脏听诊可有长间歇停搏。

2.脉搏较慢。

3.有基础心脏疾病的相关症状与体征。

(三)检查

1.心电图检查

(1)常规心电图

1)持续而显著的窦性心动过缓(<50 次/min)。

2)窦性停搏和(或)窦房结阻滞。

3)窦房结传导阻滞与房室传导阻滞并存。

4)心动过缓-心动过速综合征又称慢-快综合征,指心动过缓与房性快速心律失常(如房性心动过速、心房扑动、心房颤动)交替发作。

5)房室交界区逸搏心律。

(2)动态心电图除出现上述心电图特征外,尚可出现

1)24 小时总窦性心率减少。

2)24 小时窦性平均心率减慢(<60 次/min)。

3)反复出现大于 2.0～2.5 秒长间歇等。

2.运动试验　半分钟内下蹲 15 次,心率 90 次/min 者为运动试验阳性,据此可初步诊断本病,此法可作为初步筛选。

3.阿托品试验　静脉注射阿托品 2mg,开始注射前、注射完毕及注射后 1 分钟、3 分钟、5 分钟、7 分钟、10 分钟、15 分钟观察心率,若心率达不到 90 次/min,或注射阿托品后反而诱发心律失常者,支持病态窦房结综合征的诊断。有青光眼或明显前列腺增生患者慎用。

4.异丙肾上腺素试验　异丙肾上腺素 0.5mg 加入 5%葡萄糖注射液 250mL 中静脉滴注,每分钟 1～2μg,心率达不到 90～100 次/min 者,可协助诊断本病。

5.窦房结恢复时间(SNRT)　每分钟可用经食管心房调搏或经静脉心房调搏测得,一般认为 SNRT<1500 毫秒为正常,重度的患者其 SNRT 可达 2000～6000 毫秒。

6.窦房传导时间(SACT)　一般认为 SACT 的正常值应<150 毫秒,如>200 毫秒,对本病诊断的敏感性为 50%。

（四）诊断要点

1.有典型的症状，即心率过慢或长间歇停搏使心输出量减少导致不同程度的脑、心、肾等脏器供血不足的临床表现。

2.心电图及动态心电图、频谱心电图、心室晚电位等，有下述1条或1条以上者，可诊断为病态窦房结综合征：①持久而严重的窦性心动过缓；②窦性停搏，短期内无逸搏点出现，或停搏稍久后才有房性或交界性心律取代；③窦性停搏持久而无新起搏点出现，或继之以室性心律失常；④由窦性停搏而致慢性心房颤动，心室率缓慢（非药物所致）提示双结性病变者；⑤心房颤动经电击后较长时间不能恢复窦性心律者；⑥非药物引起的窦房传导阻滞。

3.排除迷走张力增高、药物、电解质紊乱等因素的影响。

（五）鉴别诊断

本病所表现的心律失常应和功能性因素、药物作用、电解质紊乱和某些器质性心脏病等所引起的一过性缓慢心律失常相鉴别；鉴别的要点是上述缓慢心律失常均无严重持久的心动过缓，固有心率测定正常，治疗后其过缓性心律失常可消失或好转。

【治疗】

治疗原则：病因治疗；避免一切减慢心率的药物；心率减慢伴明显症状时，可静脉应用阿托品或异丙肾上腺素等药物；反复发生心源性昏厥者应安置人工心脏起搏器。

（一）一般治疗

以针对病因治疗为主。

（二）药物治疗

1.阿托品　0.3mg，每日3～4次口服，必要时可用阿托品1～2mg皮下注射或静脉注射。可引起口干、视物模糊、尿潴留、疲乏、嗜睡等不良反应；严重时可有瞳孔散大、皮肤潮红、心率加快、兴奋不安、幻觉、谵妄、惊厥、昏迷、呼吸麻痹等不良反应。心功能不全、前列腺增生者慎用，有青光眼、器质性幽门梗阻、肠梗阻者禁用。

2.异丙肾上腺素　10～20mg，每3～4小时舌下含服；或用异丙肾上腺素以每分钟1～2μg，静脉滴注。可引起头晕、恶心、呕吐、心前区疼痛等不良反应，过量可致心动过速，尤其是室性心动过速；心绞痛、心肌梗死、心房颤动、高血压等严重器质性心脏病及甲状腺功能亢进患者忌用。

3.氨茶碱　0.1g，每日3次口服，必要时用氨茶碱0.25g加入5%葡萄糖注射液500mL中静脉滴注，4小时滴完，每日1次，睡前加服氨茶碱缓释片0.2g。可引起恶心、呕吐、食欲缺乏、胃部不适、失眠、心率增快等不良反应；静脉给药速度太快或浓度过高可引起心律失常、惊厥、血压骤降甚至死亡，有低血压、休克、急性心肌梗死者忌用。

4.对于慢-快综合征的药物治疗　因为终止心动过速的药物常使复律后的心率更为缓慢；心动过缓时，提高心率的药物又易引起心动过速，故如需治疗，仅能选用小剂量洋地黄制剂，防止或减少快速性心律失常的发作，而小剂量的洋地黄制剂并不影响窦房结和房室传导系统。

（三）起搏治疗

1.临时起搏器的指征　①急性心肌炎引起病窦综合征伴有晕厥先兆或阿-斯综合征，用药难以奏效者；②急性心肌梗死并发病态窦房结综合征，临床上有明显症状且药物治疗不满意或不宜使用药物者；③药物中毒或电解质紊乱（如洋地黄过量、β-受体阻滞药过量、高钾血症）引起的窦房结功能障碍，临床上出现晕厥等症状而药物不能紧急解除者。

2.永久起搏的指征　①慢性病态窦房结综合征伴有阿-斯综合征，或有明显晕厥先兆者；②慢性病态窦房结综合征因心动过缓而伴有心力衰竭或心绞痛发作者；③慢-快综合征伴有阿-斯综合征或伴有晕厥先兆者；④慢性病态窦房结综合征合并Ⅱ度Ⅱ型以上房室传导阻滞伴有阿-斯综合征，或伴有晕厥先兆者。

3.起搏器的选择

(1)房室结功能正常、文氏点＞120 次/min 者，应选用心房按需(AAI)起搏器。

(2)伴有房室结功能异常而心功能不全者，应选用全自动型起搏器(DDD)。

(3)伴有频发的房性快速心律失常而心功能较好者，一般用心室按需(VVI)起搏器。

(4)有条件选用频率应答式心室按需(VVIR)或频率应答的全自动型(DDDR)起搏器，则更为理想。

【病情观察】

1.诊断明确者　主要观察患者意识、血压、心率、有无阿-斯发作、有无胸痛、有无呼吸困难、心电图中长间歇的长短、尿量等变化，评估疗效，并根据患者的具体情况，予以相应的治疗。

2.诊断不明确者　除观察上述内容外，需心电监护或 24 小时动态心电图监测，尤其是注意有心动过速时，心动过速终止瞬间有无长间歇，观察运动或情绪激动时的心率变化、夜间及白天的心率变化；心率缓慢有无临床表现，以尽早明确诊断。

【病历记录】

1.门急诊病历　记录患者就诊时间，详细记录患者就诊时的主要症状、体征。辅助检查应记录心电图、24 小时动态心电图等检查结果。

2.住院病历　记录患者主诉、发病过程、门急诊或外院诊疗经过、所用药物及效果。首次病程记录应提出本病的诊断依据、与其他疾病的鉴别要点、诊疗计划。病程记录患者入院治疗后的病情变化、上级医师的查房记录，记录有关心电图、24 小时动态心电图以及相关检查结果。需安置起搏器的患者应记录与患者或患者亲属的谈话经过，无论同意与否，应请患者或家属签名。

【注意事项】

1.医患沟通　病窦综合征患者往往一般情况尚可，容易放松警惕，因此须跟家属讲明疾病的危害性，说明严重者可出现猝死。需做特殊检查的，应及时告知患者及其家属，以求得患者同意并签字为据。患者经济条件允许的情况下，应尽量选择生理性起搏器，因非生理性起搏器可能引起起搏器综合征，应预先告知。起搏器随访时间、注意点也应交代清楚。

2.经验指导

(1)临床上应注意，病窦综合征多见于老年人，早期以脑部表现为主的，常被误认为脑动脉硬化及自然衰老，从而忽略了病窦综合征的诊断。部分病窦综合征患者可以急性肺水肿就诊，因发现缓慢的心室率，从而想到病窦综合征诊断。虽然窦性心动过缓在老年人和某些训练有素的运动员中十分常见，可病窦综合征也多发生于老年人，所以临床遇此情况应审慎，必须除外病窦综合征存在的可能性。当出现 2∶1 窦房阻滞时，易误诊为窦性心动过缓，运动后窦性心律能成倍增加，则提示为窦房阻滞。

(2)窦性心动过缓、窦房结传导阻滞、窦性停搏除窦房结本身的器质性损害所致外，尚可由洋地黄中毒、高血钾、普鲁卡因、酰胺、奎尼丁等诱发，其中迷走神经功能亢进是临床导致以上 3 种窦性心律失常的另一种常见的重要原因。

(3)总的来讲，药物治疗疗效不满意。许多基层医师将希望寄托于中成药，这种观点是不可取的。

(4)患者是否需要安装永久起搏器，是根据患者有无晕厥或近似晕厥的症状以及长间歇是否超过 3 秒而决定，其中有晕厥的症状是关键。

(5)对于急性心肌梗死、急性心肌炎、洋地黄中毒、高血钾引起者，一般不急于安装永久性起搏器，可暂时安置临时起搏器，动态观察病情变化；在患者经济条件允许的情况下，应尽量选择生理性起搏器。

十、房室传导阻滞

【概述】

房室传导阻滞(AVB)指房室交界区脱离了生理不应期后，心房冲动传导延迟或不能传导至心室。按程度分为Ⅰ度、Ⅱ度、Ⅲ度，阻滞部位可发生在房室结、希氏束及束支等不同的部位。该类心律失常病因广泛，包括急性心肌梗死、病毒性心肌炎、急性风湿热、心肌病、先天性心脏病、洋地黄等药物过量、传导系统的退行性病变和迷走神经张力增高等。

【诊断】

(一)症状

(1)Ⅰ度房室传导阻滞无自觉症状，可仅有第一心音减弱。需依赖心电图诊断。

(2)Ⅱ度房室传导阻滞心室率较慢时，可有心悸、头晕、乏力等症状。如仅偶有下传脱落，患者可无症状。

Ⅱ度房室传导阻滞可进一步按心电图区分为Ⅰ型及Ⅱ型。Ⅰ型常可逆且预后通常较好，Ⅱ型大多数不可逆，且预后险恶，可骤然进展为高度阻滞，发生阿-斯综合征，甚至病死。

(3)Ⅲ度或完全性房室传导阻滞：

1)常有心悸，自觉心脏跳动缓慢，眩晕、乏力，易致晕厥。有时有心力衰竭或阿-斯综合征。

2)心搏慢而规则，20～40 次/min。第一心音轻重不等，有“大炮音”。收缩压增高，舒张压减低，脉压增大，运动或注射阿托品后，心室率不加速或加速甚少。

(二)体征

1.有基础心脏疾病的有关症状与体征。

2.Ⅰ度 AVB 听诊可无明显体征或第一心音低钝；Ⅱ度Ⅰ型 AVB 者，听诊可发现第一心音逐渐减弱并有心搏脱漏；Ⅱ度Ⅱ型 AVB 听诊时，亦有间歇性心搏脱漏，但第一心音强度恒定；Ⅲ度 AVB 听诊时，心室率较为缓慢，听诊可发现第一心音强弱不等，以及心房音、“大炮音”。另外，因心室率慢，心脏每搏量增加，主动脉瓣区可闻及收缩期杂音，收缩期血压也常代偿性升高。

(三)检查

1.心电图

(1)Ⅰ度 AVB:P-R 间期延长>0.2 秒,每个心房冲动都能传导到心室。

(2)Ⅱ度 AVB:分为Ⅱ度Ⅰ型和Ⅱ度Ⅱ型:Ⅱ度Ⅰ型表现为 P-R 间期进行性延长,直至一个 P 波受阻不能下传心室;相邻的 R-R 间期进行性缩短,直至一个 P 波不能下传心室;包括受阻 P 波在内的 R-R 间期小于正常窦性 P-P 间期的 2 倍。Ⅱ度Ⅱ型表现为 P-R 间期不变,心房冲动传导突然阻滞,下传的 P-R 间期正常或延长,但有周期性 P 波受阻不能下传心室;包括受阻 P 波在内的 R-R 间期等于正常窦性 R-R 间期的 2 倍或整数倍。

(3)Ⅲ度 AVB:全部心房冲动均不能传导心室,心房与心室活动各自独立,互不相干;心房率快于心室率,心房冲动来自窦房结或心房异位节律(房速、心房扑动或心房颤动);心室起搏点通常在阻滞部位稍下方,如位于希氏束及其近邻,心室率在 40~60 次/min,QRS 波群正常,心律亦较稳定,如位于室内传导系统的远端,心室率可<40 次/min,QRS 波群增宽,心室率亦常稳定。

2.*心脏电生理检查* 可对房室传导阻滞定位,A-H 阻滞为心房-房室结或房室结阻滞;H 波增宽或 HH 希氏束阻滞,H-V 阻滞为房室结-希氏束及束支水平阻滞。阻滞点位于希氏束上部,QRS 波形态多为正常;阻滞部位低,则 QRS 波形态畸形增宽,心率仅 35 次/min 左右,且不稳定,常可出现长间歇。

3.*动态心电图* 能较长时间观察房室传导的变化,可发现在不同时间不同的房室传导阻滞,故对间歇房室传导阻滞者有诊断意义。

4.*超声心动图检查* 可发现基础心脏病的征象。

(四)诊断要点

1.有典型的症状,即由于心室率过慢或长间歇停搏使心输出量减少导致不同程度的脑、心、肾等脏器供血不足的临床表现。

2.心电图及派生心电图检查确诊。

3.排除了迷走张力增高、药物、电解质紊乱等因素的影响。

(五)鉴别诊断

应与病窦综合征相鉴别。根据典型心电图改变并结合临床表现,不难做出诊断。为估计预后并确定治疗,尚需区分生理性与病理性房室传导阻滞、房室束分支以上阻滞和三分支阻滞,以及阻滞的程度。

【治疗】

第Ⅰ度和第Ⅱ度Ⅰ型可能与迷走神经张力增高有关,不需特殊治疗;第Ⅱ度Ⅱ型和第Ⅲ度房室传导阻滞心室率过慢,应该安装临时或永久心脏起搏器稳定病情。

(一)一般治疗

房室束分支以上的阻滞形成的Ⅰ度或Ⅱ度 AVB,并不影响血流动力学,主要采用针对病因的治疗。房室传导阻滞常见于急性下壁心肌梗死、病毒性心肌炎、急性风湿热、心肌病、洋地黄中毒、传导系统退行性变、心脏介入检查治疗时,以及心脏外科手术损伤等。若心室率不慢,无临床表现,不须特殊治疗。各种心肌炎、心脏直视手术损伤或急性心肌梗死引起的 AVB,可试用糖皮质激素治疗；解除迷走神经过高张力，停用相关药物，纠正电解质失调。

（二）药物治疗

Ⅱ度Ⅱ型和Ⅲ度房室传导阻滞心室率过慢（<40 次/min），或有血流动力学障碍，应积极治疗；QRS 波呈室上性，可立即给予阿托品；宽大畸形的 QRS 波群应用阿托品无效，可立即给予异丙肾上腺素静脉滴注治疗，必要时须安装临时或永久心脏起搏器治疗，尤其是心脏手术后出现者，应该积极处理，以防心室率进一步减慢，导致严重不良后果。

（1）心率较慢者，可用异丙肾上腺素 5～10mg，每 4 小时 1 次，舌下含服；预防或治疗房室传导阻滞引起的阿-斯综合征发作，可用异丙肾上腺素 3～5mg 加入 5%葡萄糖注射液 500mL 中静脉滴注，一般维持心率在 60～70 次/min（注意：用药过量不仅不能明显增加心率，反而会使传导阻滞加重，而且能导致快速性室性心律失常）。

（2）阿托品 0.3mg，每 4 小时 1 次口服，适用于房室束分支以上的阻滞，尤其是迷走神经兴奋过高者，必要时可用阿托品 1～2mg，皮下注射或静脉注射；不良反应有口干、视物模糊、尿潴留、疲乏、嗜睡等，严重时可有瞳孔散大、皮肤潮红、心率加快、兴奋不安、幻觉、谵妄甚至惊厥、昏迷、呼吸麻痹等；心功能不全、前列腺增生者慎用，青光眼、器质性幽门梗阻、肠梗阻等患者禁用。

（3）氨茶碱 0.1g，每日 3 次，口服，亦可用氨茶碱 0.25g 加入 5%葡萄糖注射液 500mL 中静脉滴注，4 小时滴完，每日 1 次，睡前可加服氨茶碱缓释片 0.2g；该药可引起恶心、呕吐、食欲缺乏、胃部不适、失眠、心率增快等不良反应，静脉给药太快或浓度过高可引起心律失常、惊厥、血压骤降甚至死亡；低血压、休克、急性心肌梗死者忌用。

（三）起搏器治疗

1.临时起搏器　急性心肌梗死、急性心肌炎、药物中毒或电解质紊乱、心脏外科手术后引起的Ⅱ度Ⅱ型以上的 AVB 均可进行临时起搏治疗。

2.永久起搏器　有症状的Ⅲ度 AVB 是绝对适应证，无症状的Ⅲ度 AVB 则是相对适应证。有症状的Ⅱ度Ⅰ型、Ⅱ度Ⅱ型亦是永久起搏的绝对适应证，无症状的Ⅱ度Ⅱ型 AVB 为相对适应证。无症状的Ⅱ度Ⅰ型不主张安置起搏器。

3.选择性起搏　选择的起搏模式有：VVI、VVD、VAT、DDD，如窦性心律尚可，主张选用 VDD、VAT；伴有心房颤动则首选 VVI；窦性心律不稳定宜选择 VVI、DDD。总之，在患者经济条件许可的情况下，应尽量选择符合生理要求的起搏模式。

【病情观察】

1.诊断明确者，对于Ⅱ度Ⅰ型以上的 AVB，重点观察有无头晕、黑矇、意识变化、有无阿-斯发作；必要时需心电监护、24 小时动态心电图监测，观察有无长间歇，白天、夜晚房室传导情况如何，是否为迷走神经亢进所引起，尤其是对于伴有阵发性房颤的患者，恢复窦律后是否伴有 AVB 等。采用药物治疗的，应密切观察治疗后的病情变化，尤其要注意治疗药物本身的不良反应，以便及时调整用药。

2.诊断不明确者，凡有头晕、黑矇或近似晕厥的患者，均应考虑有无心源性原因的可能，尤其是Ⅱ度Ⅰ型以上的 AVB。因此，上述观察内容外，24 小时动态心电图及心电监护显得格外重要。

【病历记录】

1.门急诊病历　详细记录患者就诊的时间及主要症状。辅助检查记录心电图、24 小时动态心电图等检查结果。

2.住院病历　记录患者主诉、发病过程、门急诊或外院诊疗经过、所用药物及效果如何。记录应提出本病的诊断依据、与其他疾病的鉴别要点、诊疗计划。记录患者入院治疗后的病情变化、上级医师的查房记录，记录心电图、24 小时动态心电图以及相关检查结果。需安置起搏器者应记录与患者或患者亲属的谈话经过，无论同意与否，应请患者或亲属签名。

【注意事项】

1.医患沟通　对Ⅱ度Ⅰ型以上的 AVB，尤其是伴有症状如头晕、黑矇、晕厥或近似晕厥的患者应提前向家属讲明疾病的危害性，告知有猝死的可能，应及时安置起搏器，在患者经济条件允许的情况下应尽量选择生理性起搏器，非生理性起搏器可能引起头晕、乏力、心悸、气急、低血压及心力衰竭、休克、晕厥等起搏器综合征，应预先告知患者及家属。起搏器随访时间、注意点也应交代清楚。

2.经验指导

(1)房室束分支以上阻滞形成的Ⅰ～Ⅱ度房室传导阻滞，并不影响血流动力状态者，主要针对病因治疗。房室束分支以下阻滞者，不论是否引起房室传导阻滞，均必须结合临床表现和阻滞的发展情况，慎重考虑电起搏治疗的适应证。

(2)阿托品有加速房室传导纠正文氏现象的作用，但也可加速心房率。使Ⅱ度房室传导阻滞加重，故对Ⅱ度Ⅱ型房室传导阻滞不利。Ⅱ度Ⅱ型房室传导阻滞如 QRS 波群增宽畸形，临床症状明显，尤其是发生心源性昏厥者，宜安置人工心脏起搏器。

(3)人工心脏起搏治疗心室率缓慢并影响血流动力状态的Ⅱ～Ⅲ度房室传导阻滞，尤其是阻滞部位在房室束分支以下，并发生在急性心肌炎、急性心肌梗死或心脏手术损伤时，均为应用临时起搏治疗的指征。安装永久起搏前，或高度至Ⅲ度房室传导阻滞患者施行麻醉或外科手术时，临器时起搏可保证麻醉或手术诱发心室停搏时患者的安全，并可预防心室颤动的发生。

第二节　心力衰竭

一、慢性心力衰竭

【概述】

心力衰竭是指在有适量静脉血回流的情况下，由于心脏收缩和舒张功能障碍、心输出量不足维持组织代谢需要的一种病理状态。临床上以心输出量不足、组织的血液灌注不足，以及肺循环和体循环淤血为特征。慢性心力衰竭是由于器质性心脏病经过长期慢性心肌肥厚和扩张、心室重构所致。慢性心力衰竭是各种心脏疾病的严重阶段，其发病率高，5 年生存率与恶性肿瘤相仿。

【诊断】

（一）症状

主要为左心衰竭，表现为肺部淤血和肺水肿、胸闷或呼吸困难、不能平卧、端坐呼吸，这时两肺满布干湿性啰音，咳白色或粉红色泡沫样痰。同时也表现心、脑、肾等器官缺血和（或）淤血的表现，如头晕或意识淡漠、极度疲乏、肾功能不全、少尿等。若在慢性左心衰竭的基础上发生右心衰竭，即为全心衰竭，则表现静脉系统淤血和全身液体潴留的表现，如颈静脉怒张、肝大、腹水、胸腔积液、全身低垂部位水肿。

（二）体征

1.患者常有活动后呼吸困难，重症有发绀、收缩压下降、脉快、四肢发冷、多汗等。

2.通常在双侧肺底部可听到湿啰音，有时可闻及哮鸣音及干啰音。

3.右心衰竭时可出现颈静脉怒张或肝静脉反流阳性，淤血性肝脏肿大与压痛。胸腔积液通常为双侧，如为单侧，多累及右侧。合并有心源性肝硬化者，则可见腹水，见于慢性右心衰竭或全心衰竭的晚期患者。

4.对称性、凹陷性水肿，常见于身体下垂部位；可走动的患者，其心源性水肿最初常在傍晚时分出现于脚或踝部，经一夜休息后消失；卧床患者发生在骶部，晚期水肿加重并影响全身，可累及上肢、胸壁和腹壁，尤其是外阴部位。

5.除基本心脏病的体征外，常发现心脏增大、奔马律、交替脉、相对性二尖瓣关闭不全的收缩期杂音。

（三）检查

1.实验室检查

（1）肝功能：淤血性肝病时，可有血清球蛋白、转氨酶升高。

（2）血电解质测定；长期利尿治疗容易发生电解质紊乱，可见有低血钾、低血钠，这常是难治性心力衰竭的诱因。

2.特殊检查

（1）二维超声及多普勒超声检查：可用于以下几方面：①诊断心包、心肌或心脏瓣膜疾病；②定量或定性房室内径，心脏几何图、室壁厚度、室壁运动、心包、瓣膜狭窄定量、关闭不全程度等，可测量左心室射血分数（LVEF）、左心室舒张末期容量（LVEDV）和收缩末期容量（LVESV）；③区别舒张功能不全和收缩功能不全，LVEF＜40%为左心室收缩功能不全，LVEF 还能鉴别收缩功能不全或其他原因引起的心力衰竭；④LVEF 及 LVESV 是判断收缩功能和预后的最有价值的指标，左心室收缩末期容量指数（LVESVI＝LVESV/表面面积）达 45mL/m^2 的冠心病患者，其病死率增加 3 倍；⑤为评价治疗效果提供客观指标。

（2）放射性核素与磁共振显像（MRI）检查：核素心血管造影可测定左、右心室收缩末期、舒张末期容积和射血分数。通过记录放射活性、时间曲线，可计算出左心室的最大充盈速率和充盈分数以评估左心室舒张功能。核素心肌扫描可观察室壁运动有无异常和心肌灌注缺损，有助于病因诊断。由于MRI是一种三维成像技术，受心室几何形状的影响较小，因而能更精确地计算收缩末期、舒张末期容积、心搏量和射血分数。MRI三维直观成像可清晰分辨心肌心内膜边缘，故可定量测定左心室重量。MRI对右心室心肌的分辨率亦很高，亦可提供右心室的上述参数，此外还可比较右心室和左心室的心脏搏击量，以测定左房室瓣(二尖瓣)和主动脉瓣的反流量，有助于判断基础疾病的严重程度。

(3)X线胸片：心脏的外形和各房室的大小有助于原发心脏病的诊断。心胸比例可作为追踪观察心脏大小的指标。肺淤血的程度可判断左心衰竭的严重程度。肺间质水肿时在两肺野下部肋膈角处可见到密集而短的水平线(kerley B线)。当有肺泡性肺水肿时，肺门阴影呈蝴蝶状。X线胸片还可观察胸腔积液的发生、发展和消退的情况。

(4)心电图：可有左心室肥厚劳损，右心室增大，V_1导联P波终末负电势($ptfV_1$)增大(每秒≥0.04mm)等。

(5)运动耐量和运动峰耗氧量(VO_2max)测定：前者(最大持续时间，最大作功负荷)能在一定程度内反映心脏储备功能，后者是指心输出量能随机体代谢需要而增加的能力。但运动耐量更多地取决于外周循环的变化而非中心血流动力学变化，这是由于心力衰竭时外周血管收缩，因而心输出量的增加不一定伴有运动耐量的增加；运动耗氧量是动静脉血氧差和心输出量的乘积。在血红蛋白正常，无器质性肺部疾患时，动静脉血氧差恒定，因而运动峰耗氧量可反映运动时最大心输出量，是目前较好的能反映心脏储备功能的无创性指标，且可定量分级。VO_2max分级标准：A级每分钟＞20mL/kg；B级每分钟10～20mL/kg；C级每分钟10～15mL/kg；D级＜每分钟10mL/kg。

(6)创伤性血流动力学检查：应用漂浮导管和温度稀释法可测定肺毛细血管楔嵌压(PCWP)和心输出量(CO)、心脏指数(CI)。在无二尖瓣狭窄，无肺血管病变时，PCWP可反映左心室舒张末期压力。

(四)诊断要点

(1)根据临床表现、呼吸困难和心源性水肿的特点，以及无创和(或)有创辅助检查及心功能的测定，一般不难做出诊断。临床诊断应包括心脏病的病因(基本病因和诱因)、病理解剖、生理、心律及心功能分级等诊断。

(2)NYHA心功能分级：Ⅰ级，日常活动无心力衰竭症状；Ⅱ级，日常活动出现心力衰竭症状(呼吸困难、乏力)；Ⅲ级，低于日常活动出现心力衰竭症状；Ⅳ级，在休息时出现心力衰竭症状。

(五)鉴别诊断

1.左心衰竭的鉴别诊断 左心衰竭时以呼吸困难为主要表现，应与肺部疾病引起的呼吸困难相鉴别。虽然大多数呼吸困难的患者都有明显的心脏疾病或肺部疾病的临床证据，但部分患者心源性和肺源性呼吸困难的鉴别较为困难，慢性阻塞性肺病也会在夜间发生呼吸困难而憋醒，但常伴有咳痰，痰咳出后呼吸困难缓解，而左心衰竭者坐位时可减缓呼吸困难；有重度咳嗽和咳痰病史的呼吸困难常是肺源性呼吸困难。急性心源性哮喘与支气管哮喘发作有时鉴别较为困难，前者常见于有明显心脏病临床证据的患者，且发作时咳粉红色泡沫痰，或者肺底部有水泡音则进一步支持本病与支气管哮喘的鉴别；呼吸系统疾病和心血管疾病两者并存时，

有慢性支气管炎或哮喘病史者发生左心衰竭常发生严重的支气管痉挛,并出现哮鸣音,对支气管扩张剂有效者支持肺源性呼吸困难的诊断,而对强心、利尿及扩张血管药有效,则支持心力衰竭是呼吸困难的主要原因。呼吸困难的病因难以确定时,肺功能测定对诊断有帮助。此外,代谢性酸中毒、过度换气及心脏神经官能症等,有时也可引起呼吸困难,应注意鉴别。

2.右心衰竭的鉴别诊断 右心衰竭和(或)全心衰竭引起的肝大、水肿、腹水及胸腔积液等应与缩窄性心包炎、肾源性水肿、门脉性肝硬化引起者相鉴别;仔细询问病史,结合相关体征及辅助检查以资鉴别。

【治疗】

(一)一般治疗

1.去除诱发因素 控制感染,治疗心律失常特别是心房颤动伴有快速心室律,纠正贫血、电解质紊乱。

2.改善生活方式,降低新的心脏损害的危险性 戒烟、戒酒,肥胖患者应减轻体重。控制高血压、高血脂、糖尿病。饮食低脂和低盐,重度心力衰竭患者应限制摄入水量,应每日称体重以早期发现液体潴留;应鼓励心力衰竭患者做动态运动;重度心力衰竭患者,可在床边小坐,其他病情程度不同的心力衰竭患者,可每日多次步行,每次 3～5 分钟;心力衰竭稳定,心功能较好者,可在专业人员监护下进行限制性有氧运动,如步行每周 3～5 次,每次 20～30 分钟,但避免用力地长时间运动;在呼吸道疾病流行或冬春季节,可给予流感、肺炎球菌疫苗等,以预防感染。

(二)药物治疗

1.血管紧张素转换酶抑制剂(ACEI) 是心力衰竭治疗的基石。全心衰竭患者,包括 NYHA Ⅰ级、无症状性心力衰竭,除非有禁忌证或不能耐受,均须应用 ACE 抑制剂,而且必须终身应用;治疗宜从小剂量开始,逐步递增至最大耐受量或靶剂量:依那普利 5～10mg,每日 2 次,口服;或用培哚普利 4mg,每日 1 次,口服;或用卡托普利 25～50mg,每日 3 次,口服。不良反应有咳嗽、高血钾、尿素氮增高、肌酐增高、蛋白尿、血管神经性水肿、血细胞少等。注意儿童、孕妇、哺乳妇女及对本品过敏者禁止使用;用药前及使用过程中应监测肾功能,肾功能不全、手术麻醉患者慎用。

2.利尿剂 适用于所有有症状的心力衰竭患者。NYHA Ⅰ级、无症状心力衰竭患者不必应用,以免血容量降低致心输出量减少,通常从小剂量开始,如呋塞米 20mg,每日 1 次,口服;或用氢氯噻嗪 25mg,每日 1 次,口服,逐渐增加剂量直至尿量增加,体重每日减轻 0.5～1kg;仅有轻度液体潴留,而肾功能正常的心力衰竭患者,可选用噻嗪类尤其适用于伴有高血压的心力衰竭患者;有明显液体潴留,特别当伴有肾功能损害时宜选用袢利尿剂,如呋塞米,呋塞米的剂量与效应呈线性关系,故剂量不受限制。注意利尿剂可引起低血钾、低血镁而诱发心律失常。

3.β-受体阻滞药 除非有禁忌证,所有 NYHA Ⅱ级、Ⅲ级病情稳定者均必须应用β-受体阻滞药。临床上须从极小剂量开始,如美托洛尔每日 12.5mg,口服;或用比索洛尔每日 1.25mg,口服;或用卡维地洛 3.125mg,每日 2 次,口服。每 2～4 周剂量加倍,达最大耐用量或目标剂量后长期维持。β-受体阻滞药应用的禁忌证有:支气管痉挛性疾病;心动过缓(心率<

60 次/min)；Ⅱ度及以上房室传导阻滞(除非已安装起搏器)；有明显液体潴留，须大量利尿者。

4.洋地黄　地高辛被推荐应用于发作心力衰竭临床状况的患者，应与利尿剂、ACE 抑制剂和 β-受体阻滞药联合应用；对于已开始 ACE 抑制剂或 β-受体阻滞药治疗，但症状改善欠佳者，应及早使用地高辛。地高辛目前多采用自开始即用固定维持量的给药方法，即以每日 0.125～0.25mg 为维持量；对于 70 岁以上或肾功能损害者，宜用小剂量地高辛 0.125mg，每日 1 次或隔日 1 次，口服；为了控制心房颤动的心室率，可应用较大剂量地高辛，每日 0.375～0.50mg，口服，但不宜作为窦性心律心力衰竭患者的治疗剂量，而且在同时应用 β-受体阻滞药的情况下一般并不需要；地高辛不能用于窦房结阻滞、Ⅱ度或高度房室传导阻滞无永久起搏器保护的患者。地高辛的不良反应主要包括：①心律失常(期前收缩、折返性心律失常和传导阻滞)；②胃肠道症状(厌食、恶心和呕吐)；③神经精神症状(视觉异常、定向力障碍、昏睡及意识错乱)。目前，临床上不推荐地高辛用于无症状的左心室收缩功能障碍(NYHA Ⅰ级)的治疗，因为治疗这类患者的唯一理由是预防心力衰竭发展，然而尚无证据表明地高辛对这类患者有益。

5.醛固酮受体拮抗剂　对近期或目前为 NYHA Ⅳ级心力衰竭患者，可考虑应用小剂量的螺内酯，每日 20mg，口服。有关醛固酮拮抗剂在轻、中度心力衰竭的有效性和安全性则尚待确定。

6.血管紧张素Ⅱ受体阻滞药(ARB)　对 ACE 抑制剂耐受良好或未用过 ACE 抑制剂者不必应用 ARB 替代；但对产生低血压、肾功能恶化和高钾血症的不良反应则 ARB 和 ACE 抑制剂相似。常用药物：氯沙坦 50mg，每日 1 次，口服；或用缬沙坦 80mg，每日 1 次，口服。

7.环腺苷酸(cAMP)依赖性正性肌力药　包括 β-肾上腺素能激动剂(如多巴酚丁胺)、磷酸二酯酶抑制剂(如米力农)，由于缺乏 cAMP 依赖性正性肌力药有效的证据，以及考虑到药物本身毒性，不主张对慢性心力衰竭患者长期、间歇地静脉滴注此类正性肌力药，对心脏移植前的终末期心力衰竭、心脏手术后心肌抑制所致的急性心力衰竭以及难治性心力衰竭可考虑短期支持应用 3～5 日。推荐剂量：多巴酚丁胺每分钟 2～5μg/kg；或用米力农，50μg/kg 负荷量，继以每分钟 0.375～0.75μg/kg 维持。

(三)心力衰竭伴有心律失常治疗

无症状性、非持续性室性和室上性心律失常不主张用抗心律失常药物治疗。持续性室性心动过速、心室颤动、曾经猝死复苏、室上性心动过速伴快速心室率或血流动力学不稳定者应予以治疗，治疗原则与非心力衰竭者相同。任何心力衰竭并发心律失常患者，均应注意寻找和去除各种可能引起心律失常的原因，如心力衰竭未控制、心肌缺血、低钾血症、低镁血症、各种正性肌力药和血管扩张药物的致心律失常作用，可用胺碘酮，常规剂量为 0.2g，每日 3 次，口服 5～7 日；然后 0.2g，每日 2 次，每周 5 日口服直至减量为 0.2g，隔日 1 次口服。

(四)起搏器同步化治疗

主要适用于药物效果不佳，QRS 波群时限＞0.12 秒，EF 值≤0.35，QRS 波群呈完全左束支传导阻滞或室内传导阻滞的扩张型心肌病的患者。

(五)心脏移植

对严重的难治性心力衰竭患者，可考虑心脏移植，术后积极控制免疫排斥反应。

【病情观察】

1.诊断明确者，门诊治疗应观察胸闷、气促、呼吸困难是否缓解，尿量是否增加，水肿是否消退，是否能平卧休息；住院患者亦应观察上述症状的改善。应注意观察血压变化、心电图变化，如血压正常而无禁忌证则应尽量加用β-受体阻滞药、ACE抑制剂；如有严重心律失常应及时处理，严密观察各种药物应用后的不良反应，应及时停药或观察心率变化，如症状改善则心率变慢，奔马律逐渐消失。随时监测患者体重，记24小时出入量。观察患者的活动情况、肺部啰音的变化，有肝大者应观察其恢复情况。

2.诊断不明确者，门诊就诊时，应告知患者或直系亲属慢性心力衰竭的常见症状和诊断方法，应行心脏超声等检查以明确诊断；亦可行诊断性治疗，嘱患者密切观察服药后尿量、体重、饮食、活动等情况。

【病历记录】

1.*门急诊病历*　记录患者就诊的主要症状，如呼吸困难、心悸、水肿的特点，有无黑矇、晕厥、抽搐，有无病毒性心肌炎史、饮酒史，以往有无类似发作史、治疗效果，洋地黄、利尿剂、β-受体阻滞药、血管紧张素转换酶抑制剂、抗心律失常药等使用情况。体检记录血压、口唇发绀、颈静脉怒张、肺部啰音、心界大小、心率、心律、杂音、奔马律、腹水、水肿等情况。记录心电图、X线胸片、超声心动图等辅助检查结果。

2.*住院病历*　详尽记录患者主诉、发病过程、门急诊及外院治疗经过、所用药物及效果如何。记录本病的诊断依据、鉴别诊断要点、诊疗计划。记录患者入院治疗后病情变化、治疗效果，有关心电图、X线胸片、超声心动图等检查结果，如需特殊检查治疗如临时起搏、电复律，应记录与患者或其亲属的谈话经过，无论同意与否，应请患者或其亲属签名。

【注意事项】

1.*医患沟通*　应告知患者及其直系亲属，慢性心力衰竭是临床上常见的危重疾病，是多数器质性心脏病患者几乎不可避免的结局，治疗过程中可能有许多突发事件的发生，如恶性心律失常、可能猝死等，以期得到患者家属的充分认识及理解。对患者的饮食给予指导，嘱其戒烟酒、注意休息；常与患者交流，适时给予鼓励及信心。如患者诊断未明确，应向患者及家属解释行心脏超声等检查的必要性，可予以利尿剂试验性治疗，以尽快明确诊断。治疗中注意患者的病情变化，及时向上级医师汇报，以得到及时指导，从而准确处理，使患者转危为安。如需有创检查及治疗，则应告知必要性和风险，以求得患者同意，并签字为据。

2.*经验指导*

(1)呼吸困难、踝部水肿和乏力是心力衰竭的特征性症状，特别是老年患者、肥胖者及妇女。外周水肿、静脉压增高和肝大是体循环静脉淤血的特征性体征，应当通过仔细的临床检查包括视诊、触诊和听诊发现心力衰竭体征。

(2)根据患者的主观症状评定心功能状态时，应注意与其他也可能产生心悸、气促等类似症状的疾病做鉴别，如慢性阻塞性疾病、甲状腺功能亢进、贫血、肺栓塞等；若心脏病患者同时存在上述疾病时，其鉴别更为困难，此时必须借助有关实验室和器械检查，才能做出较为合理的评估。

(3)体力活动应予限制,但不强调完全卧床休息。应予以心理治疗或兼药物辅助。

(4)过去重视钠盐摄入的控制,但由于目前应用的利尿剂均有强力排钠作用,故钠盐的控制不必过严,以免发生低钠血症。

(5)临床上应避免滥用利尿剂,注意合理应用。

1)排钾利尿剂:具有强力排钾、排钠作用,宜间歇应用,以使机体电解质有一恢复平衡的过程。保钾利尿剂起效较慢,作用较弱,故宜持续应用。

2)排钾与保钾利尿剂合用时:一般可不必补充钾盐。保钾利尿剂不能和钾盐合用。

3)根据病情轻重选择应用:轻度患者可以噻嗪类或袢利尿剂间歇应用如氢氯噻嗪 25mg,每周 2 次,或呋塞米口服 20～40mg,每周 2 次;中度患者采用保钾利尿剂持续应用合并噻嗪类或袢利尿剂的间歇应用,后者可用呋塞米 20～40mg,一次肌内注射;重症患者上述疗法无效时,可以保钾利尿剂和一种排钾利尿剂合并持续应用,配合另一种排钾利尿剂间歇应用。如以氢氯噻嗪与氨苯蝶啶合用,再予呋塞米每周注射 2 次。必要时可用氨茶碱 0.25～0.58mg 缓慢静脉滴注,可因增加肾小球滤过率而加强利尿。

4)根据肾功能选择应用:肾功能不全时应选择袢利尿剂,因利尿作用不受体内酸碱平衡变化的影响。禁用保钾利尿剂,后者有时可引起严重的高钾血症。

5)根据治疗反应调整剂量:袢利尿剂的不良反应多由强大利尿作用所致。因此如 20mg 呋塞米已有利尿作用,就不宜再加大剂量。如无利尿作用,可再加量,因呋塞米的剂量与效应呈线性关系。氢氯噻嗪每日 100mg 已达最大效应(剂量-效应曲线已达平台期),再增量亦无效。一旦患者肺啰音消失,水肿消退,体重稳定,利尿剂即应改成维持量。

6)注意水、电解质紊乱:特别是低钾、低镁和低钠血症。严重低钾血症时须同时补镁才较易纠正。可应用 25%硫酸镁 10～20mL 溶于 500～1000mL 葡萄糖溶液中静脉滴注。缺钠性低钠血症和稀释性低钠血症应加以区别,因两者治疗原则不同。缺钠性低钠血症发生于大量利尿后,属容量减少性低钠血症,患者可有体位性低血压,尿少而比重高,治疗应予补充钠盐,轻者可进食咸食,重者须输盐水;稀释性低钠血症又称难治性水肿,患者钠水均有潴留,而水潴留多于钠潴留,故属高血容量性低钠血症。患者尿少而比重偏低,严重时可有水中毒而致抽搐,昏迷。治疗应严格限制入水量,并以排水为主。一般利尿剂排钠作用均强于排水,不宜应用。可短期试用糖皮质激素,但效果常不理想。出现水中毒时,可酌情应用高渗盐水以缓解症状。

7)注意药物的相互作用:如呋塞米可使氨基糖苷类和头孢类抗生素的肾毒性增加,吲哚美辛可对抗呋塞米作用。

8)噻嗪类:对脂质代谢、糖代谢均有不良作用,并可引起高尿酸血症,应予注意。

(6)患慢性心力衰竭后,要定期到正规医院诊治,心功能不全Ⅱ级以上,宜长期服药,低盐饮食,注意休息,保温不受凉,经常注意避免各种不良诱因。及时治疗病因,如属风湿性心脏病并发心功能不全,尽快进行人工瓣膜置换术。

二、急性左心衰竭

【概述】

急性左心衰竭是指由于急性心脏病变引起左心搏血功能急速下降，或左心负荷突然加重，使肺循环压力急剧升高而出现，以急性肺水肿为特征的一种临床病理生理综合征。该病起病急骤，心脏代偿功能不能及时建立，故症状凶险。常见于大面积的心肌梗死、急性心脏压塞，也见于慢性心脏病并发急性病变，如高血压心脏病血压骤升、输液过多过快等。

【诊断】

（一）症状

急性左心衰竭主要表现为急性肺水肿。由于肺毛细血管楔嵌压急剧升高，症状的发展常极为迅速且十分危重。患者常突发重度呼吸困难，呼吸达 30～40 次/min，鼻孔扩张，吸气时肋间隙和锁骨上窝内陷。患者常取坐位，两腿下垂，两手抓住床沿以协助呼吸。同时频频咳嗽，咳粉红色泡沫状痰。患者常极度烦躁不安、大汗淋漓、皮肤湿冷、面色灰白、发绀。因急性心肌梗死引起者，患者常有剧烈胸痛。

（二）体征

1.患者常有血压升高，随着病情的加重血压降至正常，严重者出现心源性休克。

2.两肺听诊闻及对称性布满的湿啰音及哮鸣音。

3.除基础心脏病的体征外，常发现心率增快、舒张期奔马律、P_2 亢进等。

（三）检查

X 线胸片检查可示心影增大，肺纹理增多、增粗或模糊，肺间质水肿所致的 Kerley-B 线；双肺门有放射状分布的大片云雾状阴影，或呈粗大结节影、粟粒状结节影。

（四）诊断要点

1.突发严重呼吸困难，端坐呼吸，伴有恐惧、窒息感。患者面色青灰，口唇发绀，大汗淋漓，咳嗽，或伴有哮鸣音，并可咳出大量粉红色泡沫痰。

2.两肺对称性布满湿啰音及哮鸣音，严重时可伴有休克。

（五）鉴别诊断

1.重度支气管哮喘　以往常有反复发作史，出汗和发绀不明显，胸廓过度扩张，叩诊呈过清音；肺部哮鸣音呈高音调、乐鸣性，哮鸣音和湿啰音较肺水肿为少。有大量粉红色泡沫样痰和心尖部舒张期奔马律有助于急性左心衰竭的诊断。

2.慢性阻塞性肺气肿　亦可有夜间呼吸困难，但咳痰后可缓解，不一定需要坐起。心源性哮喘有时难与支气管哮喘鉴别，但后者多见于青少年，有慢性、反复性或季节性发作史，发作时不一定强迫坐位，肺部以哮鸣音为主，心脏无异常体征；而前者多见于老年人，有原发性高血压或器质性心脏病史，发作时必须坐起，肺部除哮鸣音外，以湿啰音为主，严重者咳粉红色泡沫痰。

3.并发心源性休克　应注意与其他原因引起的休克相鉴别。心源性休克的主要特征是多与肺淤血、肺水肿并存，如无肺循环和体循环淤血征，则心源性休克的可能性极小；肺毛细血管楔压超过 25～30mmHg，且有肺水肿的临床表现，则强烈提示心源性肺水肿。

【治疗】

治疗原则是防治基本病因，去除诱因，减轻前后负荷，增强心肌收缩性。

（一）抢救措施

1.体位　取坐位或双腿下垂位。

2.吸氧　给氧每分钟 6～8L，经 75%乙醇或使用有机硅消泡剂后吸入。

3.镇静　吗啡 5～10mg 皮下注射或哌替啶 50～100mg，肌内注射。对老年、意识不清、休克和已有呼吸抑制者应慎用。

4.利尿　呋塞米 20～40mg，或用丁脲胺 0.5～1mg 静脉注射。

5.血管扩张剂　常用制剂有硝普钠、酚妥拉明、硝酸甘油。

（1）硝普钠：直接作用于血管平滑肌，均衡扩张小动脉和静脉，其作用强、起效快（2～5 分钟即可生效）、作用持续时间短（2～15 分钟），主要用于急性心肌梗死和高血压等引起的急性左心衰竭，对二尖瓣和主动脉瓣关闭不全所致的心力衰竭亦有效。初始剂量以每分钟 12.5～25μg 静脉滴注，滴注速度从小剂量开始，再根据临床征象和血压等调节滴速。血压正常者一般平均滴速每分钟 50～150μg 有效；伴有高血压的左心衰竭者滴注速度可稍快，达每分钟 25～400μg。

（2）酚妥拉明：为 α-受体阻断剂，以扩张小动脉为主，也扩张静脉，起效快（约 5 分钟），作用持续时间短，停药 15 分钟作用消失，初始剂量以每分钟 0.1mg 静脉滴注，后根据反应调节滴速，可渐增至每分钟 2mg，一般情况下酚妥拉明每分钟 0.3mg 即可取得较明显的心功能改善；紧急应用时，可用酚妥拉明 1～1.5mg 溶于 5%葡萄糖注射液 20～40mL 内，缓慢直接静脉注入，再继以静脉滴注。该药可增加去甲肾上腺素的释放，使心率增快；但剂量过大可引起低血压。

（3）硝酸甘油：主要扩张静脉，减少回心血量，降低左心室舒张末期压（LVEDP），减轻心脏前负荷，用法：硝酸甘油 0.5mg.舌下含化，2 分钟内生效，作用持续 20 分钟，每 5～10 分钟含服 1 次；静脉滴注时，硝酸甘油加入 5%～10%葡萄糖注射液内，初始剂量以每分钟 10μg，每 5～10 分钟可增加 5～10μg；病情好转，可改用硝酸异山梨醇维持治疗，初始剂量 5mg，每 4 小时 1 次口服，可渐增至每次 20～40mg。

6.正性肌力药

（1）毛花苷丙 0.2～0.4mg，静脉注射，必要时 2～4 小时可重复使用。

（2）多巴胺 100mg 加入 5%葡萄糖注射液 100mL 中静脉缓注，用于低血压或休克者。

7.氨茶碱　0.25g 加入 5%葡萄糖注射液 500mL 中缓慢静脉滴注，可解除支气管痉挛、减轻呼吸困难，另外还有正性肌力作用、扩张外周血管和利尿作用。

8.地塞米松　10mg，静脉注射，可解除支气管痉挛，降低外周血管阻力。

（二）积极治疗诱因

对急性心肌梗死、快速心律失常及输液过快等发病诱因应积极治疗。

（三）基本病因治疗

急诊处理后，应及时对基本病因和基础心脏病做出诊断，如是重度二尖瓣狭窄、感染性心内膜炎伴瓣膜穿孔及肥厚型心肌病等，应给予相应的处理。

【病情观察】

应严密观察患者血压、呼吸、脉搏、血氧饱和度、尿量等，给予动态心电监护，严密观察意识、四肢末梢情况。注意维持水、电解质及酸碱平衡。

【病历记录】

1.门急诊病历 记录患者就诊时间，详细记录患者就诊的主要症状，以往的心脏病病史、治疗药物及治疗效果。体检注意记录以下情况：血压、口唇发绀、颈静脉怒张、肺部啰音、心界大小、心率、心律、杂音、奔马律、腹水、水肿情况。记录血电解质、心电图、X线胸片等辅助结果。

2.住院病历 详尽记录患者主诉、发病过程、门急诊及外院治疗经过、所用药物及效果如何。首次病程记录应提出相应诊断、鉴别诊断要点、详尽的诊疗计划。记录入院治疗后病情变化、治疗效果、上级医师查房记录，有关心电图、X线、超声心动图等检查结果。如需特殊检查治疗如临时起搏、电复律，应记录与患者或其直系亲属的谈话经过，无论同意与否，应请患者或其直系亲属签名。

【注意事项】

1.医患沟通 急性左心衰竭为急危重病，病情变化快，应反复向患者直系亲属强调该病的高度危险性，如突发恶性心律失常而猝死，应随时记录患者的病情变化，及时向家属讲明治疗方案的选择、效果、预后及可能发生的突发事件，以取得患者家属的理解与支持，并签字为据。

2.经验指导

（1）血管扩张剂治疗急性心力衰竭主要适用于伴左室舒张末压增高的患者，选用血管扩张剂宜在严密的血流动力学监护下进行，使用时应防止血压过度下降，一般收缩压不宜低于90mmHg（12kPa）；为避免用药过量，当肺小动脉楔压（PCWP）$<$15mmHg（2kPa），有效循环血量不足时，不应单独继续使用血管扩张剂，否则可因心脏前负荷不足而致心输出量和血压下降、心率增快、心功能恶化。

（2）利尿治疗须注意防止利尿过度而造成低血容量状态，此时可因心室充盈不足而致心搏出量下降。另外，利尿不当可引起电解质紊乱，尤其是出现低钾血症和低镁血症等，诱发严重心律失常，甚至危及患者生命，故应注意监测血电解质变化，及时进行调整。

三、急性心力衰竭

【概述】

急性心力衰竭又称急性心功能不全。是由心脏做功不正常引起血流动力学改变而导致的肾脏和神经内分泌系统的异常反应的临床综合征。机械性循环障碍引起的心力衰竭称机械性心力衰竭。心脏泵血功能障碍引起的心力衰竭，统称泵衰竭。由各种原因引起的发病急骤、心输出量在短时间内急剧下降，甚至丧失排血功能引起的周围系统灌注不足称急性心力衰竭。

【诊断】

(一)症状

根据心脏排血功能减退程度、速度和持续时间的不同,以及代偿功能的差别,分下列 4 类表现:昏厥型、心源性休克型、急性肺水肿型、心搏骤停型。

1.昏厥型 突发的短暂的意识丧失,称之心源性昏厥。发作时间短暂,发作后意识立即恢复,伴随面色苍白、冷汗等自主神经功能障碍的症状。

2.心源性休克型 早期见意识清醒、面色苍白、躁动、冷汗、稍有气促;中期见意识淡漠、恍惚、皮肤湿冷、口唇四肢发绀;晚期见昏迷、发绀加重、四肢厥冷过肘膝、尿少,同时见颈静脉怒张等体循环淤血症状。

3.急性肺水肿型 突发严重气急、呼吸困难伴窒息感,咳嗽,咳粉红色泡沫痰,严重者由鼻、口涌出。

4.心脏骤停型 意识突然丧失(可伴全身抽搐)和大动脉搏动消失,并伴呼吸微弱或停止。

(二)体征

1.昏厥型 意识丧失,数秒后可见四肢抽搐、呼吸暂停、发绀,称阿-斯综合征。伴自主神经功能障碍症状,如冷汗、面色苍白。心脏听诊可发现心律失常、心脏杂音等体征。

2.心源性休克型 早期脉细尚有力,血压不稳定,有下降趋势,脉差＜2.7kPa (＜20mmHg);中期意识恍惚、淡漠,皮肤呈花斑纹样,厥冷,轻度发绀,呼吸深快,脉细弱,心音低钝,血压低,脉压小,尿量减少;晚期昏迷状态,发绀明显,四肢厥冷过肘、膝,脉搏细或不能触及,呼吸急促表浅,心音低钝,呈钟摆律、奔马律。严重持久不纠正时,合并消化道出血,甚至 DIC。

3.急性肺水肿型 端坐呼吸,呼吸频率快,30～40 次/min,严重发绀,大汗,早期肺底少量湿啰音,晚期两肺布满湿啰音,心脏杂音常被肺内啰音掩盖而不易听出,心尖部可闻及奔马律和哮鸣音。

4.心脏骤停型 为严重心功能不全的表现,昏迷伴全身抽搐,大动脉搏动消失,心音听不到,呼吸微弱或停止,全身发绀,瞳孔散大。

(三)检查

1.X 线检查 胸部 X 线检查对左心衰竭的诊断有一定帮助。除原有心脏病的心脏形态改变之外,主要为肺部改变。

(1)间质性肺水肿:产生于肺泡性肺水肿之前。部分病例未出现明显临床症状时,已先出现下述一种或多种 X 线征象。①肺间质淤血,肺透光度下降,可呈支雾状阴影;②由于肺底间质水肿较重,肺底微血管受压而将血流较多地分布至肺尖,产生肺血流重新分配,使肺尖血管管径等于甚至大于肺底血管管径,肺尖纹理增多、变粗,尤显模糊不清;③上部肺野内静脉淤血可致肺门阴影模糊、增大;④肺叶间隙水肿可在两肺下野周围形成水平位的 Kerley-B 线;⑤上部肺野小叶间隙水肿形成直而无分支的细线,常指向肺门,即 Kerley-A 线。

(2)肺泡性肺水肿:两侧肺门可见向肺野呈放射状分布的蝶状大片雾状阴影;小片状、粟粒状、大小不一结节状的边缘模糊阴影,可广泛分布两肺,可局限一侧或某些部位,如肺底、外周或肺门处;重度肺水肿可见大片绒毛状阴影,常涉及肺野面积的 50%以上;亦有表现为全肺野均匀模糊阴影者。

2.动脉血气分析　左心衰竭引起不同程度的呼吸功能障碍，病情越重，动脉血氧分压(PaO_2)越低。动脉血氧饱和度低于85%时可出现发绀。多数患者二氧化碳分压($PaCO_2$)中度降低，系 PaO_2 降低后引起的过度换气所致。老年、衰弱或意识模糊患者，$PaCO_2$ 可能升高，引起呼吸性酸中毒。酸中毒致心肌收缩力下降，且心电活动不稳定易诱发心律失常，加重左心衰竭。如肺水肿引起 CO_2 明显降低，可出现代谢性酸中毒。动脉血气分析对早期肺水肿诊断帮助不大，但据所得结论观察疗效则有一定意义。

3.血流动力学监护　在左心衰竭的早期即行诊治，多可挽回患者生命。加强监护，尤其血流动力学监护，对早期发现和指导治疗至关重要。

应用Swan-Ganz导管在床边即可监测肺动脉压(PAP)、PCWP和CO等，并推算出CI、肺总血管阻力(TPR)和外周血管阻力(SVR)。其中间接反映LAP和LVEDP的PCWP是监测左心功能的一个重要指标。在血浆胶体渗透压正常时，心源性肺充血和肺水肿是否出现取决于PCWP水平。当PCWP高于2.40～2.67kPa(18～20mmHg)，出现肺充血，PCWP高于2.80～3.33kPa(21～25mmHg)，出现轻～中度肺充血；PCWP高于4.0kPa(30mmHg)，出现肺水肿。

肺循环中血浆胶体渗透压为是否发生肺水肿的另一重要指标，若与PCWP同时监测则价值更大。即使PCWP在正常范围内，若其与血浆胶体渗透压之差<0.533kPa(4mmHg)，亦可出现肺水肿。

若PCWP与血浆胶体渗透压均正常，出现肺水肿则应考虑肺毛细管通透性增加。

左心衰竭患者的血流动力学变化先于临床和X线改变，PCWP升高先于肺充血。根据血流动力学改变，参照PCWP和CI两项指标，可将左心室功能分为4种类型。

Ⅰ型：PCWP和CI均正常。无肺充血和末梢灌注不足。予以镇静剂治疗。

Ⅱ型：PCWP>2.40kPa(18mmHg)，CI正常，仅有肺淤血。予以血管扩张剂加利尿剂治疗。

Ⅲ型：PCWP正常，CI每分钟<$2.2L/m^2$。仅有末梢灌注不足。予以输液治疗。

Ⅳ型：PCWP>2.40kPa(18mmHg)，CI每分钟<$2.2L/m^2$。兼有肺淤血和末梢灌注不足。予以血管扩张剂加强心药(如儿茶酚胺)治疗。

4.心电监护及心电图检查　可以发现心脏左、右房室肥大及各种心律失常改变，有助于诊断。严重致命的心律失常如室性心动过速、紊乱的室性心律、室颤、室性自律心律，甚至心室暂停、严重窦缓、Ⅲ度房室传导阻滞等。

5.血压及压力测量

(1)动脉血压下降。心源性休克时动脉血压下降是特点，收缩压<10.6kPa(80mmHg)，一般均在9.2kPa(70mmHg)，脉压<2.7kPa(20mmHg)，高血压者血压较基础血压下降20%以上或降低4kPa(30mmHg)。

(2)静脉压增高，常超过1.4kPa(14cmH_2O)。

(3)左心室充盈压测定，左心室梗死时达3.3～4kPa(25～30mmHg)，心源性休克时达5.3～6kPa(40～5mmHg)。

(4)左心室舒张末期压力，以肺楔压代表，一般均超过2.77kPa(20mmHg)。

(5)冠状动脉灌注压平均＜8kPa(60mmHg)。

(四)诊断要点

1.病因诊断　急性心力衰竭无论以哪种表现为主，均存在原发或继发原因，足以使心输出量在短时间内急剧下降，甚至丧失排血功能。

2.临床诊断

(1)胸部X线片见左心室阴影增大。

(2)无二尖瓣闭锁不全的成人，于左心室区听到第三心音或舒张期奔马律。

(3)主动脉瓣及二尖瓣无异常而左心室造影见左心室增大，心排血指数低于 2.7L/(min·m²)。

(4)虽无主动脉瓣及二尖瓣膜病变，亦无左心室高度肥大，但仍有如下情况：①左心室舒张末期压为1.3kPa(10mmHg)以上，右心房压力或肺微血管压力在1.6kPa(12mmHg)以上，心输出量低于 2.7L/(min·m²)；②机体耗氧量每增加100mL，心输出量增加不超过800mL，每搏输出量不增加；③左心室容量扩大同时可见肺淤血及肺水肿。

(5)有主动脉狭窄或闭锁不全时，胸部X线检查左心室阴影迅速增大，使用洋地黄后改善。

(6)二尖瓣狭窄或闭锁不全，出现左心室舒张末期压升高，左心房压力或肺微血管压力增高，体循环量减少，有助于诊断由瓣膜疾病导致心力衰竭。

(五)鉴别诊断

急性心力衰竭应与其他原因引起的昏厥、休克和肺水肿相鉴别。

1.心源性昏厥与其他类型昏厥的鉴别　昏厥的当时，心律、心率无严重过缓、过速、不齐或暂停，又不存在心脏病基础的可排除心源性昏厥。可与以下常见昏厥鉴别：

(1)血管抑制性昏厥：本病发病特点：①多发于体弱年轻女性；②昏厥发作多有明显诱因，如疼痛、情绪紧张、恐惧、手术、出血、疲劳、空腹、失眠、妊娠、天气闷热等，晕厥前有短时的前驱症状；③常在直立位、坐位时发生晕厥；④晕厥时血压下降，心率减慢，面色苍白且持续至晕厥后期；⑤症状消失较快，1～2日康复，无明显后遗症。

(2)直立性低血压性昏厥：特点是血压急剧下降，心率变化不大，昏厥持续时间较短，无明显前驱症状。常患其他疾病，如：生理性障碍、降压药物使用及交感神经截除术后、全身性疾病如脊髓炎、多发性神经炎、血紫质、高位脊髓损害、脊髓麻醉、糖尿病性神经病变、脑动脉粥样硬化、急性传染病恢复期、慢性营养不良。往往是中枢神经系统原发病的临床症状之一。故要做相应检查，以鉴别诊断。

(3)颈动脉窦综合征：特点：①患者有昏厥或伴抽搐发作史；②中年以上发病多见，各种压迫颈动脉窦的动作，如颈部突然转动、衣领过紧均是诱因；③发作时脑电波出现高波幅慢波；④临床上用普鲁卡因封闭颈动脉窦后发作减轻或消失可支持本病诊断。

2.心源性休克与其他类型休克鉴别诊断　此症患者有心脏器质性病变基础上或原有慢性心力衰竭基础上的急性心力衰竭，而出现心源性休克。在休克时，静脉压和心室舒张末压升高，与其他休克不同。其他类型休克多有明确的病因，如：出血、过敏、外科创伤及休克前的严重感染等方面可与心源性休克鉴别。另外，即刻心电图及心电监护有致命性心律失常，可有助于诊断。

3.急性心力衰竭肺水肿与其他原因所致肺水肿鉴别

(1)刺激性气体吸入中毒可引起急性肺水肿，其特点：①有刺激性气体吸入史；②均有上呼吸道刺激症状，重者引起喉头水肿、肺炎、肺水肿，引起明显呼吸困难，突发肺水肿；③除呼吸道症状外，由于吸入毒物种类不同，并发心、脑、肾、肝等器官损害。

(2)中枢神经系统疾病所致肺水肿，有中枢神经系统原发病因存在，如颅脑创伤、脑炎、脑肿瘤、脑血管意外所致意外肺水肿。

(3)高原性肺水肿是指一向生活在海拔 1000m 以下，进入高原前未经适应锻炼的人，进入高原后，短则即刻发病，长则可在 2 年后发病，大多在 1 个月之内发病。多在冬季大风雪气候发病，与劳累有关。前驱症状有头痛、头晕，继之出现气喘、咳嗽、胸痛、咳粉红色泡沫样痰、双肺湿啰音、发绀等急性肺水肿情况。依其特定的发病条件诊断不难。

【治疗】

治疗原则为急性心力衰竭发生后，首先根据病因作相应处理。紧急镇静，迅速降低心脏前后负荷。

(一)心源性昏厥发作的治疗

1.昏厥发生于心脏排血受阻者，给予卧位或胸膝位休息、保暖和吸氧后，常可缓解。

2.昏厥由于房室瓣口被血栓或肿瘤阻塞者，发作时改变患者体位可使阻塞减轻或终止发作。

3.由严重心律失常引起者，迅速控制心律失常。

4.彻底治疗在于除去病因，如手术解除流出道梗阻，切除血栓或肿瘤，彻底控制心律失常。

(二)心源性休克的治疗

1.常规监护和一般治疗　吸氧、保暖，密切监测血压、尿量、中心静脉压、肺楔压和心输出量的变化，随时调整治疗措施。

2.补充血容量　根据血流动力学监测结果决定输液量，可以防止补充过多而引起心力衰竭。尤适于右心室心肌梗死并发的心源性休克。中心静脉压低于 5～10kPa（49～98cmH_2O），肺楔压在 0.8～1.6kPa(6～12mmHg)以下，心输出量低，提示血容量不足，可静脉滴注低分子右旋糖酐或 10%葡萄糖液。输液过程中如中心静脉压增高，超过 20cmH_2O，肺楔压高于 2.0～2.7kPa(15～20mmHg)即停止输液。

3.血管收缩药的应用　当收缩压低于 10.7kPa(80mmHg)，静脉输液后血压仍不上升，而肺楔压和心输出量正常时，可选用以下血管收缩药：

(1)多巴胺：10～30mg，加入 5%葡萄糖液 100mL 中静脉滴注，也可和间羟胺同时滴注。

(2)间羟胺：10～30mg 加入 5%葡萄糖 100mL 中静脉滴注，紧急抢救时可以用 5～10mg 肌内注射或静脉推注 1 次。

(3)多巴酚丁胺：20～25mg 溶于 5%葡萄糖液 100mL 中，以 2.5～10μg/(kg · min)的剂量

静脉滴注，作用似多巴胺，但增加心输出量作用较强，增加心率的作用较轻，无明显扩张肾血管作用。

(4)去甲肾上腺素：作用与间羟胺相同，但较快、强而短。对长期服用利舍平、胍乙啶的患者有效。上述药治疗无效时再选此药，以 0.5～1mg 加入 5%葡萄糖 100mL 中静脉滴注，渗出血管外时，易引起局部损伤、坏死。

4.强心苷　可用毛花苷丙 0.4mg 加 50%葡萄糖 20mL 缓慢静脉注射，有心脏扩大时效果明显。

5.肾上腺皮质激素　地塞米松每日 20～40mg，分 4 次静脉注射，一般用 3～5 日即可。氢化可的松每日 200～600mg，最大每日 600～1000mg，分 4～6 次静脉滴注。

6.纠正酸中毒和电解质紊乱，避免脑缺血和保护肾功能　可选用 5%碳酸氢钠、11.2%乳酸钠或 3.63%三羟甲基甲烷静脉滴注，依血的酸碱度和二氧化碳结合力测定结果调节用量，并维持血钾、钠、氯正常。

7.血管扩张药　上述药物无效时，即血压仍不升，而肺楔压增高、周围血管阻力增高时，患者面色苍白、四肢厥冷并有发绀，可用血管扩张药减低周围阻力和心脏后负荷。需要在血流动力学监测下谨慎使用。硝普钠(每分钟 15～400μg 静脉滴注)、酚妥拉明(每分钟 0.1mg 静脉滴注)、硝酸异山梨酯(2.5～10mg 舌下含服)等。

8.辅助循环和外科手术　当药物治疗无效，可采用主动脉内气囊反搏器进行反搏治疗，或在反搏支持下，行选择性冠状动脉造影，对病因是急性心肌梗死的，施行坏死心肌切除和主动脉一冠状动脉旁路移植术，可能挽救患者生命。

(三)急性肺水肿的治疗

1.体位　使患者取坐位或半卧位，两腿下垂，使下肢回流血液减少。

2.给氧　一般以鼻导管给氧或面罩给氧，以 40%浓度氧吸入效果较好。另外适当的加压给氧，不仅能纠正缺氧，同时可增加肺泡和胸腔内压力，减少液体渗入肺泡内和降低静脉回心血量，利于液体自血管内进入组织间隙，减少循环血量。但注意肺泡压力过高，可影响右心室搏出量，此时应调整给氧压力，缩短加压给氧时间，延长间歇时间。

3.镇静　吗啡 3～5mg 静脉注射，可迅速扩张体静脉，减少回心血量，降低左房压，还能减轻烦躁不安和呼吸困难。还可选用地西泮 10mg 肌内注射。

4.硝酸甘油　当动脉收缩压＞13.3kPa(100mmHg)以后应用，可迅速降低肺楔压或左房压，缓解症状。首剂 0.5mg 舌下含服，5 分钟后复查血压，再给予 0.5mg，5 分钟后再次测血压(收缩压降低至 12kPa 以下时，应停药)。硝酸甘油静脉滴注时，起始剂量为每分钟 10μg，在血压监测下，每 5 分钟增加 5～10μg，使收缩压维持在 12kPa 以上。

5.酚妥拉明　每分钟 0.1～1mg 静脉滴注，可迅速降压和减轻后负荷。注意有致心动过速作用，对前负荷作用弱。

6.硝普钠　每分钟 15～20μg 静脉滴注，在血压监测下每 5 分钟增加 5～10μg，当收缩压降低 13.3kPa(100mmHg)时，或症状缓解时，以有效剂量维持到病情稳定。以后逐渐减量、停药，防止反跳。此药可迅速有效地减轻心脏前后负荷，降低血压，适用于高血压心脏病肺水肿。

7.利尿剂 呋塞米 40mg，静脉注射，给药 15～30 分钟尿量增加，可减少血容量，降低左房压。

8.强心苷 1 周内未用过洋地黄者，毛花苷丙首剂 0.4～0.6mg，稀释后缓慢静脉注射。正在服用地高辛者毛花苷丙使用从小剂量开始。

9.低血压的肺水肿治疗 先静脉滴注多巴胺 2～10μg/(kg·min)，保持收缩压在 13.3kPa (100mmHg)，再进行扩血管药物治疗。

10.肾上腺皮质激素 地塞米松 5～10mg 静脉注射。

11.放血疗法 上述疗效不佳时，尤其在大量快速输液，或输血所致肺水肿者，有人主张静脉穿刺放血 250mL，有一定疗效。

(四)心脏骤停的治疗

须紧急心肺复苏处理。

【病情观察】

应严密观察患者血压、呼吸、脉搏、血氧饱和度、尿量等，给予动态心电监护，严密观察意识、四肢末梢情况。注意维持水、电解质及酸碱平衡。

【病历记录】

1.门急诊病历 记录患者就诊时间，详细记录患者就诊的主要症状。以往的心脏病病史、治疗药物及治疗效果。体检注意记录以下情况：血压、口唇发绀、颈静脉怒张、肺部啰音、心界大小、心率、心律、杂音、奔马律、腹水、水肿情况。记录血电解质、心电图、X 线胸片等辅助结果。

2.住院病历 详尽记录患者主诉、发病过程、门急诊及外院治疗经过、所用药物及效果如何。首次病程记录应提出相应诊断、鉴别诊断要点、详尽的诊疗计划。记录入院治疗后病情变化、治疗效果、上级医师查房记录，有关心电图、X 线、超声心动图等检查结果。如需特殊检查治疗如临时起搏、电复律，应记录与患者或其直系亲属的谈话经过，无论同意与否，应请患者或其直系亲属签名。

【注意事项】

1.医患沟通 急性心力衰竭为急危重病，病情变化快，应反复向患者直系亲属强调该病的高度危险性，如突发恶性心律失常而猝死。应随时记录患者的病情变化，及时向家属讲明治疗方案的选择、效果、预后及可能发生的突发事件，以取得患者家属的理解与支持，并签字为据。

2.经验指导

(1)原有心脏病者，要注意自我保护，避免过度劳累、兴奋、激动。一旦发生突然烦躁的气急，如在家里，应从速送附近医院急救，分秒不能延误。如在医院发生，立即呼救，取坐位，双下肢下垂，尽量保持镇静，消除恐惧心。在大多数情况下，只要能及时就诊，用药得当，会度过危险期，挽救生命。

(2)对于急性肺水肿患者宜采取半卧位，两腿下垂以减少下肢静脉回流，降低心脏前负荷，同时由于坐位时横膈下降有利于肺的换气功能。

(3)采用间歇或连续面罩加压供氧较鼻导管供氧为好。

(4)酌情应用消泡沫剂，降低肺泡内液体表面张力，减少或消除泡沫的作用。紧张和烦躁患者酌情应用地西泮、苯巴比妥钠等。

第三节　高血压

一、概述

高血压是多种心、脑血管疾病的重要病因和危险因素，因可影响重要脏器，如心、脑、肾的结构和功能，最终导致这些器官衰竭，是目前心血管疾病死亡的主要原因之一。20 世纪 50～60 年代开展了大量人群血压分布及血压与心血管病关系的流行病学和临床研究，证实了高血压是引起心血管病的主要危险因素。

1999 年 WHO/ISH(世界卫生组织/国际高血压协会)《高血压治疗指南》将高血压定义为：未服抗高血压药情况下，收缩压≥140mmHg 和(或)舒张压≥90mmHg，按血压水平将高血压分为 1、2、3 级。收缩压≥140mmHg 和舒张压＜90mmHg 单列为单纯性收缩期高血压。患者既往有高血压史，目前正在用抗高血压药，血压虽然低于 140/90mmHg，亦应该诊断为高血压。

二、临床特征

人群中血压水平呈连续正态分布，正常血压和血压升高的划分并无明显界线，因此高血压的标准是根据临床及流行病学资料人为界定的。2004 年中国高血压防治指南(实用本)根据血压升高水平，将高血压分为 1、2、3 级。单纯性收缩期高血压也可按照收缩压水平分为 3 级。若患者的收缩压与舒张压分属不同级别时，则以较高的分级为准。将 120～139/80～89mmHg 列为正常高值是根据我国流行病学数据分析的结果。血压在此范围内者，提倡认真改变生活方式，及早预防，以免发展为高血压。以上标准适用于男、女性别任何年龄的成人。儿童则采用不同年龄组血压值的 95%位数，通常低于成人水平。

三、临床分期

高血压患者的治疗决策不仅根据血压水平，还要根据以下诸方面：①其他危险因素；②靶器官损害；③并存临床情况，如心、脑血管病、肾病及糖尿病；④患者个人情况及经济条件等。为了便于危险分层，WHO/ISH 指南委员会根据“弗明汉心脏研究”观察对象 10 年心血管病死亡、非致死性卒中和非致死性心肌梗死的资料，制定了高血压人群危险度分层标准。

高血压人群危险度分层：

低危组：男性年龄＜55 岁、女性年龄＜65 岁，高血压 1 级、无其他危险因素者，属低危组。典型情况下，10 年随访中患者发生主要心血管事件的危险＜15%。

中危组：高血压 2 级或 1～2 级同时有 1～2 个危险因素，患者应否给予药物治疗，开始药物治疗前应经多长时间的观察，医生需给予十分缜密的判断。典型情况下，该组患者随后 10

年内发生主要心血管事件的危险为15%～20%；若患者属高血压1级，兼有1种危险因素，10年内发生心血管事件危险约为15%。

高危组：高血压水平属1级或2级，兼有3种或更多危险因素、兼患糖尿病或靶器官损害或高血压水平属3级但无其他危险因素患者属高危组。典型情况下，他们随后10年间发生主要心血管事件的危险为20%～30%。

极高危组：高血压3级同时有1种以上危险因素或兼患糖尿病或靶器官损害，或高血压1～3级并有临床相关疾病。典型情况下，随后10年间发生主要心血管事件的危险最高，达≥30%，应迅速开始最积极的治疗。

四、临床诊断

高血压的诊断主要根据诊所测量的血压值，采用经核准的水银柱或电子血压计，测量安静休息坐位时上臂肱动脉部位血压，必要时还应测量平卧位和站立位血压。高血压的诊断必须以未服用降压药物情况下2次或3次以上非同日多次血压测定所得的平均值为依据，一旦诊断高血压，必须鉴别是原发性还是既发性。对一个高血压患者，应首先确定高血压的存在，并通过认真仔细收集病史、查体和实验室检查，检测心血管病的其他危险因素及靶器官损害，并除外继发性高血压和药物性高血压，作出高血压的诊断。

五、治疗原则与策略

（一）治疗原则

治疗高血压的主要原则是最大限度地降低心血管发病率和死亡风险。这就要求医生在治疗高血压的同时，干预患者检查出来的所有可逆性危险因素（如吸烟、高胆固醇血症或糖尿病），并适当处理患者同时存在的各种临床情况。危险因素越多，其程度越严重。若还兼有临床情况，主要心血管病的绝对危险就更高，治疗这些危险因素的力度就应该越大。

心血管病危险与血压之间的相关呈连续性，在正常血压范围内并无最低阈值。因此抗高血压治疗的目标是将血压恢复“正常”水平。大量研究说明，经降压治疗后，在患者能耐受的前提下，血压水平降低，危险亦降低得越多。HOT研究中随机分入降压达舒张压≤90、85或80mmHg，3组间心血管病危险的降低虽未见明显差异，但分入舒张压≤80mmHg组的糖尿病患者的心血管病危险明显降低。FEVER研究证明联合降压治疗使高血压患者舒张压水平降到82mmHg时，脑卒中危险明显降低。

降压目标：普通高血压患者血压降至＜140/90mmHg，年轻人或糖尿病及肾病患者降至＜130/80mmHg，老年人收缩压降至＜150mmHg，如能耐受，还可进一步降低。

高危的患者血压降至目标水平及对于其他危险因素的治疗尤其重要，故按心血管病总危险将患者分层，不但有利于决定什么样的患者应开始给予抗高血压治疗，还有助于确定患者的降压目标及达到此目标所要求的治疗力度。

（二）治疗策略

检查患者及全面评估其总危险性后，判断患者属低危、中危、高危或极高危。高危和极高危患者:无论经济条件如何,必须立即开始对高血压及并存的危险因素和临床情况进行药物治疗;中危患者:先观察患者的血压及其他危险因素数周,进一步了解情况,然后决定是否开始药物治疗。低危患者:观察患者相当一段时间,然后决定是否开始药物治疗。

治疗方针既定,医生应为每例患者制订具体的全面治疗方案,监测患者的血压和各种危险因素。所有患者,包括需给予药物治疗的患者均应改善生活方式,应用药物进行降压治疗,控制其他危险因素和临床情况。

第四节　心源性休克

一、概述

心源性休克是心脏泵功能衰竭的极期表现。由于各种原因导致心脏泵功能衰竭,心排出量急剧减少,有效循环血量下降,导致血压下降,重要脏器和组织供血不足,引起全身性微循环功能障碍,从而出现一系列缺血、缺氧、代谢障碍及重要脏器损害为特征的病理生理过程。其临床表现有血压下降、心率增快、脉搏细弱、全身软弱、无力、面色苍白、皮肤湿冷、发绀、尿少或尿闭、意识模糊不清、烦躁或昏迷。若不及时诊治,病死率极高,是心脏病最危重征象之一。

二、临床特征

心源性休克由于心泵衰竭,心排出量急剧减少,血压降低,微循环变化的发展过程基本上和低血容量性休克相同,但常在早期因缺血缺氧死亡。多数患者由于应激反应和动脉充盈不足,使交感神经兴奋和儿茶酚胺增多,小动脉、微动脉收缩,外周阻力增加,致使心脏后负荷加重;但有少数患者外周阻力是降低的(可能是由于心室容量增加,刺激心室壁压力感受器,反射性地引起心血管运动中枢的抑制)。交感神经兴奋,静脉收缩,回心血量增加,而心脏不能把血液充分输入动脉,因而中心静脉压和心室舒张期末容量和压力升高。常比较早地出现较为严重的肺淤血和肺水肿,这些变化又进一步加重心脏的负担和缺氧,促使心泵衰竭。

心源性休克的病因有以下几个方面:

1.心肌收缩力极度降低　包括大面积心肌梗死、急性暴发性心肌炎(如病毒性、白喉性以及少数风湿性心肌炎等)、原发性及继发性心肌病(前者包括扩张型、限制型及肥厚型心肌病晚期;后者包括各种感染、甲状腺毒症、甲状腺功能减退)、家族性贮积疾病及浸润(如血色病、糖原贮积病、黏多糖体病、淀粉样变、结缔组织疾病)、家族遗传性疾病(如肌营养不良、遗传性共济失调)、药物性和毒性过敏性反应(如阿霉素、乙醇、奎尼丁、锑剂、依米丁等所致心肌损害)、心肌抑制因素(如严重缺氧、酸中毒、药物、感染毒素)、药物(如钙通道阻滞药、β受体阻滞药等)、心瓣膜病晚期、严重心律失常(如心室扑动或颤动),以及各种心脏病的终末期表现。

2.心室射血障碍　包括大块或多发性大面积肺梗死(其栓子来源包括来自体静脉或右心腔的血栓、羊水栓塞、脂肪栓、气栓、癌栓和右心心内膜炎赘生物或肿瘤脱落等)、乳头肌或腱索断裂、瓣膜穿孔所致严重的心瓣膜关闭不全、严重的主动脉口或肺动脉口狭窄（包括瓣上瓣膜部或瓣下狭窄）。心室充盈障碍包括急性心脏压塞（急性暴发性渗出性心包炎、心包积血、主动脉窦瘤或主动脉夹层血肿破入心包腔等）、严重二、三尖瓣狭窄、心房肿瘤（常见的如黏液瘤）或球形血栓嵌顿在房室口、心室内占位性病、限制型心肌病等。

3.混合型　即同一患者可同时存在两种或两种以上的原因，如急性心肌梗死并发室间隔穿孔或乳头肌断裂。其心源性休克的原因既有心肌收缩力下降因素，又有心室间隔穿孔或乳头肌断裂所致的血流动力学紊乱。风湿性严重二尖瓣狭窄并主动脉瓣关闭不全患者风湿活动时引起的休克，既有风湿性心肌炎所致心肌收缩力下降因素，又有心室射血障碍和充盈障碍所致血流动力学紊乱。

4.心脏直视手术后低排综合征　多数患者是由于手术后心脏不能适应前负荷增加所致，主要原因包括心功能差、手术造成对心肌的损伤、心内膜下出血，或术前已有心肌变性坏死、心脏手术纠正不完善，心律失常手术造成的某些解剖学改变，如人造球形主动脉瓣置换术后引起左室流出道梗阻，以及低血容量等导致心输出量锐减而休克。

三、临床分期

根据心源性休克发生发展过程，大致可分为早、中、晚三期。

(1)休克早期：由于机体处于应激状态，儿茶酚胺大量分泌入血，交感神经兴奋性增高，患者常表现为烦躁不安、恐惧和精神紧张，但神志清醒、面色或皮肤稍苍白或轻度发绀、肢端湿冷、大汗、心率增快。可有恶心、呕吐，血压正常甚至可轻度增高或稍低，但脉压变小、尿量稍减。

(2)休克中期：休克早期若不能及时纠正，则休克症状进一步加重，患者表情淡漠、反应迟钝、意识模糊或欠清、全身软弱无力、脉搏细速无力或未能扪及，心率常超过 120 次/min，收缩压＜80mmHg(10.64kPa)。甚至测不出脉压＜20mmHg(2.67kPa)，面色苍白发绀、皮肤湿冷发绀或出现大理石样改变，尿量更少(＜17mL/h)或无尿。

(3)休克晚期：可出现弥散性血管内凝血(DIC)和多器官功能衰竭的症状。前者可引起皮肤黏膜和内脏广泛出血；后者可表现为急性肾、肝和脑等重要脏器功能障碍或衰竭的相应症状。如急性肾衰竭可表现为少尿或尿闭，血中尿素氮肌酐进行性增高，产生尿毒症代谢性酸中毒等症状，尿比重固定，可出现蛋白尿和管型尿等。肺衰竭可表现为进行性呼吸困难和发绀，吸氧不能缓解症状，呼吸浅速而规则，双肺底可闻及细啰音和呼吸音降低，产生急性呼吸窘迫综合征征象。脑功能障碍和衰竭可引起昏迷、抽搐、肢体瘫痪、病理性神经反射、瞳孔大小不等脑水肿和呼吸抑制等征象。肝衰竭可引起黄疸、肝功能损害和出血倾向，甚至昏迷。

休克程度可分为：

(1)轻度休克：表现为患者意识尚清但烦躁不安、面色苍白、口干、出汗，心率＞100 次/min，脉速有力，四肢尚温暖，但肢体稍发绀、发凉，收缩压≥80mmHg(10.64kPa)，尿量略减，脉压＜30mmHg(4.0kPa)。

(2)中度休克：面色苍白、表情淡漠、四肢发冷、肢端发绀，收缩压在 60～80mmHg(8～10.64kPa)，脉压＜20mmHg(2.67kPa)，尿量明显减少(＜17mL/h)。

(3)重度休克:意识欠清、意识模糊、反应迟钝、面色苍白发绀,四肢厥冷发绀、皮肤出现大理石样改变,心率>120 次/min,心音低钝,脉细弱无力或稍加压后即消失。收缩压降至40~60mmHg(5.32~8.0kPa),尿量明显减少或尿闭。

(4)极重度休克:意识不清、昏迷、呼吸浅而不规则,口唇、皮肤发绀、四肢厥冷,脉搏极弱或扪不到,心音低钝或呈单音心律,收缩压<40mmHg(5.32kPa),无尿,可有广泛皮下黏膜及内脏出血,并出现多器官衰竭征象。

四、临床诊断

1.严重的基础心脏病(广泛心肌梗死、心肌炎、心脏压塞、心律失常、机械瓣失灵等)。

2.休克的典型临床表现,如低血压、少尿、意识改变等。

3.经积极扩容治疗后,低血压及临床症状无改善或反恶化。

4.血流动力学表现为 ①持续性低血压,收缩压<80~90mmHg,或收缩压较极限水平下降>30mmHg、历时 30 分钟以上;②心排出量显著下降,心脏指数(CI)<2.2L/(min · m^2);③左心室舒张末压>18mmHg 或右心室舒张末压>10~15mmHg。

五、治疗原则与策略

(一)治疗原则

1.应在严密的血流动力学监测下积极开展各项抢救治疗。

2.纠正低血容量。

3.合理应用多种血管活性药物和利尿剂。

4.纠正水电解质及酸碱平衡失调。

5.建立有效的机械辅助循环。

6.治疗原发心脏病。

(二)治疗策略

心源性休克病死率极高,治疗难度大,各项抢救措施应在严密的心脏血流动力学监测下进行,给药途径优先考虑经血管直接给药以尽快获得疗效。心源性休克的治疗用药类型及剂量呈高度个体差异,应结合基础病变、临床特点及血流动力学指标综合制订全面的治疗方案,并随时进行调整。主动脉内气囊反搏与药物治疗相配合能提高抢救成功率。急救时多利用多巴胺的舒血管作用进行抢救。

第五节 感染性心内膜炎

【概述】

感染性心内膜炎指因细菌、真菌和其他微生物(如病毒、立克次体、衣原体、螺旋体等)直接感染而产生心瓣膜或心室壁内膜的炎症,有别于由于风湿热、类风湿、系统性红斑狼疮等所致的非感染性心内膜炎。

【诊断】

(一)症状

1.急性感染性心内膜炎　多发生于正常的心脏。病原菌通常是高毒力的细菌,如金黄色葡萄球菌或真菌。起病突然,伴高热、寒战,全身毒血症症状明显,常是全身感染严重的一部分,病程多急骤凶险,易掩盖急性感染性心内膜炎的临床症状。由于心瓣膜和腱索的急剧损害,在短期内出现高调的杂音或原有的杂音性质迅速改变。常可迅速地发展为急性充血性心力衰竭导致死亡。在静脉注射麻醉药成瘾者,发生的右侧心脏的心内膜炎也多属急性。

在受累的心内膜上,尤其是霉菌的感染,可附着大而脆的赘生物,脱落的带菌栓子可引起多发性栓塞和转移性脓肿,包括心肌脓肿、脑脓肿和化脓性脑膜炎。若栓子来自感染的右侧心腔,则可出现肺炎、肺动脉栓塞和单个或多个肺脓肿。皮肤可有多处淤斑和紫癜样出血性损害。少数患者可有脾大。

2.亚急性感染性心内膜炎　多数起病缓慢,有全身不适、疲倦、低热及体重减轻等非特异性症状。少数以并发症形式起病,如栓塞、不能解释的卒中、心瓣膜病的进行性加重、顽固性心力衰竭、肾小球肾炎和手术后出现心瓣膜杂音等。

发热最常见,热型以不规则者为最多,可为间歇型或弛张型,伴有畏寒和出汗。体温大多在37.5～39℃,可高达40℃以上,也可仅为低热。3%～15%患者体温正常或低于正常,多见于老年、伴有栓塞或真菌性动脉瘤破裂引起脑出血和蛛网膜下隙出血以及严重心力衰竭、尿毒症的患者。此外,未确诊本病前已应用过抗生素、退热药物、激素者也可暂不发热。70%～90%的患者有进行性贫血,有时病情严重,病程较长者常有全身疼痛。关节痛、低位背痛和肌肉痛在起病时较常见,主要累及腓肠肌和股部肌肉,踝、腕等关节,也可呈多发性关节受累。若有严重的骨痛,应考虑可能由于骨膜炎、骨膜下出血或栓塞、栓塞性动脉瘤压迫骨部或骨血管动脉瘤引起。老年患者热度可不高或无发热,心脏杂音不明显,而表现为神经、精神改变,心力衰竭或低血压,易发生神经系统的并发症和肾功能不全。

(二)体征

1.心脏杂音　主要是可听到原有心脏病的杂音或原来正常的心脏出现杂音。由于瓣叶或瓣膜支持结构的损害,多出现瓣膜关闭不全的反流性杂音,在病程中杂音性质的改变往往是由于贫血、心动过速或其他血流动力学上的改变所致。约15%患者开始时没有心脏杂音。

2.周围体征　主要表现为皮肤黏膜损害,可能与微栓塞或免疫系统激活导致微血管炎有关。由于抗生素广泛应用,此类体征已不多见。

(1)淤点:可出现在任何部位,以锁骨以上皮肤、口腔黏膜和眼结膜常见。淤点中心呈白色或黄色,成群出现,持续数日消失,但可再出现。

(2)Osler结:紫红色,黄豆大小,略高出皮肤,有压痛,常分布于指(趾)末端掌面、足底或大小鱼际处。

(3)出血:指(趾)甲下条纹状出血。

(4)Janeway结:位于手掌或足底部的无痛性小结,直径1～4mm。

(5)Roth 斑：视网膜上卵圆形出血斑，中心呈白色。

(6)杵状指(趾)：1/3 以上患者有杵状指(趾)，多见于晚期患者，早期治疗则不出现。

3.进行性贫血　贫血于病后数周发生，呈进行性，多为轻度至中度贫血，有时贫血可达严重程度，成为突出的表现。贫血主要为感染抑制骨髓所致。

4.脾大　约 2/3 患者有轻度脾大(由免疫系统激活或脾栓塞所致)，质软，有压痛。

(三)检查

1.血培养　75%～85%患者血培养阳性，阳性血培养是诊断本病的最直接的证据，而且还可以随访菌血症是否持续。急性患者宜在应用抗生素前 1～2 小时内抽取 2～3 个血标本，亚急性者在应用抗生素前 24 小时采集 3～4 个血标本。应用广谱抗生素、激素、免疫抑制剂和有药瘾者，应加做真菌培养。如血培养阴性患者，更应加强对真菌的培养。观察时间至少 2 周，当培养结果阴性时应保持到 3 周，确诊必须 2 次以上血培养阳性。动脉血培养阳性率并不高于静脉血。罕见情况下，血培养阴性患者，骨髓培养可阳性。阳性者应做各种抗生素单独或联合的药物敏感试验，以便指导治疗。

2.一般化验检查　红细胞和血红蛋白降低。偶可有溶血现象。白细胞计数在无并发症的患者可正常或轻度增高，有时可见到核左移。红细胞沉降率大多增加。半数以上患者可出现蛋白尿和镜下血尿。在并发急性肾小球肾炎、间质性肾炎或大的肾梗死时，可出现肉眼血尿、脓尿以及血尿素氮和肌酐增高。肠球菌性和金黄色葡萄球菌性心内膜炎常可导致菌尿症，因此做尿培养也有助于诊断。

3.心电图检查　一般无特异性。在并发栓塞性心肌梗死、心包炎时可显示特征性改变，在伴有室间隔脓肿或瓣环脓肿时可出现不全性或完全性房室传导阻滞、束支传导阻滞或室性期前收缩。

4.超声心动图检查　能探测到赘生物所在部位、大小、数目和形态，对血培养阴性的检查很有诊断价值。经食管超声心动图检查显著地优于经胸壁检查，检出率达 90%，能检出直径在 1～1.5mm 的赘生物。

5.放射影像学检查　胸部 X 线检查仅对并发症如心力衰竭、肺梗死的诊断有帮助，发现人工瓣膜有异常摇动或移位时，提示可能并发感染性心内膜炎。CT 或螺旋 CT 对怀疑有较大的主动脉瓣周脓肿患者有助于诊断。MRI 的诊断作用可能更大。

6.心导管检查和心血管造影　对诊断原有的心脏病变、估价瓣膜的功能，了解有无冠心病有帮助。它们可能使赘生物脱落引起栓塞，加重心力衰竭，须慎重考虑。严格掌握适应证。

7.血清免疫学检查　常显示免疫功能的应激和炎症反应。本病亚急性病例病程长达 6 周，50%类风湿因子呈阳性，经抗生素治疗后，其效价可迅速下降。约有 90%患者的循环免疫复合物(CIC)阳性。

(四)诊断要点

1.急性感染性心内膜炎诊断要点

(1)起病急骤，进展快，病程为数日或数周，高热、寒战等全身毒血症状明显，并有急性感染的实验室表现。

(2)多数患者心脏原无异常,多发生在化脓性感染的基础上;近年不少有静脉吸毒患者,致病菌直接侵入后形成心内膜炎症及赘生物,多发生右心心内膜炎症及赘生物,并常导致肺栓塞和肺部迁移性脓肿。

(3)临床发现多处转移性脓肿、血管栓塞和微血管出血,尿检查可发现红细胞和管型。

(4)超声心动图发现心脏瓣膜有赘生物、瓣膜破损或穿孔,并可发生腱索或乳头肌断裂,有新的心脏杂音出现。

(5)多次连续血培养阳性,可培养出致病菌毒性强的同一种细菌,如金黄色葡萄球菌、肺炎球菌、化脓性链球菌、革兰氏阴性杆菌等。

2.亚急性感染性心内膜炎诊断要点

(1)大多数发生于风湿性心瓣膜病、先天性心脏病基础上;少数病例发病前有手术、器械检查或感染的病史。

(2)全身感染表现常有发热,热型不规则,实验室检查存在全身炎症或感染的证据;老年人有心力衰竭、尿毒症或用过抗生素者体温可能正常。

(3)进行性贫血,病程 1 个月以上 60%有脾大,可有乏力、肌肉关节酸痛,晚期约 1/3 患者有非发绀杵状指(趾)。

(4)心脏杂音发生改变或出现新的杂音。

(5)皮肤黏膜损害可见淤血点多分布于上腔静脉引流区,亦可见于下肢、口腔及眼结膜处,中心呈白或黄色,持续数日,常成群反复出现;眼底可见到 Roth 点,手掌或足底可见到无痛性 Janeway 结,手指和足趾可见痛性 Osler 结、指甲下条纹状出血等微血管栓塞征象。

(6)脏器栓塞包括脑、肾、脾、肺、冠状动脉、肠系膜及肢体动脉栓塞。

(7)发热期连续血培养,每小时抽血 1 次,连续 3～5 次,每次采血 10mL 以上,同时兼作厌氧菌和霉菌培养,可有阳性。

(8)血清免疫学检查可出现 γ-球蛋白血症、低补体血症,98%免疫复合物阳性。

(9)二维超声心动图心瓣膜可见赘生物,诊断价值较大,敏感性和特异性均为 90%。对<3mm的赘生物,须经食管超声心动图方能检出。

(五)鉴别诊断

1.风湿热　风湿热患者的脉搏增快明显,与体温升高不成正比;无显著贫血、脾肿大、栓塞现象,而常伴关节炎、环形红斑、抗溶血性链球菌抗体升高,抗风湿治疗有效,血培养及超声心动图检查对鉴别诊断价值更大。

2.其他　长期发热的疾病如结核病、系统性红斑狼疮、左房黏液瘤、淋巴瘤、腹腔内感染等,只要加强临床观察,注意心脏体征,结合进行性贫血、栓塞、皮肤黏膜淤点等表现,并做血培养及超声心动图检查,最终多能明确诊断。

第六节　心肌炎

一、定义、分类

心肌炎是由致病性微生物(病毒、细菌、真菌、立克次体及原虫等)、理化或代谢等因素引起的心肌局限性或弥散性的炎症过程,包括以心肌细胞变性、坏死为主的主质性心肌炎和以心肌细胞间质为主的间质性心肌炎,是临床较为常见的心脏病。

临床上根据病理和病程的特点,将心肌炎分为急性(病程 3 个月以内)、亚急性(病程 3～6 个月)和慢性(病程半年以上);根据致病因素,又可分为感染性、过敏及变态反应性、风湿性和理化因素性心肌炎,其中又以感染性心肌炎中的病毒性心肌炎最为常见。

二、诊断方法

目前心肌炎临床诊断的主要指标有:①急慢性心功能不全或心脑综合征;②奔马律或心包摩擦音;③心脏扩大;④心电图有严重心律失常或明显 ST-T 改变,或运动试验阳性。另外临床诊断的次要指标有:①发病同时或 1～3 周前有上呼吸道感染,腹泻等病毒感染史;②有明显乏力、苍白、气短、多汗、心悸、胸闷、心前区疼、头晕、手足发凉、肌肉酸痛等症状,至少有两项;③心尖部第一心音明显减低,或安静时有心动过速;④心电图有 ST-T 改变;⑤病程早期可有血清肌酸激酶、谷草转氨酶、乳酸脱氢酶增高,病程中抗心肌抗体阳性,有条件者做病毒分离,进行病原诊断。

心肌炎误诊情况比较严重,尤其是病毒性心肌炎,必要时可做心肌活检来确诊。

三、治疗原则

治疗原则为积极预防感染,一旦发生心肌炎,则以病因治疗为主。出现心力衰竭或心律失常者对症处理,可使用心肌营养药物,必要时可使用激素。休息、支持、对症治疗仍是一线治疗手段,少数出现暴发型或急性心肌炎患者可能需要强化的血流动力学支持和药物干预,包括血管升压药和正性肌力药。对于左心室充盈压增高的患者可以静脉应用利尿剂、血管扩张剂(如硝酸盐类),当血流动力学稳定后,患者应使用 ACEI 和 β 受体阻滞药。在持续心功能Ⅲ、Ⅳ级的患者中可选择性使用醛固酮拮抗剂。虽然国外有关于左心室辅助装置及氧合膜用于心肌炎合并心功能不全治疗的报道,但该治疗对心功能的最终恢复是否有益还有争议。心功能不全患者预防性应用心脏复律除颤器则应根据患者恢复情况考虑决定。

心肌炎可能涉及细胞免疫和体液免疫,免疫抑制剂治疗从理论上讲应该有效,有大于 20 个非随机临床对照试验证明有效,但心肌炎的组织学改变与心室功能改善未必有明确的相关性。不同的病毒感染对免疫抑制剂治疗可以产生不同的反应，因此，应客观对待已公布的临床治疗试验结果。心肌炎患者不应常规使用免疫抑制剂，但系统性免疫性疾病（如红斑狼疮、硬皮病、多发性肌炎等）引起的心肌炎应用免疫抑制剂能够获益，特发性巨细胞性心肌炎患者应用免疫抑制剂也可获益。

四、用药策略

目前治疗心肌炎的药物主要包括：抗病毒药、维生素 C、免疫抑制剂、黄芪等。

抗病毒药物，主要用于病毒性心肌炎的早期治疗。维生素 C 有消除自由基的作用。免疫抑制剂主要是用强地松加或不加硫唑嘌呤，用于抢救急性期并发心源性休克、完全性房室传导阻滞及心力衰竭经其他治疗不满意者，一般不宜常规用于早期心肌炎。黄芪有抗病毒及保护心脏作用，可较长期口服或肌注。

第三章　消化系统疾病

第一节　胃-食管反流病

【概述】

胃食管反流病(GERD)是指由于胃十二指肠内容物反流至食管,对食管黏膜刺激或造成损伤,从而引起的临床症状(嗳气、泛酸、胸痛、咳嗽等)或食管炎症,临床表现为内镜阳性GERD,即有食管黏膜的破溃、糜烂、溃疡等形成反流性食管炎(RE),也可表现为内镜阴性GERD,即无糜烂性食管炎(NERD),而NERD所谓功能性胃灼热的一组患者,既无食管黏膜损伤,pH试验亦正常,即无异常的酸暴露,其症状产生原因尚不很清楚,可能与食管黏膜高敏有关。广义的GERD还包括系统性硬化症、妊娠或长期放置胃管、三腔管引起的继发性GERD等。

【诊断】

(一)症状

1.*反流症状*　如泛酸、反食、嗳气。嗳气频繁时可伴有反食、泛酸。有时反流物味苦,为胆汁,也有的反流物为无味的液体。饱餐后容易出现上述反流症状,在食管下段括约肌压力(LESP)低下的患者,体位也是发生反流和反食的诱因。

2.*食管刺激症状*　如烧灼感、胸痛、吞咽疼痛等。反流物刺激食管黏膜上皮内的神经末梢,常引起烧灼感、胸骨后痛。严重时食管黏膜损伤,可引起吞咽疼痛。少数患者有吞咽时发噎感,这可能由于食管体部蠕动收缩波幅低下或体部无蠕动收缩,不一定存在食管炎性狭窄。

3.*食管外刺激症状*　如咳嗽、气喘、咽喉炎、口腔溃疡、鼻旁窦炎等。咽喉炎患者常在晨起时有咽异物感、清喉,声音沙哑;临床上遇有少数患者仅表现为恶心、咽部异物感,各项检查并无异常。食管测压显示LESP低下。抗反流治疗后,症状可缓解。支气管炎或哮喘者表现为咳嗽、气喘;有的表现为肺炎,也有在熟睡时,反流物吸入气道,引起呛咳、气喘甚至窒息感。还有唾液分泌过多,这是由于酸反流至食管,反射性地引起唾液分泌过多。此外,还有表现为口腔溃疡、鼻窦炎等。

4.*并发症*　严重反流或反复发作的食管炎可发展成食管狭窄,患者吞咽困难,尤其进干食时。出现食管狭窄后,反酸、反胃、烧灼感等反流症状减轻或不明显。严重的RE在反胃时常有咖啡样物或血性物,有的患者则仅表现为慢性贫血。严重者并发食管穿孔。

（二）体征

1.一般无明显体征。

2.如并发黑便和(或)呕血,则有贫血貌。

3.对表现为反复咳嗽、哮喘的,如疑及本病,则需肺部听诊,通常可闻及哮鸣音、细湿啰音。此时,应通过病史询问与支气管哮喘鉴别。

（三）检查

1.实验室检查　如患者并发有黑便和(或)呕血,则血红蛋白下降。如患者并发黑便和(或)呕血,则大便隐血试验阳性。

2.食管钡餐检查　与内镜检查有类似作用,能显示黏膜病变、狭窄以及有无食管裂孔疝,有无胃十二指肠病变。钡餐检查无须插管,且能直接显示胃内钡剂向食管反流,能动态观察食管、胃十二指肠的动力变化。钡餐检查可作为可选择的诊断方法之一,尤其是患者不愿意接受内镜或插管作反流检查时。如发现异常,常需进一步内镜检查,以明确诊断。不少 GERD 患者在钡餐检查时不能显示食管黏膜异常。

3.内镜检查　诊断反流性食管炎的重要手段。半数以上患者内镜下可见食管黏膜充血、糜烂、溃疡等病变,结合病理活检有利于明确病变性质。部分患者有胃食管反流病的症状,而内镜检查无反流性食管炎的征象,目前称为内镜阴性的胃食管反流病。

4.24 小时食管 pH 监测　便携式 pH 记录仪对患者进行 24 小时食管下段 pH 连续检测,被认为是诊断本病的金标准。目前常用的观察指标有:24 小时食管内 pH<4 的总时间(正常值<4%)、pH<4 的反流次数(正常<66)、反流持续≥5 分钟的次数(正常≤3)、最长反流持续时间(正常值<18 分钟)。为避免假阳性和假阴性,检查前 3 日应停用抑酸剂和促胃肠动力药。

5.便携式 24 小时胆红素监测　常采用 Bilitec 2000 检测,其测得的光吸收值与胆红素浓度一致,将<0.14 作为正常值的标准,此项检查是目前诊断胃食管反流中碱性反流的主要方法。

6.胆汁反流监测　24 小时食管胆汁监测用于检查有无十二指肠胃食管反流。由于 GERD 是上胃肠道动力障碍疾病,因而,其反流物可能有胃内容物或同时有十二指肠内容物。同步进行食管 pH 和胆汁监测结果表明,GERD 患者反流有 4 种情况:酸反流、胆汁反流、同时有酸和胆汁反流、酸和胆汁反流阴性。

7.核素胃食管反流检查　可用于检查有无过多的胃食管反流,本检查不受酸反流或是胆汁反流的影响。其方法简便,采取仰卧位,静息状态时和腹部加压后,观察有无胃食管核素反流现象。本检查将反流的程度和胃食管反流的影像结合起来,并能反映在腹内压增高时有无出现反流,具有定量指标。

8.食管测压　测压不直接反映反流,但所提供的信息对评估反流有意义。凡 LESP<10mmHg(1.3kPa),可提示本病。

9.质子泵抑制剂(PPI)试验性诊断　对有泛酸、烧灼感等反流症状的患者,应给予足量 PPI 治疗,至少 1～2 周的治疗,如能有效缓解症状,则支持 GERD 的诊断。国内外均已用于临床。对那些不能接受有关反流检查的患者,PPI 试验能帮助 GERD 的诊断和治疗。

（四）诊断要点

1.患者有明显的泛酸、烧灼感等反流症状，内镜下有反流性食管炎的表现，并排除其他疾病所致的食管炎。

2.有明显的泛酸、烧灼感等反流症状，虽无反流性食管炎的内镜诊断依据，但24小时食管pH监测提示胃食管反流。

3.质子泵抑制剂试验性治疗使症状缓解、疗效显著者。即患者有典型症状，但无法行内镜和食管24小时pH检测，给予奥美拉唑（洛赛克）每次20mg，每日2次，口服，如治疗1周后症状消失或基本好转，即可诊断。

4.目前我国反流性食管炎的诊断标准（1999年中华消化内镜学会于山东烟台制订），以食管的内镜表现作为判断食管炎症的依据：内镜下正常者为0级，有点状或条状发红、糜烂、无融合现象者为Ⅰ级（轻度）；有条状发红、糜烂，并有融合，但非全周性者，为Ⅱ级（中度）；病变广泛、发红、糜烂融合呈全周性或为溃疡者，为Ⅲ级（重度）。

5.患者如出现咽痛、声音嘶哑、咳嗽等食管外症状，反复发作，对症治疗效果不明显，应疑及本病，可行内镜、食管24小时pH检测或质子泵抑制剂试验性治疗等予以证实。

（五）鉴别诊断

1.感染性食管炎　好发部位为食管中段，病原菌检查阳性。

2.药物性食管炎　一般常有服药史，部位以近段食管为多见。

3.消化性溃疡　常有规律性的上腹痛，伴有泛酸，胃镜或X线钡餐检查可明确。

4.胆系疾病　常有右上腹痛，进食油腻食物可诱发，B超检查可证实。

5.贲门失弛缓症　X线食管钡餐提示食管下段呈对称性漏斗状狭窄，结合胃镜检查可以鉴别。

6.功能性消化不良　有上腹痛或饱胀不适，伴有泛酸、嗳气等消化不良症状，内镜、X线钡餐无明显器质性病变。

7.心绞痛　胸痛发作多以运动时出现，心电图和运动试验可明确。

8.支气管哮喘　发作往往有季节性，常有诱发因素，内镜或X线钡餐均无明显异常。

【治疗】

（一）一般治疗

改变生活方式。嘱患者抬高床头，睡眠时床头抬高15～20cm；避免饱食；避免过食及睡前进食；避免进食降低LES压力的食物（脂肪、咖啡、巧克力、薄荷、汽水）以及高酸性食物（柠檬果汁、番茄汁）；忌烟、忌酒。

改变生活方式是GERD治疗的第一步，且应贯穿在整个治疗过程中。研究发现20%～30%患者通过改变生活方式，减少药物维持治疗的剂量，增强治疗效果。忌用抗乙酰胆碱药、茶碱、钙通道阻滞剂、地西泮、麻醉剂、黄体酮等药物。

（二）用药常规

目前对于反流性食管病的药物治疗多主张采用递减法，即一开始首先使用质子泵抑制剂加促胃肠动力药，以求迅速控制症状，快速治愈食管炎，待症状控制后再减量维持，对于治疗药物的选择，GERD患者就诊时宜先按症状分为轻、中、重三类。一般来说，症状轻、食管黏膜损害不严重的患者常选用常规剂量作用比较温和的抑酸药物(H_2RA),有时为了快速缓解症状亦可选用作用比较强的抑酸药物,如质泵抑制剂(PPI)。对症状重、食管黏膜损害严重的患者则应选用强效的抑酸药物,如雷贝拉唑或埃索美拉唑,标准剂量为每日 2 次,必要时加用促胃肠动力药。

1.用药方式

(1)递增法:Ⅰ期治疗,即基础治疗,主要为改变生活方式,症状发作时可加用抗酸药或小剂量 H_2RA。Ⅱ期治疗,适用于Ⅰ期治疗无缓解的 GERD 患者,可在Ⅰ期治疗的基础上加用标准剂量 H_2RA 或促胃肠动力药。Ⅲ期治疗,即药物强化治疗,可联合应用 H_2RA 和促胃肠动力药,或加大 H_2RA 用量,或 PPI 加用促胃肠动力药。药物动力学研究发现该给药方法并不比一次性给予 PPI 治疗优越,临床操作时患者满意率较低。

(2)一步法:也称递减法,即一开始即选用足量 PPI 加促胃肠动力药治疗,待症状控制后再减量维持。该给药方法症状控制快,临床操作时患者满意率高。目前国内大多采用一步法给药。

(3)按需治疗:即采用足够的治疗剂量,1～2 周或 2～3 周,临床症状消除后停药,当症状复发时再使用足够的剂量进行治疗;或间歇 2～3 日给药 1 次,严重时也可每日给药 1 次。总之,以能控制症状为原则。按需治疗的适应证多为非糜烂性反流性食管炎(NERD),首选药物为 PPI。该种方法更经济、方便,因此为更多的 GERD 患者所接受。

药物治疗的目的是增强抗反流屏障的作用,提高食管的清除能力,改善胃排空和幽门括约肌的功能,防止十二指肠反流,抑制酸分泌,减少反流物中酸或胆汁等含量,降低反流物的损害性,保护食管黏膜,促进修复。

2.制酸药　主要作用是中和胃酸,减弱或解除胃酸对溃疡面的刺激和腐蚀作用,价格便宜,多为复方制剂,使用于轻、中度 GERD,能有效缓解症状,但愈合作用有限。

(1)氧化镁:每次 0.2～1.0g,每日 3 次,口服。

(2)氢氧化铝凝胶:每次 5～8mL,每日 3 次,餐前口服。

(3)复方氢氧化铝片:每次 0.6～0.9g,每日 3 次,餐前口服。

(4)铝碳酸镁、铝碳酸钙、碳酸钙等:其中铝碳酸镁的作用日益引起重视。铝碳酸镁(胃达喜),每次 1.0g,每日 3～4 次。

3.抑酸药　抑制胃酸分泌的药物,抑酸治疗是 GERD 患者缓解症状和治愈食管炎最有效的措施,抑酸治疗的有效性常由胃内 pH 来判定。

(1)H_2 受体拮抗药(H_2RA):是临床常用的抑酸药,其价格便宜,适用于浅表性胃炎和轻型的 GERD。肝、肾疾病患者或高龄人群慎用。

①西咪替丁:每次 400mg,每日 2 次,口服;或者每次 0.2g,稀释后静脉滴注,每 4～6 小时 1 次。

②雷尼替丁:每次 150mg,每日 2 次,口服。

③法莫替丁:每次 20mg,每日 2 次;或者每次 40mg,每日 2 次,静脉滴注。

(2)质子泵抑制药(PPI):具有抑制壁细胞泌酸的最后环节 H^+,K^+-ATP 酶的活性,使 H^+ 不能由壁细胞内转运到胞外,抑制胃酸形成。PPI 抑酸作用可持续 18～24 小时以上,抑酸作用强度为西咪替丁的 8～20 倍，是目前最强的抑酸药，并能迅速缓解症状。临床主要用于治疗消化性溃疡、非食管静脉曲张破裂上消化道出血（治愈）和 GERD 等疾病。临床上常用的质子泵抑制剂：

①奥美拉唑（洛赛克）：每次 20mg，每日 1～2 次，口服；或必要时每次 40mg，每日 1～2 次，静脉注射。

②兰索拉唑（达克普隆）：每次 30mg，每日 1～2 次，口服。

③泮托拉唑（诺森）：每次 40mg，每日 1～2 次，口服；或必要时每次 40mg，每日 1～2 次，静脉注射。

④雷贝拉唑（波利特）：每次 10～20mg，每日 1～2 次，口服。

⑤埃索美拉唑（耐信）：每次 20mg，每日 1～2 次，口服。

4.*促动力药* 促进胃肠道蠕动，减少反流，单独使用疗效差，与 H_2RA 及 PPI 合用则疗效明显增强。

(1)甲氧氯普胺（胃复安，灭吐灵）：多巴胺受体拮抗剂，可以使 LESP 升高，促进胃排空，但其可进入血脑屏障引起锥体外系反应。一般需与抗酸药同时使用，目前在临床上已经较少使用。常用剂量为每次 5～10mg，每日 3 次，饭前服用，或每次 10～20mg 肌内注射或静脉滴注。

(2)多潘立酮（吗丁啉）：外周性多巴胺拮抗剂，能增强食管下括约肌张力，促进食管和胃排空，无锥体外系反应。长期使用有报道可引起血中泌乳素水平增高，临床上非哺乳期患者出现泌乳现象。常用剂量为：多潘立酮每次 10～20mg，每日 3 次，饭前服用。

(3)西沙比利（普瑞博思）：为 5-HT 受体激动剂，可加强并协调胃肠运动，防止食物滞流与反流，加强胃与十二直肠的排空。该药在美国已被 FDA 撤消，目前在中国尚可用于反流性食管炎治疗，要求剂量在每日 15mg 左右，定期复查心电图。对年龄较大，有冠心病、心血管疾病病史的患者慎用。常用剂量为：西沙比利，每次 5～10mg，每日 2～3 次。

(4)莫沙比利（加斯清）：作用与西沙比利类似，可减少 GERD 患者反流次数和时间，而且不引起 Q-T 间期延长。作用是多潘立酮的 10～12 倍。常用剂量为每次 5mg，每日 3 次，饭前服用。

5.*黏膜保护药* 此类药物适用于 GERD 引起的食管糜烂、溃疡者，具有明显保护胃及食管的黏膜细胞作用，并可轻度抑制胃酸分泌。

(1)硫糖铝：该药可在黏膜表面形成一层屏障，中和胃酸并吸附胃蛋白酶和胆酸，促进炎症的修复和愈合。常用剂量是每次 1g，每日 3 次，餐前半小时及睡前服，不良反应有便秘、口干和头晕等。

(2)米索前列醇（喜克溃）：每次 200μg，每日 4 次，口服。

(3)麦滋林：每次 0.67g，每日 3 次，口服。

(4)胶体铋剂：每次 2 粒，每日 2 次，口服。

（三）手术治疗

一般采用胃底折叠术，如同时并发食管裂孔疝，可进行裂孔修补及抗反流术。胃底折叠术的手术指征为：①严格内科治疗无效。②有严重的并发症而且内科治疗无效。外科治疗并发食管炎的患者宜定期复查胃镜，伴有食管狭窄者，可进行内镜扩张治疗。经内科正规治疗 3 个月无效或有并发症者可考虑外科手术治疗。常用的手术方法有不同术式的胃底折叠术、食管裂孔疝修补术及抗反流术。

(四)并发症的治疗

1.食管狭窄 可考虑内镜直视下行食管扩张治疗,但扩张术后仍需上述药物维持治疗。

2.Barrett 食管 如证实者,有条件时可行内镜下激光和多极电凝治疗,或用质子泵抑制剂治疗及长期维持治疗。活检病理证实 Barrett 食管重度异型增生者一般主张食管部分切除治疗。

3.上消化道出血 患者如有黑便、呕血等征象,应安排患者住院治疗。呕血者,暂禁食(12～24小时),奥美拉唑(洛赛克)40mg,静脉缓慢推注,同时用酚磺乙胺(止血敏)2g、氨甲苯酸(PAMBA)0.6g 加入 5%葡萄糖、氯化钠注射液 500mL 中静脉滴注,以及复方氯化钠溶液 500mL,静脉滴注。若血红蛋白＜70g/L,收缩压＜90mmHg(12kPa),可输血(成分血、全血、血浆)200～400mL。

(五)维持治疗

GERD 是一种慢性、复发性疾病,需行维持治疗以控制症状并预防并发症。维持治疗应在正规治疗 8 周后,复查胃镜食管炎已愈合时开始,方法是用治疗量的半量或减少用药品种,治疗时间长短按病情而定,对重症患者疗程更长,用 PPI 维持是一种有效、合理的选择。尽管自 PPI 诞生以来许多人一直担心长期使用可能会增加胃癌的危险性,经过近 20 年数百万患者的临床应用,产生胃体部肠化生的病例很少见,没有观察到异型增生和肿瘤,说明 PPI 治疗 GERD 是一种有效且安全的药物。周后如症状明显改善,则可做出本病诊断。若所在医院条件允许,可行 24 小时食管 pH 检测,以了解是否存在酸反流,这对本病的诊断尤为重要。

【注意事项】

1.医患沟通 本病为慢性疾病,治疗后容易反复发作,因此,经医师诊断时,应向患者及家属告知本病的发生、发展过程,诊断、治疗原则和药物选择,以取得理解配合,提高治疗的依从性。如症状不典型,则应根据医院条件,选择适当的检查方法,如胃镜、X 线钡餐、24 小时食管 pH 检测等,尽快明确诊断。经治医师应将检查的过程和注意事项等,事先告知患者及家属。有 Barrett 食管患者,应明确告知患者或其家属须定期复查胃镜。治疗时,一般在上级医师的指导下,确定个体化的治疗方案。有关疗效、治疗过程中可能出现在并发症,需调整治疗方案或需手术治疗者,应及时告知患者本人或其亲属。

2.经验指导

(1)本病具有典型症状者诊断不难,部分患者可有吞咽困难征象,则应仔细询问是否进行性加重,注意排除食管癌。本病一般呈不间歇性,非进行性加重。对以反复胸痛、咳嗽、哮喘等症状就诊者,应注意询问相关病史,并行内镜或 X 线钡餐检查,以确定有无反流性食管炎存在,避免漏诊。

(2)内镜检查对诊断本病的意义较大,因其不仅可了解食管黏膜炎症情况,而且可排除憩室、食管肿瘤等。如内镜检查阴性,则可根据临床症状及表现,诊断为内镜阴性的胃食管反流病。质子泵抑制剂试验性治疗既是治疗本病的主要治疗方法,更是诊断本病的重要方法之一。

(3)胃食管反流病的治疗一般可根据患者症状、相关检查结果,并充分考虑患者的病情程度和患者的依从性而展开，内镜下表现为轻、中度食管炎的患者可选用促胃肠动力药或抑酸药物；若为重度食管炎，则可予促胃肠动力药和抑酸药物联合应用，疗效较为满意。疗程一般为8～12周。关于药物治疗，目前多数专家的建议是先用足量的质子泵抑制剂治疗，症状改善后逐渐减量，称为渐减法，而先用 H_2 受体拮抗药，无效再改用质子泵抑制剂，称为递增法，该法逐渐被弃用。

(4)停药后容易复发是本病特点之一，现主张对下列情况应给予维持治疗：①停药后很快复发，症状持续；②反流性食管炎合并食管溃疡、食管狭窄和 Barrett 食管者。质子泵抑制剂、H_2 受体拮抗药以及西沙比利均可用于维持治疗，其中质子泵抑制剂效果最佳。维持治疗的剂量和时间因人而异，一般以调整至患者无症状的最低剂量为最适剂量。

第二节　胃　炎

一、急性胃炎

（一）概述

急性胃炎是由不同病因引起的胃黏膜急性炎症，主要表现为胃黏膜充血、水肿、渗出、糜烂和出血。病变严重者可累及黏膜下层与肌层，甚至深达浆膜层，病程一般较短。

临床上按病因及病理变化的不同，分为急性单纯性胃炎、急性糜烂性胃炎、急性化脓性胃炎和急性腐蚀性胃炎，其中以前两者较为常见。

1.急性单纯性胃炎又称急性非特异性胃炎，急性浅表性胃炎，是由不同原因，包括细菌及毒素污染食物、病毒感染、物理化学刺激和变态反应等引起的非特异性胃黏膜炎症。

2.急性糜烂性胃炎是以胃黏膜多发性糜烂为特征的急性胃炎，其病变深度一般不超过黏膜肌层，也可伴有急性溃疡形成，又称为出血性糜烂性胃炎、出血性胃炎，急性胃溃疡、应激性溃疡等；各种病因所致的急性胃黏膜浅表糜烂和溃疡统称为急性胃黏膜病变。本病常伴有出血，是消化道出血的常见病因之一，发生率仅次于消化性溃疡，约占上消化道出血病历的20%。

3.急性化脓性胃炎又称急性蜂窝织性胃炎，是胃壁的急性化脓性炎症，以黏膜下层最为明显。病情严重，但自从广泛应用抗生素以来本病已罕见。

4.急性腐蚀性胃炎是由于吞服强酸、强碱或其他腐蚀剂引起的胃壁的腐蚀性炎症。

引起急性胃炎的病因较多，迄今仍未完全阐明。目前已知的病因如下：①外源性因子：如药物；细菌、毒素和病毒感染；乙醇、刺激性饮料或食物；机械性和物理性损伤；腐蚀性化学物质。②内源性因子：各种严重疾病；缺血性和淤血性损伤；碱性反流；应激和心理。

急性胃炎的发病机制主要是由于致病因素过强刺激，直接或间接损伤了胃黏膜的防御系统，破坏了胃黏膜的平衡，也就是已得到了大多数学者认同的“胃黏膜平衡学说”。胃黏膜平衡学说，即胃黏膜防御因子和攻击因子平衡的观点，只有在防御因子作用下降和(或)攻击因子作用过强，超过防御因子作用时，才引起胃黏膜的损伤。其中防御因子主要包括以下几个方面：①胃黏液/HCO_3^-屏障；②胃黏膜屏障；③胃黏膜下保护层；④某些肽类物质，如上皮生长因子、生长抑素等；⑤内源性前列腺素；⑥胃黏膜上皮更新能力；⑦自由基清除系统。攻击因子包括：①氢离子即胃酸；②各种酶类：胃蛋白酶、胰酶等；③缺氧；④自由基；⑤病原菌；⑥其他各种直接损害胃黏膜防御机制或使其作用下降的因素。

（二）诊断

1.临床表现　不同病因所致的急性胃炎症状不同。无论何种原因所致，通常有上腹不适或饱胀、上腹疼痛、食欲缺乏及恶心、呕吐等症状。由感染引起的急性单纯性胃炎一般于发病之前有饮食不当或进食不洁食物之病史，常在进食后短期内发病，潜伏期因感染不同细菌而异。一般葡萄球菌为1～6小时；沙门菌为4～24小时；嗜盐杆菌为9～12小时。严重者呕吐剧烈，常伴发肠炎，临床上称为急性胃肠炎，急性腐蚀性胃炎与吞食腐蚀剂的量和时间有关。通常引起消化道黏膜的坏死、穿孔。急性胃黏膜病变是上消化道出血中的常见原因，通常引起呕血和黑便，严重者发生休克和循环衰竭。

2.诊断依据

(1)详细询问病史，找出发病原因。

(2)对于消化道出血者应作急诊胃镜以确定出血的原因和部位，但对于腐蚀性胃炎则严禁作胃镜检查。据统计在所有上消化道出血病例中由急性糜烂性出血性胃炎所致者约占10%～25%，是上消化道出血的常见病因之一。有近期服用NSAIDs史、严重疾病状态或大量饮酒患者，如发生呕血和(或)黑便，应考虑急性糜烂性出血性胃炎的可能，确诊有赖于急性胃镜检查。内镜可见以弥漫分布的多发性糜烂、出血灶和浅表溃疡为特征的急性胃黏膜病损，一般应激所致的胃黏膜病损以胃体、胃底为主，而NSAIDs或乙醇所致则以胃窦为主。强调内镜检查宜在出血发生后24～48小时内进行，因病变(特别是NSAIDs或乙醇引起者)可在短期内消失，延迟胃镜检查可能无法确定出血病因。

（三）鉴别诊断

应注意与急性胰腺炎、急性胆囊炎以及急性阑尾炎等进行鉴别。

（四）治疗

对急性糜烂性胃炎应针对原发病和病因采取防治措施。对处于急性应激状态的上述严重疾病患者，除积极治疗原发病外，应常规给予抑制胃酸分泌的H_2受体拮抗药或质子泵抑制剂，或具有黏膜保护作用的硫糖铝作为预防措施；对服用NSAIDS的患者应视情况应用H_2受体拮抗药、质子泵抑制剂或米索前列醇预防。对已发生上消化道大出血者，按上消化道出血治疗原则采取综合措施进行治疗。H_2受体拮抗药或质子泵抑制剂静脉给药有助止血，为常规应用药物。

1.一般治疗　首先去除外因，即停止一切对胃有刺激的饮食和药物，酌情短期禁食，或进流质饮食。急性腐蚀性胃炎除禁食外，适当禁洗胃、禁催吐，立即饮用蛋清、牛奶、食用植物油等。再去除内因，即积极治疗诱发病，如急性感染性胃炎应注意全身疾病的治疗，控制感染，卧床休息等。

2.西药治疗

(1)抗菌治疗:急性单纯性胃炎有严重细菌感染者,特别是伴有腹泻者可用抗菌治疗。常用药:黄连素 0.3g 口服,3/d;诺氟沙星 0.1～0.2g 口服,3/d;庆大霉素 8 万 U,肌内注射,2/d。急性感染性胃炎可根据全身感染的情况,选择敏感的抗生素以控制感染。急性化脓性胃炎,应予大量的有效的抗生素治疗。急性腐蚀性胃炎亦可选用抗生素以控制感染。

(2)纠正水、电解质紊乱:对于吐泻严重、脱水患者,应当鼓励患者多饮水,或静脉补液等。

(3)止血治疗:急性胃炎导致的消化道出血者属危重病症,可予冷盐水洗胃,或冷盐水 150mL 加去甲肾上腺素 1～8mg 洗胃,适用于血压平稳,休克纠正者。保护胃黏膜可使用 H_2 受体阻断剂,如甲氰咪胍。通过胃镜直视下用电凝、激光、冷凝、喷洒药物等方法,迅速止血。对出血量较大者,适量输血。

(4)对症治疗:腹痛者给予解痉剂。如颠茄,或普鲁苯辛。恶心呕吐者,用甲氧氯普胺 5～10mg,或多潘立酮 10mg,3/d。

二、慢性胃炎

(一)概述

慢性胃炎是不同原因引起的慢性胃黏膜炎性病变。慢性胃炎的病因尚未完全明了,一般认为与周围环境的有害因素及易感体质有关,物理性、化学性及生物性有害长期反复作用于易感人体即可引起本病,病因持续存在或反复即可形成慢性病变。病因归纳如下:急性胃炎的演变;遗传因素;年龄;吸烟;饮酒;食物刺激;胃黏膜氧化状态;药物;缺血性贫血;金属接触;温度;放射;胃内潴留;十二指肠反流;免疫因素;幽门螺杆菌(Hp)感染;其他细菌、病毒感染;精神神经因素;继发性;过敏因素;胃黏膜微循环障碍等。

目前认为慢性胃炎是由多种因素造成的。

慢性胃炎的病因可不同,而病理过程可能相似,其病理变化主要局限于黏膜层,根据其病理形态结构可分为特异性和非特异性两大类,临床常见者几乎均为非特异性胃炎,根据这些病变的程度不同又可将慢性胃炎分为浅表性胃炎和萎缩性胃炎等。病理学上常见浅表性胃炎的炎细胞浸润腺体颈部,腺体颈部是腺体的生发中心,炎症引起腺体颈部细胞破坏,细胞更新率下降,随着病变进展,病变逐渐由浅层到深层发展,以致腺体受损、萎缩,导致腺体不可逆地改变,形成萎缩性胃炎,并常伴有肠上皮化生、异性增生,少数患者甚至可发生癌变。

(二)诊断

1.临床表现　大多数慢性胃炎的临床表现是胃肠道的消化不良症状,诸如上腹饱胀、无规律性的隐痛、嗳气、食欲减退、体重减轻、乏力、进食后上腹不适加重等。但缺乏特异性,仅仅根据临床表现难以诊断。

2.实验室检查

(1)胃酸。

(2)胃泌素测定。

(3)胃蛋白酶原。

(4)内因子(IF)。

(5)壁细胞抗体(PCA)。

(6)胃泌素分泌细胞抗体(GCA)。

(7)血清胃蛋白酶 A、C。

(8)^{14}C-BBT 呼气试验。

(9)胃黏膜前列腺素 E 含量测定。

(10)胃黏膜 MDA 含量。

(11)考马斯亮蓝 G-250 检测胃液蛋白质含量。

(12)胃黏膜组织中 SOD 含量。

(13)胃黏膜中微量元素。

(14)胃液胆红素。

3.胃镜检查

(1)浅表性胃炎:慢性浅表性胃炎为慢性胃炎中的绝大多数。一般来说浅表性胃炎胃镜所见为以下各种表现的一种或数种:①水肿;②红白相间;③黏膜脆弱;④糜烂;⑤皱襞增生;⑥黏膜下出血;⑦黏膜不平;⑧黏膜出血;⑨黏液分泌增多;⑩肠上皮化生。

(2)萎缩性胃炎胃镜检查:除有慢性浅表性胃炎的各种表现外,常常有以下三个突出特点:①颜色改变;②黏膜变薄;③黏膜粗糙不平。萎缩性胃炎是灶性分布,多从胃小弯逐渐向上发展,因此,活检需多点进行,从胃窦、移行部和胃体小,大弯及前后壁侧各取一块,以防漏诊并了解萎缩的范围。

4.诊断依据　慢性胃炎的诊断需根据患者的临床表现、内镜检查所见、胃黏膜活检的病理组织学检查,以及必要的胃肠功能检测结果等,进行综合分析而决定。

慢性胃炎的确诊需要依靠胃镜检查和胃黏膜活检病理组织学检查。

如果患者的临床表现疑似慢性胃炎时,应进行胃镜检查。在胃镜观察下符合慢性胃炎的特征,而又要求确切判断慢性胃炎的性质和类别时,则应取胃黏膜活检,进行病理组织学检查。

如果要了解是否合并有幽门螺杆菌感染时,可以选用快速尿素酶试验、胃黏膜切片染色和(或)^{13}C-尿素或^{14}C-尿素呼气试验。

(三)鉴别诊断

1.慢性浅表性胃炎

(1)消化性溃疡:常呈季节性、反复发作,具有规律性的上腹部疼痛的特点,通过 X 线钡餐造影检查及胃镜检查,可以明确诊断。

(2)功能性消化不良:该病属于胃动力障碍性疾病,主要由于胃排空障碍导致胃排空延迟而引起的一系列上消化道症状,表现为上腹部饱胀、嗳气、早饱、恶心、食欲减退等,多数患者伴有精神神经症状,其发病或病情加重常与精神因素关系密切,胃镜检查结果正常,常与患者主诉不平行。胃排空检查或胃电活动记录呈胃排空异常的表现。

(3)胃癌:上消化道症状呈进行性加重,伴有贫血、体重下降、粪便隐血试验阳性。晚期可于上腹部触及肿块。X 线钡餐造影、B 型超声及胃镜检查可以帮助明确诊断。

(4)慢性胆道疾病:主要指慢性胆囊炎、胆结石症、胆系肿瘤等,这些疾病除有较为典型的临床表现外，内镜下胰胆管逆行造影（ERCP）、B 型超声和 CT 影像学检查可提供可靠的诊断依据。

（5）慢性胰腺炎：临床症状上慢性胃炎难以鉴别。临床多有急性胰腺炎病史，且反复发作，典型患者可有上腹部疼痛、脂肪泻和糖尿病三联征，伴腰部疼痛。B 型超声可表现为胰腺增大，尚可伴有假性囊肿，BT-PABA 试验提示胰腺外分泌功能异常。

（6）慢性萎缩性胃炎：常以食欲减、嗳气、上腹部不适为主要临床表现，几乎没有反酸、胃灼热等胃酸增多的症状，因此，单纯依据临床表现，难以与浅表性胃炎相鉴别，胃镜检查并取活检即可明确诊断。

2.慢性萎缩性胃炎

（1）胃癌：上消化道症状呈进行性加重，伴有贫血、体重下降、粪隐血试验阳性。晚期可于上腹部触及肿块。X 线钡餐造影、B 型超声及胃镜检查可以帮助明确诊断。

（2）慢性浅表性胃炎：临床上难以与慢性萎缩性胃炎相鉴别，多有上腹部疼痛、胃灼热等症状。胃镜检查并取活检有助于两者的鉴别诊断。

（3）慢性胆囊疾病：主要指慢性胆囊炎、胆结石症、胆系肿瘤等，发病常与饮食、体位等相关，有较为典型的临床表现，内镜下胰胆管逆行性造影（ERCP）、B 型超声和 CT 影像学检查可提供可靠的诊断依据。

（四）治疗

1.一般治疗　慢性胃炎病因较多，治疗多采用综合治疗，饮食及生活习惯在慢性胃炎的发生、发展过程中起重要作用，饮食不节不仅可以诱发胃炎的发生，也可使胃炎反复发作，因此饮食治疗非常重要。首先改变饮食及生活习惯，告诫患者戒烟戒酒；饮食定时定量，避免暴饮暴食，避免过冷过烫、粗糙、辛辣食物；少食腌制、熏制的肉类食物；实行家庭分餐制；慎用或不用损害胃黏膜的药物等；加强有关知识宣教，保持情绪稳定，消除患者顾虑，增强治疗信心。

2.西药治疗

（1）降低胃酸度：胃酸较高者，可给予降低胃内酸度的药物。常用的抑酸药物有以下几种。

1）H_2 受体阻滞药：能选择性地与胃黏膜壁细胞上组胺 H_2 受体作用，从而抑制胃酸分泌。如西咪替丁 0.2g，3/d，雷尼替丁 150mg，3/d，法莫替丁 20mg，2/d 等。一般疗程为 2 周。

2）质子泵抑制剂：是目前发现的作用最强的一类胃酸抑制剂，作用于胃酸分泌的终末步骤，与壁细胞 H^+-K^+-ATP 酶结合，是质子泵失活，泌酸功能丧失，而且作用持久，缓解症状，促进炎症吸收。常用药物有奥美拉唑 20mg、兰索拉唑 30mg、泮托拉唑 40mg、雷贝拉唑 10mg、埃索美拉唑 20mg 等，均 1/d 用药，症状减轻后停用，一般疗程减轻后停用，一般疗程为 1～2 周。因此类药物抑酸作用强烈，慢性胃炎患者特别是萎缩性胃炎患者不主张长期应用，最好在应用此类药物之前检测胃内 pH。

3）中和胃酸药物：如碳酸氢钠、碳酸钙、氢氧化铝等。这类药物可以直接中和胃酸，作用快、较强，但不良反应也较多，易导致碱中毒，不宜超剂量及较长时间应用。

（2）胃黏膜保护剂：胃酸偏低或正常者，以应用胃黏膜保护剂为主。

1）胶体次枸橼酸铋：是常用的胃黏膜保护剂，不但可以刺激黏液分泌，增加胃黏膜屏障作用，同时可刺激内源性前列腺素和表皮生长因子的产生，提高上皮细胞的再生能力，用法为每次 2 粒，3/d，餐前 30 分钟服用。

2）思密达：含天然硅铝酸盐，具有吸附毒素，抗蛋白酶活性，加强胃黏膜屏障，促进上皮细胞再生等作用。常用量 3g，3/d。

3）硫糖铝：在酸性胃液中凝聚成糊状物，附于胃黏膜表面上形成一层保护膜，阻止胃酸胃蛋白酶和胆汁酸对胃黏膜的侵蚀。用量 1g，3/d。

4）膜固思达（瑞巴匹特）：作为一种新型膜保护剂，通过增加胃黏膜前列腺素 E_2 的合成、促进表皮生长因子及其受体表达，降低趋化因子产生、抑制 Hp 黏附及清除氧自由基，从而发挥胃黏膜保护作用，对根除 Hp 感染、治疗胃炎及预防溃疡病复发具有重要价值，常用剂量0.1g，3/d。

5）其他胃黏膜保护剂：如麦滋林-S、米索前列醇等在临床上应用也较广泛。

（3）清除 Hp：中华医学会消化病学分会 Hp 学组于 2007 年 8 月 10～12 日于江西庐山召开了第三次全国 Hp 共识会议，全国 60 多位专家对 Hp 感染的若干问题达成了新的共识，提出清除 Hp 的共识。

1）PPI 三联 7 天疗法仍为首选（PPI＋两种抗生素）。

2）甲硝唑耐药性≤40％时，首先考虑 PPI＋M＋C/A。

3）克拉霉素耐药率≤15％～20％时，首先考虑 PPI＋C＋A/M。

4）RBC 三联疗法（RBC＋两种抗生素）仍可作为一线治疗方案。

5）为提高 Hp 根除率，避免获得性耐药，可以将四联疗法作为一线治疗方案。

6）由于 Hp 对甲硝唑和克拉霉素耐药，呋喃唑酮、四环素和喹诺酮（如左氧氟沙星和莫西沙星）因耐药率低，疗效相对较高，因而也可作为初次治疗方案的选择。

7）在 Hp 根除治疗前至少 2 周不得使用对 Hp 有抑制作用的药物 PPI、H_2 受体拮抗药（H_2RA）和铋剂，以免影响疗效。

8）治疗方法和疗程：各方案均为 2 次/d，疗程 7 天或 10 天（对于耐药严重的地区，可考虑适当延长至 14 天，但不要超过 14 天）。服药方法：PPI 早晚餐前服用，抗生素餐后服用。

（4）增强胃排空能力

1）为避免十二指肠液、胆汁反流及加速胃排空，调节胃、幽门、十二指肠运动协调功能，胃肠促动力药可加速胃排空，减轻胆汁分泌等对胃黏膜的损害，选择用多潘立酮（吗丁啉）或西沙必利（普瑞博思）5～10mg，3 次/d，饭前 15～30 分钟口服。对改善反酸、腹痛、腹胀等症状有一定的疗效，也能降低胃内胆盐浓度。

2）结合胆盐药如铝碳酸镁能在酸性环境下结合胆盐，减轻了有害因子对胃黏膜的损伤，研究表明，服药后能迅速降低胃内胆盐浓度。

3）熊去氧胆酸改变胆汁内不同胆酸的比例，从而减轻胆酸对胃黏膜的损害。

4）伊托必利是一种具有阻断多巴胺 D_2 受体活性和抑制乙酰胆碱酯酶活性的促胃肠动力药物，其在中枢神经系统分布少，无致室性心律失常作用及其他严重药物不良反应和实验室异常。

（5）其他治疗：胆汁反流性胃炎症状严重、内科治疗无效的患者可采用手术治疗。合并贫血者，若缺铁应补铁，大细胞贫血应根据维生素 B_{12} 50～100μg/d，叶酸 5～10mg，3/天，直至症状和贫血完全消失。对 PCA 阳性的慢性胃炎患者尤其合并恶性贫血者可试用肾上腺皮质激素如泼尼松龙但临床效果不肯定,不作常规治疗。

第三节 消化性溃疡

一、概述

消化性溃疡(PU),是指在各种致病因子的作用下,黏膜发生的炎症与坏死性病变,病变深达黏膜肌层,常发生于胃酸分泌有关的消化道黏膜,其中以胃、十二指肠最为常见,包括胃溃疡(GU)及十二指肠溃疡(DU),是一种常见病、多发病,总发病率占人口总数的 10%～20%。但在不同国家、地区,其发病率有较大差异。20～50 岁为高发年龄,10 岁以下、60 岁以上较少见。男女比例为(2～5)∶1,PU 与 GU 比例为 3∶1。

PU 病的发病机制主要与胃十二指肠黏膜的损害因素和黏膜自身防御-修复因素之间失平衡有关。黏膜防御因子包括黏液/碳酸氢盐屏障、黏膜屏障、黏膜血流、细胞更新、前列腺素、表皮生长因子等。黏膜损害因素包括胃酸、胃蛋白酶、胃泌素、Hp 感染、酒精、胆汁酸、吸烟、卵磷脂、非甾体消炎药物等。正常情况下,防御因子与损害因素处于平衡状态,因此不发生溃疡病。当防御因子减弱或损害因素增强,这种平衡被打破,易发生 GU 或 PU。

GU 和 DU 在发病机制上有所不同,前者主要是自身防御-修复因素的减弱,而后者主要是侵袭因素的增强。近 20 余年的研究和临床资料充分证明了幽门螺杆菌感染是 PU 的主要病因,但最终形成均由于胃酸和胃蛋白酶自身消化所致。

1.胃酸在 PU 病的发病中起重要作用——现代医学对 PU 认识的第 1 次飞跃 1910 年 Schwartz 提出"无酸、无溃疡"的概念,这是对消化性溃疡病因认识的起点,也是消化性溃疡治疗的理论基础之一,是现代医学对 PU 认识的第 1 次飞跃。PU 的最终形成是由于胃酸-胃蛋白酶自身消化所致,而胃蛋白酶的活性受到胃酸制约,胃酸的存在是溃疡发生的决定因素。许多 PU 患者都存在基础酸排量(BAO)、夜间酸分泌、五肽胃泌素刺激的最大酸排量、十二指肠酸负荷等增高的情况。GU 患者往往存在胃排空障碍,食物在胃内潴留促进胃窦部分分泌胃泌素,从而引起胃酸分泌增加。

2.幽门螺杆菌感染为 PU 病最重要的发病原因之一——现代医学对 PU 认识的第 2 次飞跃 幽门螺杆菌(Hp)感染是损害胃十二指肠黏膜屏障导致 PU 形成的最常见病因。1983 年 Warren、Marshell 发现,并提出无 Hp、无溃疡,成为现代医学对 PU 认识的第二次飞跃。1990 年悉尼会议命名为 Hp。1994 年洛杉矶会议,明确为致病菌。其致病能力取决于引起组织损伤的毒力因子、宿主遗传易感性和环境因素。消化性溃疡患者中 Hp 感染率高,Hp 是慢性胃窦炎主要病因,几乎所有 DU 均有慢性胃窦炎,大多数 GU 是在慢性胃窦炎基础上发生的。大量临床研究已证实,90%以上的 PU,80%～90%GU 患者存在 Hp 感染,而根除 Hp 后溃疡复发率明显下降。由此认为 Hp 感染是导致 PU 病的主要病因之一。

Hp 的毒力包括空泡毒素(VacA)蛋白、细胞毒素相关基因(CagA)蛋白、鞭毛的动力、黏附因子、脂多糖、尿素酶、蛋白水解酶、磷脂酶 A 和过氧化氢酶等。Hp 依靠其毒力因子的作用，在胃型黏膜(胃黏膜和有胃窦化生的十二指肠黏膜)定居繁殖，诱发局部炎症和免疫反应，损害局部黏膜的防御-修复机制，同时也可通过侵袭因素的增强而致病。不同部位的 Hp 感染引起溃疡的机制有所不同。7 在以胃窦部感染为主的患者中，Hp 通过抑制 D 细胞活性，从而导致高胃泌素血症，引起胃酸分泌增加。同时，Hp 也可直接作用于肠嗜铬样细胞(ECL 细胞)，后者释放组胺引起壁细胞分泌增加，这种胃窦部的高酸状态易诱发 PU。在以胃体部感染为主的患者中，Hp 直接作用于泌酸细胞，引起胃酸分泌减少，过低的胃酸状态易诱发胃腺癌。Hp 感染者中仅 15%发生消化性溃疡病，说明除细菌毒力外，遗传易感性也发挥一定的作用，研究发现，一些细胞因子的遗传多态性与 Hp 感染引发的 PU 病密切相关。

3.NSAIDs 仍是 PU 病的主要致病因素之一，而且在上消化道出血中起重要作用　NSAIDs 和阿司匹林等药物应用日趋广泛，常作用于抗炎镇痛、风湿性疾病、骨关节炎、心血管疾病等，然而其具有多种不良反应。流行病学调查显示，在服用 NSAIDs 的人群中，15%～30%可患 PU 病，其中 GU 发生率为 12%～30%，十二指肠发生率为 2%～19%。NSAID。使溃疡出血、穿孔等并发症发生的危险性增加 4～6 倍，而老年人中，PU 病及并发症发生率和死亡率均与 NSAIDs 有关。NSAIDs 溃疡发生的危险性除与所服的 NSAIDs 种类、剂量大小、疗程长短有关外，还与患者年龄(大于 60 岁)、Hp 感染、吸烟及合并使用糖皮质激素药物或抗凝剂、伴心血管疾病或肾病等因素有关。

4.其他　药物，如糖皮质激素药物、抗肿瘤药物和抗凝药的使用也诱发 PU 病，也是上消化道出血不可忽视的原因之一。遗传因素，精神因素(应激，焦虑等)，胃十二指肠运动异常(PU 时胃排空加快，GU 时胃排空延缓和十二指肠-胃反流)，吸烟等因素在 PU 病的发生中也起一定的作用。

二、诊断

病史中典型的周期性和节律性上腹痛是诊断的主要线索，确诊靠内镜检查和 X 线钡餐检查。

(一)临床表现

典型的 PU 有慢性、周期性、节律性上腹痛的特点：①慢性过程呈反复发作，病史可达几年甚至十几年；②发作呈周期性、季节性(秋季、冬春之交发病)，可因精神情绪不良或服 NSAIDs 诱发；③发作时上腹痛呈节律性。中上腹痛、反酸是 PU 病的典型症状。

腹痛发生与餐后时间的关系认为是鉴别胃与 PU 病的临床依据。GU 的疼痛特点为："进食→疼痛→适"；十二指肠球部溃疡的特点为："疼痛→进食→舒适""疼痛-进食-缓解"及"夜间痛"是 PU 重要诊断线索。PU 体征缺乏特异性。

(二)相关检查

1.胃镜检查及胃黏膜活组织检查　胃镜检查与 X 线钡餐检查可相互补充，胃镜检查是 PU 检查的金标准。内镜检查多为圆或椭圆形直径多小于 1cm 边缘整齐的溃疡，底部充满灰黄色或白色渗出物，周围黏膜充血，水肿，皱襞向溃疡集中。胃镜检查过程中应注意溃疡的部位、形态、大小、深度、病期及溃疡周围黏膜的情况，可发现 X 检查难以发现的表浅溃疡及愈合期溃疡，并可对溃疡进行分期（活动期，愈合期，瘢痕期），结合直视下黏膜活检及刷检，对判断溃疡的良、恶性有较大的价值。

(1)活动期(A)：A_1 期：溃疡的苔厚而污秽，周围黏膜肿胀，无黏膜皱襞集中。A_2 期：溃疡苔厚而清洁，溃疡四周出现上皮再生所形成的红晕，周围黏膜肿胀而逐渐消失，开始出现向溃疡集中的黏膜皱襞。

(2)愈合期(H)：愈合期的特征为溃疡苔变薄，溃疡缩小，四周有上皮再生形成的红晕，并有黏膜皱襞向溃疡集中，H_1 与 H_2 的区别在于后者溃疡已接近完全愈合，但仍有少许薄白苔残留。

(3)瘢痕期(S)：S_1：溃疡苔消失，中央充血，瘢痕呈红色，又称红色瘢痕期。S_2：红色完全消失，又称白色瘢痕期。溃疡治疗理想的愈合指标。必须指出，溃疡的形态改变对病变性质的鉴别都没有绝对界限，因此，对 GU 应常规进行活组织检查，对不典型或难愈合溃疡，要分析其原因，必要时行超声内镜检查或黏膜大块活检，以明确诊断。

2.X 线钡餐检查　适用于对胃镜检查有禁忌或不愿意接受胃镜检查者（在 PU 的诊断，良、恶性溃疡的鉴别诊断的准确性方面，胃镜检查优于 X 线钡餐检查）。直接征象——龛影；间接征象——局部压痛，十二指肠球部激惹，球部畸形，胃大弯侧痉挛性切迹。

3.Hp 感染的检测　对消化性溃疡病鼓励常规进行尿素酶试验或核素标记 C 呼气等试验，以明确是否存在 Hp 感染。其他检测方法包括血清抗 Hp 抗体检查，聚合酶链反应（PCR）测定 Hp-DNA，细菌培养（金标准）。

4.胃液分析和血清胃泌素测定　疑有 Zollinger-Ellison 综合征时作鉴别诊断用。

三、鉴别诊断

1.功能性消化不良　多见于青年妇女，检查可完全正常或只有轻度胃炎，与消化性溃疡的鉴别有赖于 X 线和胃镜检查。

2.慢性胆囊炎和胆石症　疼痛与进食油腻食物有关，疼痛位于右上腹、并放射至背部，莫菲征阳性，症状不典型者需借助 B 超检查或内镜下逆行胆道造影检查。

3.胃癌　X 线内镜活组织病理检查，恶性溃疡。龛影多大于 2.5cm 位于胃腔之内，边缘不整，周围胃壁强直，结节状，有融合中断现象；内镜下恶性溃疡形状不规则，底凹凸不平，污秽苔边缘呈结节状隆起。

四、并发症

1.上消化道出血　为本病最常见的并发症，其发生率为 20%～25%，也是上消化道出血的最常见原因。临床表现为呕血及黑便，如出血量大，可出现头晕、心悸、出汗、血压下降、昏厥，甚至休克。

2.穿孔　急性穿孔-急性腹膜炎(前壁多见);慢性穿孔-穿透性溃疡;亚急性穿孔-局限性腹膜炎(后壁多见)。

3.幽门梗阻　幽门炎症水肿和幽门痉挛-急性,暂时性梗阻;幽门瘢痕收缩-慢性,持久性梗阻。

4.癌变　GU 可发生癌变,故需要定期复查胃镜及病理。而 PU 则不会发生癌变。

第四节　肝硬化

一、概述

肝硬化是一个病理解剖学名词,是指各种原因引起的肝细胞弥漫性坏死、再生,诱发纤维结缔组织增生、小叶结构破坏、重建假小叶形成及结节增生,遂成为肝硬化。在此基础上出现一系列肝功能损害与门脉高压症的临床表现。在我国肝硬化主要病因依然是病毒性肝炎,但随着居民酒精消耗量的增加,酒精性肝硬化发病率逐年升高。但一些临床研究证据显示,西方近年来并未因治疗条件的改善而使其死亡率降低,相反在苏格兰 1990 以来却因酒精消费量的增加,男性肝硬化的死亡率较 20 世纪 90 年代之前增加了近 2 倍。其他的病因如脂肪肝、胆汁淤积、药物、营养等方面的因素长期损害所致。

在我国肝硬化及其并发症占 40～60 岁成年男性死亡原因的第一位,而在美国 45～54 岁成年人第 5 位死亡原因,而肝硬化住院患者中死亡率高达 10%。肝组织再生结节的形成是肝硬化典型的病理改变,是肝细胞坏死、纤维组织塌陷及继发的细胞外基质过度沉积、血管床变形、残余的肝实质细胞结节状再生的结果。

二、诊断

(一)形态学诊断

肝脏显著纤维化,再生结节形成,出现假小叶。

(二)临床诊断标准

1.门脉高压表现　食管和胃底静脉曲张、痔核形成、腹水、脾功能亢进等,腹壁静脉曲张较前少见。

2.肝功能不全表现

(1)体征:色素沉着、面色黝黑、面部毛细血管扩张、蜘蛛痣、肝掌、男性乳房增大、睾丸萎缩等。

(2)肝功能检查:轻重不等的贫血、白细胞和血小板降低,血清白蛋白降低、γ-球蛋白升高、凝血酶原时间延长，血清胆固醇酯减少，血清胆碱酯酶减少，肝脏的清除试验异常，谷丙转氨酶(ALT)、谷草转氨酶(AST)、胆红素的异常表示肝细胞受损，血清胆固醇减少，血清胆碱酯酶减少，γ-谷氨酰转肽酶(γ-GT)升高，反映肝纤维化的血清指标(Ⅲ型前胶原肽、透明质酸、板层素)可增高。

(3)腹水。

(4)肝性脑病。

3.影像学检查　B型超声、CT、磁共振(MRI)、放射性核素显像等检查显示肝硬化征象。

肝硬化患者症状典型诊断容易，但可以无典型的临床症状或处于隐匿性代偿期，确诊有一定困难。因此，诊断肝硬化是一综合性诊断。需通过肝功能检查，血常规检查，食管钡透或内镜检查，B超检查，肝组织学检查。

三、鉴别诊断

鉴别诊断见表3-1。

表3-1　门脉高压症鉴别诊断

	肝大	脾大	腹水	PU	食管胃底腹壁静脉曲张	肝功能异常
肝硬化	+	+	+	－	+	+
慢性肝炎	+	－	±	－	－	+
原发性肝癌	+	－	±	－	－	+

四、治疗

(一)饮食治疗

肝硬化患者合理饮食及营养，有利于恢复肝细胞功能，稳定病情。应给予高蛋白饮食，可以减轻体内蛋白质分解，促进肝脏蛋白质的合成，维持蛋白质代谢平衡。足够的热量与高维生素供应高，既保护肝脏，又增强机体抵抗力，减少蛋白质分解。每天蛋白1g/kg体重及新鲜蔬菜水果等。一般主张食物热量供给的来源，按蛋白质20%、脂肪及糖类各40%分配。肝功能减退，脂肪代谢障碍，要求低脂肪饮食，否则易形成脂肪肝。高维生素及微量元素丰富的饮食，可以满足机体需要。

(二)病因治疗

根据肝硬化的特殊病因给予治疗。血吸虫病患者在疾病的早期采用吡喹酮进行较为彻底的杀虫治疗，可使肝功能改善，脾脏缩小。动物实验证实经吡喹酮早期治疗能逆转或中止血吸虫感染所致的肝纤维化。酒精性肝病及药物性肝病，应中止饮酒及停用中毒药物。

（三）一般药物治疗

根据病情的需要主要补充多种维生素。另外，护肝药物如肌苷为细胞激活剂，在体内提高ATP的水平，转变为多种核苷酸，参与能量代谢和蛋白质合成。大多数学者认为早期肝硬化患者，盲目过多地用药反而会增加肝脏对药物代谢的负荷，同时未知的或已知的药物不良反应均可加重对机体的损害，故对早期肝硬化患者不宜过多长期盲目用药。

（四）改善肝功能和抗肝纤维化

肝功中的转氨酶及胆红素异常多揭示肝细胞损害，应按照肝炎的治疗原则给予治疗。

（五）腹水治疗

1.限制水钠入量　每天进水量限制在1000mL左右，氯化钠0.6～1.2g。目前不主张进一步限钠，因患者难于耐受。

2.利尿剂治疗

(1)适用于血清-腹水白蛋白梯度高的患者，血清-腹水白蛋白梯度低的患者对限制钠摄入和利尿剂的效应较差。

(2)利尿剂的一般治疗原则：①从小剂量开始；②用药应个体化；③合理用药；④联合用药；⑤间歇、交替用药。

(3)传统的起始口服利尿剂治疗包括早晨单次服用螺内酯100mg，或螺内酯100mg＋呋塞米40mg。如果体重减轻和尿钠排除仍不够，单用螺内酯治疗的剂量增加到200mg/d；如果需要增至每天400mg，或呋塞米和螺内酯同时增加，这两个药物的剂量比例要保持在2∶5以维持正常血钾，即分别至80和200mg/d以及至160和400mg/d。呋塞米的最大剂量是160mg/d，螺内酯的最大剂量是400mg/d。现多主张保钾利尿药连续用，排钾利尿剂间歇给药方案。所谓间歇给药一般是隔日、隔两日用药1次或用药4～5天停2～3天的方法。近年有学者推荐如下方案：开始呋塞米40mg/d、螺内酯100mg/d，用药4～5天无效者，则将剂量渐增至呋塞米160mg/d、螺内酯400mg/d，如仍无效则认为对利尿剂有抵抗。

如果液体负荷过度轻，单用螺内酯治疗法可能已足够，比单用呋塞米有效。但单用螺内酯治疗可以并发高钾血症和男子乳腺发育。螺内酯的作用可能要到治疗开始后几天才明显。在有实质性肾脏疾病存在时，由于高钾血症而对螺内酯的耐受性可能减低。氨氯吡脒和氨苯蝶啶是螺内酯的取代药物。如果出现低钾血症，暂时停止使用呋塞米。在有水肿存在时，每日体重减轻没有限制。在水肿消退后，每日体重减轻的最大值应在0.5kg左右，这是为了避免由于血管内容量耗失而引起氮质血症。利尿剂敏感性患者不应使用系列大量穿刺放液治疗。

(4)停止使用利尿剂的指征：①脑病；②尽管限制液体摄入，血清钠＜120mmol/L；③血清肌酐＞2.0mg/dl；④利尿剂的临床明显的并发症；⑤高钾血症和代谢性酸中毒（螺内酯）。

3.顽固性腹水的治疗

(1)定义：对限制钠的摄入和大剂量的利尿剂（螺内酯400mg/d，呋塞米160mg/d）治疗无效的腹水，或者治疗性腹腔穿刺术放腹水后很快复发。利尿治疗失败表现为仅应用利尿剂出现体重不降或下降无几，同时尿钠的排出小于78mmol/d，或者利尿剂导致有临床意义的并发症，如脑病、血清肌酐大于 176.8μmol/L、血钠小于 120mmol/L 或血清钾大于6.0mmol/L。

(2)系列大量穿刺放液：系列大量穿刺放液(6～101)对控制顽固性腹水是安全、有效的。在每日饮食摄入钠 88mmol 而没有尿钠排泄的患者，约需要每两周进行一次穿刺放液。穿刺放液的频率受到低钠饮食依从性程度的影响。腹水的钠含量约是 130mmol/L，因此一次穿刺放液 6L 除去了 780mmol 钠。每日饮食摄入 88mmol 钠，非尿丧失排泄 10mmol 钠，在尿中无钠的患者每日钠潴留 78mmol。因此，一次 6L 穿刺放液除去了 10 天的潴留钠，一次 10L 的穿刺放液除去约 17 天的潴留钠。对尿钠排泄量超过 0 的患者，需要穿刺放液的次数应减少。需要高于每 2 周一次进行 10L 穿刺放液的患者是不顺从低盐饮食者。

目前国内大多数学者认为，一般情况下，每排放 1L 腹水输清蛋白 10g 对消除腹水有益。Gines 等的研究结果提示，如果一次抽腹水少于 4～5L，不输白蛋白也可达到同样效果。

(3)腹水浓缩回输：利用自身腹水中的蛋白提高有效血容量，每次放出腹水 5000mL，浓缩处理(超滤或透析)成 500mL 静脉输注，应防治感染、电解质紊乱等不良反应。

(4)经颈静脉肝内门体分流术(TIPSS)：经颈静脉肝内门体分流术是由放射介入科医师安置侧-侧门-体静脉分流支架。TIPSS 是治疗顽固性腹水的一种有效治疗，脑病的发生率不一定增加，而生存可能比系列大量穿刺放液治疗的患者佳。TIPSS 伴有抑制抗利尿钠系统、改善肾功能和肾对利尿剂的效应。

(5)腹膜-静脉分流术：腹膜-静脉分流术(如 LcVccn 或 Denver)的远期通畅较差。它们可伴有严重的并发症，包括腹膜纤维化，而且与标准治疗相比较没有生存优势。腹膜-静脉分流术应保留给对利尿剂呈抗性而又不能进行肝移植和系列大容量穿刺术(因为多个手术瘢痕或距离能施行穿刺放液术的医生较远)的患者。

(6)淋巴液引流术：肝淋巴液自肝包膜表面不断漏入腹腔是难治性腹水的重要原因，采用胸导管-颈内静脉吻合术，可增加淋巴引流量，减轻腹水的形成。

4.肝移植　目前原位肝移植已成为治疗肝硬化终末期的最有效方法。术后患者的 1 年、5 年生存率分别为 80%～90%和 70%～80%。除经典的原位肝移植及背驮肝移植外，肝移植的方法还有劈离肝移植、减体积肝移植、活体部分肝移植、辅助性肝移植及多器官联合肝移植等。

(六)自发性细菌性腹膜炎(SBP)

1.诊断　腹水细菌培养阳性并且腹水中中性粒细胞计数升高(如＞250 个/mm^3)，没有腹腔的手术治疗或外伤等感染来源。

2.治疗　确诊或拟诊 SBP 的患者应该用抗生素治疗，拟诊患者不应该延迟至获得阳性培养才予治疗。腹水培养阳性而没有嗜中性粒细胞反应的患者，如果存在感染的症状和(或)体征也应该用抗生素治疗。经验性治疗时，静脉内给予广谱、无肾毒性的抗生素滴注，如头孢噻肟(第三代头孢菌素)每 8 小时 2g。在典型 SBP 患者，静脉内抗生素 5 天疗程与 10 天疗程同样有效。抗生素不能导致临床改善是重复诊断性腹水穿吸的指证。如果腹水 PMN 白细胞计数较低且培养阴性，给予再一疗程抗生素。如果腹水 PMN 白细胞计数较高而培养得到新的微生物，则选用另一种不同的抗生素。或者，如果重复培养出的是同一个微生物，应该怀疑是继发性细菌性腹膜炎。

同时给予静脉内使用清蛋白，诊断时使用 1.5mg/kg，第 3 天用 1g/kg，可降低肾脏损伤的发生率并且提高生存率。有报道认为口服氧氟沙星对治疗没有氮质血症、呕吐或休克的 SBP 患者与静脉内给予头孢氨噻同样有效。然而，在取得更多的数据之前，静脉内给予抗生素的方案是最好的。

第四章　血液系统疾病

第一节　缺铁性贫血

缺铁性贫血是因体内储存铁缺乏，血红素合成障碍而导致的小细胞低色素性贫血。

【诊断标准】

(一)临床表现

1.贫血的表现　头晕、眼花、耳鸣、头痛、乏力、易倦、心悸、活动后气短等。

2.缺铁的特殊表现　皮肤干燥、角化、毛发无光泽、口角炎、舌炎、舌乳突萎缩、异食癖。严重缺铁者可有平甲、匙状指甲(反甲)、食欲减退、恶心及便秘等。

3.儿童可出现生长发育迟缓或行为异常。

(二)存在铁缺乏的原因

1.铁摄入不足　食物中铁含量不足，偏食或吸收不良等。

2.铁丢失过多　月经过多，胃肠道小量慢性失血，慢性咯血等。

3.铁需求增多　生长发育期，妊娠等。

(三)实验室检查

1.小细胞低色素性贫血　男性血红蛋白＜120g/L，女性血红蛋白＜110g/L；红细胞平均体积＜80fl，红细胞平均血红蛋白量＜26pg，红细胞平均血红蛋白浓度＜310g/L；血涂片可见红细胞大小不一，染色浅淡，中心淡染区扩大。

2.体内铁储备缺乏　血清铁＜50μg/dl(8.95μmol/L)，总铁结合力＞360μg/dl(64.44μmol/L)，转铁蛋白饱和度＜15%，血清铁蛋白低于14μg/L；骨髓铁染色显示细胞外铁及铁粒幼细胞减少或阙如。

【治疗原则】

(一)病因治疗

去除或纠正导致缺铁的原因。

(二)补充铁剂

1.口服补铁　常用的口服铁剂有：①硫酸亚铁，300mg，每日3次。②琥珀酸亚铁，100mg，每日 2 次。③葡萄糖酸亚铁，325～650mg，每日 3 次。④富马酸亚铁，0.2mg，每日 3 次。血红蛋白大多于治疗 2 周后明显上升，1～2 个月后达正常水平。血红蛋白恢复正常后仍需继续铁剂治疗，待血清铁蛋白恢复到≥50μg/L 再停药。为减少胃肠道反应，铁剂可进餐时或餐后服用，但忌与茶、钙盐及镁盐同时服用。

2.肠外补铁　若口服铁剂不能耐受，或口服铁剂不能吸收，或失血速度快，需迅速补充，可选用右旋糖酐铁深部肌内注射，所需补充铁的量根据以下公式初步估算：[150－患者 Hb(g/L)×体重(kg)]×0.33。首次注射 50mg，如无不良反应，第 2 次可增加到 100mg，每周 2～3 次，直到铁蛋白达 50μg/L。注射铁剂后可发生局部肌肉疼痛、淋巴结炎、头痛、头晕、发热、荨麻疹及关节痛等，多为轻度及暂时的。偶尔可出现过敏性休克，故给药时应备有急救设备和药品。有右旋糖酐铁过敏史者禁用。

(三)输注红细胞

缺铁性贫血一般不需要输注红细胞，仅在严重贫血伴组织明显缺氧时应用。

第二节　巨幼红细胞贫血

巨幼细胞贫血是因营养不良、免疫或药物等原因引起叶酸和(或)维生素 B_{12} 缺乏，细胞核 DNA 合成障碍所致的大细胞贫血。

【诊断标准】

(一)临床表现

1.贫血表现　头晕、乏力、活动后气短等，起病隐袭。因未发育成熟的红细胞可在骨髓内遭破坏，即原位溶血，患者可出现轻度黄疸。

2.胃肠道症状　常有反复发作的舌炎、舌面光滑、食欲缺乏，偶有腹胀、腹泻及便秘等。

3.神经系统症状　维生素 B_{12} 缺乏者可出现手足对称性麻木、感觉障碍、步态不稳、行走困难等神经系统症状。有些小儿及老年维生素 B_{12} 缺乏者及少数叶酸缺乏者可出现抑郁、嗜睡或精神错乱等精神异常。

(二)存在叶酸和维生素 B_{12} 缺乏的原因

1.叶酸缺乏　①摄入不足：食物中缺少新鲜蔬菜或过度烹煮。②吸收减少：酗酒，空肠的炎症、肿瘤、手术切除，慢性腹泻，服用抗癫痫药、柳氮磺胺吡啶等。③需要增加：妊娠期妇女，生长发育的儿童及青少年，慢性反复溶血，肿瘤，长期血液透析，甲亢，慢性感染等。④药物致叶酸利用障碍：服用甲氨蝶呤、氨苯蝶呤、乙胺嘧啶等。

2.维生素 B_{12} 缺乏　①摄入减少：常年素食，胃酸缺乏和胃蛋白酶的分泌减少等。②吸收减少：内因子缺乏，胃酸、胃蛋白酶、胰蛋白酶缺乏，肠道疾患，小肠内细菌和寄生虫竞争维生素 B_{12} 等。③利用障碍：先天性钴胺素传递蛋白 TCⅡ缺乏等。

（三）实验室检查

1.血常规　大细胞（红细胞平均体积通常≥110fl）、正色素性贫血，中性粒细胞及血小板也常减少。血涂片中可见大卵圆形的红细胞和中性粒细胞核分叶过多（5 叶者占 5%以上，或有 6 叶者）。

2.骨髓象　各系细胞均可出现巨幼变，以红系细胞最为显著。

3.叶酸和维生素 B_{12} 测定　①血清叶酸＜3ng/mL（6.91μmol/L）。②红细胞叶酸＜100ng/mL（227nmol/L）。③血清维生素 B_{12} 水平＜100～140pg/mL（74～103μmol/L）。

4.内因子阻断抗体　50%以上的恶性贫血患者为阳性。

【治疗原则】

1.病因治疗　去除导致叶酸或维生素 B_{12} 缺乏的病因，纠正偏食及不良的烹调习惯。

2.补充叶酸或维生素 B_{12}　叶酸缺乏可口服叶酸 5～10mg，每天 3 次。胃肠道不能吸收叶酸者可肌内注射四氢叶酸钙 5～10mg，每天 1 次。补充叶酸直至血红蛋白恢复正常，一般不需维持治疗。维生素 B_{12} 缺乏可予维生素 B_{12} 100μg，肌内注射，每天 1 次（或 200μg 隔日 1 次），直至血红蛋白恢复正常。恶性贫血或全胃切除者需终身维持治疗，每月注射 100μg 1 次。维生素 B_{12} 缺乏伴有神经症状者有时需大剂量 500～1000μg/（次·周）、长疗程（半年以上）的治疗。

单纯维生素 B_{12} 缺乏者不宜单用叶酸治疗，否则会加重维生素 B_{12} 的缺乏，引发或加重神经系统症状。严重巨幼细胞贫血的患者在补充治疗中因贫血恢复时大量血钾进入新生红细胞，会突发低血钾，需适时补钾。如治疗 3～4 周后血常规恢复不明显，应寻找是否同时存在缺铁、感染或其他基础疾病，予以纠正。

3.输注红细胞　仅在严重贫血伴组织、脏器明显缺氧时输注红细胞。

第三节　再生障碍性贫血

再生障碍性贫血简称再障，系由多种病因引起，以造血干细胞数量减少和质的缺陷为主所致的造血衰竭，导致红骨髓总容量减少，代以脂肪髓，骨髓中无恶性细胞浸润，无广泛网硬蛋白纤维增生，临床上以全血细胞减少为主要表现的一组综合征。据国内 21 省（市）自治区的调查，年发病率为 0.74/10 万，慢性再障为 0.60/10 万，急性再障为 0.14/10 万。西方国家发病率低于我国，为 0.20/10 万。各年龄组均可发病，发病年龄有两个高峰：15～30 岁和＞60 岁；男性发病率略高于女性。

【分类和分型】

分先天性和获得性两大类，以获得性居绝大多数。先天性再障甚罕见。获得性再障可分为原发性和继发性两型，前者原因不明，系免疫介导的，占大多数病例。又可按临床表现、血常规和骨髓象的不同综合分型，分为急性和慢性两型；国外按严重度不同分为严重型、极严重型和非严重型，严重型再障（SAA）的划分标准血常规须具备以下三项中的两项或以上：①中性粒细胞＜$0.5×10^9$/L；②血小板数＜$20×10^9$/L；③网织红细胞＜$20×10^9$/L。其中中性粒细胞＜$0.2×10^9$/L 者称极重型再障（VSAA）。1987 年第四届全国再障学术会议上将急性再障称为重型再障Ⅰ型，慢性再障后期发生恶化者称为重型再障Ⅱ型。临床上以 SAA、VSAA、慢性再障(CAA)分型较为实用。

【病因】

(一)药物

药物性再障有两种类型：①和剂量有关，是药物毒性作用，达到一定剂量就会引起骨髓抑制，一般是可逆的，如各种抗肿瘤药。其中细胞周期特异性药物主要作用于容易分裂的细胞，因此发生全血细胞减少时骨髓仍保留一定量的多能干细胞，停药后再障可以恢复；白消安和亚硝脲类不仅作用于进入增生周期的细胞，而且也作用于非增生周期的细胞，常导致长期骨髓抑制难以恢复。此外，无机砷、雌激素、苯妥英钠、吩噻嗪、硫尿嘧啶及氯霉素等也可以引起与剂量有关的骨髓抑制。②和剂量关系不大，仅个别患者发生造血障碍，多系药物的特异质反应，常导致持续性再障。这类药物种类繁多，常见的有氯(合)霉素、有机砷、米帕林、三甲双酮、保泰松、金制剂、氨基比林、吡罗昔康(炎痛喜康)、磺胺、甲砜霉素、卡比马唑(甲亢平)、甲巯咪唑(他巴唑)、氯磺丙脲等。药物性再障最常见是由氯霉素引起的，据国内调查，半年内有服用氯霉素者发生再障的危险性为对照组的 33 倍，并且有剂量-反应关系。氯(合)霉素的化学结构含有一个硝基苯环，其骨髓毒性作用与亚硝基-氯霉素有关，它可抑制骨髓细胞内线粒体 DNA 聚合酶，导致 DNA 及蛋白质合成减少，也可抑制血红素的合成，幼红细胞质内可出现空泡及铁粒幼细胞增多。这种抑制作用是可逆性的，一旦药物停用血常规即恢复。氯霉素也可引起和剂量关系不大的特异质反应，引起骨髓抑制多发生于服用氯霉素后数周或数月，也可在治疗过程中突然发生，这类作用往往不可逆。体外研究发现，氯霉素和甲砜霉素可抑制 CFU-E 和 CFU-C 的生长，因此很可能是通过对干细胞的毒性作用而引起再障。

(二)化学毒物

苯及其衍化物和再障的关系已为许多实验研究所肯定，苯进入人体易固定于富含脂肪的组织，慢性苯中毒时苯主要固定于骨髓，苯的骨髓毒性作用与其代谢产物(苯二酚，邻苯二酚)有关，酚类为原浆毒，可直接抑制细胞核分裂，所形成的半抗原可刺激免疫反应。改革开放以来，乡镇企业兴起，由于不注意劳动保护，苯中毒致再障的发病率有所上升。苯中毒再障可呈 CAA，也可呈 SAA，以后者居多。

(三)电离辐射

X 线、γ 线或中子可穿过或进入细胞，直接损害造血干细胞和骨髓微环境。长期超允许量放射线照射(如放射源事故)可致再障。全身照射超过 700～1000cGy 可致持久性再障，＞4000cGy 骨髓微环境被破坏。

(四)病毒感染

病毒性肝炎和再障发病的关系已较肯定，称为病毒性肝炎相关性再障(HAAA)，是病毒性肝炎最严重的并发症之一，发生率不到 1.0%，占再障患者的 3.2%。80%病例引起再障的病毒性肝炎亚型至今尚未明确，但 20%病例明确由乙型肝炎引起。肝炎相关性再障临床上有两种类型：急性型居多数，起病急，肝炎和再障发病间期平均 10 周左右，肝炎已处于恢复期，但再障病情重，生存期短，发病年龄轻，大多病毒性肝炎亚型不明确；慢性型属少数，大多在慢性乙型肝炎基础上发病，病情轻，肝炎和再障发病间期长，生存期也长。肝炎病毒对造血干细胞有直接抑制作用,还可致染色体畸变,也可通过病毒介导的自身免疫异常,病毒感染尚可破坏骨髓微循环。其他病毒如人类微小病毒 B_{19}、EB 病毒等也有报道。

（五）免疫因素

再障可继发于胸腺瘤、系统性红斑狼疮、嗜酸性筋膜炎和类风湿性关节炎等,患者血清中可找到抑制造血干细胞的抗体。

（六）遗传因素

先天性再障最常见类型为 Fanconi 贫血,系常染色体隐性遗传性疾病,有家族性。贫血多发现在 5～10 岁,多数病例伴有先天性畸形,特别是骨骼系统,如拇指短小或阙如、多指、桡骨缩短、体格矮小、小头、眼裂小、斜视、耳聋、肾畸形及心血管畸形等,皮肤色素沉着也很常见。本病 HbF 常增高。染色体异常发生率高,可见染色体断裂、缺失、染色单体互换、核内再复制、环形染色体畸变等;淋巴细胞培养加入 DNA 交联剂可显示大量染色体断裂,借此确诊患者中,37%无先天性畸形,31%无贫血,7%两者皆无,故可诊断出不典型病例。34%患者有克隆性染色体异常,依据累及基因的互补表型至少有 12 种亚型,其临床表现具有异质性,如 FAC 亚型常早期发生 SAA,FAG 和 FAA 亚型常有发生 MDS 和 AML 高风险。DNA 修复机制有缺陷,因此恶性肿瘤特别是白血病的发生率显著增高。10%的患儿双亲有近亲婚配史。

其他引起先天性再障的疾病有:先天性角化不良,呈常染色体隐性遗传,多为 10 岁以下儿童发病,除全血细胞减少外,常具有指甲营养不良、皮肤色素沉着、口腔黏膜白斑三联征;Shwachman-Diamond 综合征,呈常染色体隐性遗传,80%病例有 SBD 基因突变,临床特征为胰腺外分泌功能不全和骨髓衰竭。这些先天性再障均具有发生 MDS 和 AML 高风险。

（七）阵发性睡眠性血红蛋白尿(PNH)

PNH 和再障的关系相当密切,20%～30%的 PNH 可伴有再障,15%的再障可发生显性 PNH,两者都是造血干细胞疾病。明确地从再障转为 PNH,而再障表现已不明显;或明确地从 PNH 转为再障,而 PNH 表现已不明显;或 PNH 伴再障及再障伴 PNH 红细胞,都可称为再障-PNH 综合征。

（八）其他因素

罕有病例报告,再障在妊娠期发病,分娩或人工流产后缓解,第二次妊娠时再发,但多数学者认为可能是巧合。X-连锁淋巴增生性疾病、Ty 淋巴细胞增生性疾病、异基因造血干细胞移植后、移植物抗宿主病(GVHD)、先天或获得性免疫缺陷均可发生再障。此外,再障尚可继发于慢性肾衰竭、严重的甲状腺或腺垂体功能减退症等。

【发病机制】

（一）造血干细胞减少或缺陷

大量实验研究证实,造血干细胞缺乏或缺陷是再障的主要发病机制。再障患者不仅在骨髓涂片及活检中证实有形态可识别的造血细胞显著减少,且 $CD34^+$ 细胞也显著减少,骨髓祖细胞的体外培养显示 CFU-GM、BFU-E、CFU-E 与 CFU-GEMM 的集落形成均显著减少,并且有细胞丛/集落比值升高,长期培养起始细胞(LTC-IC)只有正常的 1%。临床和实验研究证实再障造血干细胞具有质的缺陷,其造血干细胞端粒长度缩短,再障与克隆性疾病之间的关系早已受到人们的关注，再障和 PNH 的关系密切，再障患者应用抗胸腺细胞球蛋白治疗后发展成克隆性疾病可高达 57%。

（二）免疫异常

获得性再障应用抗淋巴细胞球蛋白和（或）环孢素等免疫抑制治疗后，至少有 50%～80% 的患者获得缓解，说明造血干细胞量的减少很可能是免疫介导。再障骨髓中 T 淋巴细胞数量显著增多，活化 T 细胞的靶细胞可能是造血细胞。现多数学者认为获得性 AA 是一器官特异性自身免疫性疾病，并且是 T 细胞介导的。人类辅助性 T 细胞有 Th_1 和 Th_2 两种亚型，再障患者骨髓中 Th_1 细胞增多，Th_1 型效应细胞和效应因子增高，而 Th_2 细胞代偿不足，Th_2 型细胞因子相对不足，Th_1/Th_2 平衡向 Th_1 偏移，导致 IFN-γ、IL-2 和 TNF-α 产生过多。通过对再障患者外周血及骨髓淋巴细胞造血抑制性克隆的研究，发现再障的发病仅与部分淋巴细胞克隆有关，很可能通过特定抗原刺激后而扩增的异常寡克隆淋巴细胞取代多克隆 T 淋巴细胞，能识别并杀伤表达该抗原的 $CD34^+$ 造血细胞，从而导致造血衰竭。由于骨髓中 IFN-γ 和 TNF-α 产生过多，诱导 $CD34^+$ 细胞上调 Fas 抗原的表达，通过 Fas/FasL（Fas 配体）启动凋亡，使骨髓 $CD34^+$ 细胞大量凋亡，从而引起造血干细胞减少。研究发现 SAA 发病存在遗传易感性，HLA-DR 某些基因型及细胞因子高产率多态性基因型，可能是 SAA 易感基因。近年来研究发现 SAA 患者免疫调节 T 细胞（$CD4^+CD25^+Foxp3^+$）减少，Th1 细胞转录因子 T-bet 表达上调，并可激活 IFN-γ 基因转录，IFN-γ 产生增多在 SAA 发病过程中起重要作用。

SAA 是以骨髓为靶器官，以细胞免疫异常为主的自身免疫性疾病，理论上引起这种异常细胞免疫的抗原应为造血干/祖细胞所特有，现已发现 Kinectin、PMS1、DRS1 及膜突蛋白是 SAA 潜在的靶抗原。

【病理】

（一）再障的骨髓病变

主要是造血组织减少，红骨髓总容量减少，代以脂肪组织。正常成人骨髓造血组织与脂肪组织比例约为 1∶1，再障时多在 2∶3 以上。造血灶中造血细胞（指粒、红和巨核细胞系统）减少，而"非造血细胞"（指淋巴、浆、组织嗜碱和网状细胞）增多。骨髓中有血浆渗出、出血、淋巴细胞增生及间质水肿。SAA 骨髓病变发展迅速而广泛；CAA 则呈渐进性"向心性萎缩"，先累及髂骨，然后是棘突与胸骨。CAA 尚存在代偿性增生灶，后者主要是幼红细胞增生伴成熟障碍。红系细胞不仅数量减少，还有质的缺陷。

（二）骨髓以外脏器病变

尸检见皮肤、黏膜出血外及内脏出血，多见于心、胃肠、肺。脑出血的发生率为 52.6%。出血的主要原因是血小板减少和血管壁异常，后者可见甲皱微血管形态和功能改变。血小板质也有异常，小型血小板占 50%，外形不规则、突起少、浆透明、颗粒少；血小板黏附性、聚集性和第 3 因子也明显低于正常。血中出现类肝素，蛋白 C 抗原含量及抗凝血酶Ⅲ活性增高。再障患者易并发各种感染，以革兰氏阴性杆菌包括大肠杆菌、铜绿假单胞菌及金黄色葡萄球菌为主。细菌入侵途径除皮肤、黏膜外，胃肠道屏障功能降低或因出血及黏膜溃疡也是重要的入侵部位。机体防御功能减退和粒细胞及单核细胞减少以及淋巴组织萎缩都有密切关系，后者以

SAA 为著，导致不同程度的细胞及体液免疫异常。反复输血者可见含铁血黄素沉着，甚至发生铁负荷过多。本病的死亡原因主要为颅内出血、心力衰竭、肺水肿及各种严重感染。

【临床表现】

(一)SAA

起病急，进展迅速，常以出血和感染、发热为首起及主要表现。病初贫血常不明显，但随着病程发展呈进行性进展。几乎均有出血倾向，60%以上有内脏出血，主要表现为消化道出血、血尿、眼底出血(常伴有视力障碍)和颅内出血。皮肤、黏膜出血广泛而严重，且不易控制。病程中几乎均有发热，是感染所致，常在口咽部和肛门周围发生坏死性溃疡，从而导致败血症。肺炎也很常见。感染和出血互为因果，使病情日益恶化，如仅采用一般性治疗多数在 1 年内死亡。

(二)CAA

起病缓慢，以贫血为首起和主要表现；出血多限于皮肤黏膜，且不严重；可并发感染，但常以呼吸道为主，容易控制。若治疗得当、坚持不懈，不少患者可获得长期缓解以至痊愈，但也有部分患者迁延多年不愈，甚至病程长达数十年，少数到后期出现 SAA 的临床表现。

【实验室检查】

(一)血常规

呈全血细胞减少，贫血属正常细胞型，亦可呈轻度大红细胞。红细胞轻度大小不一，但无明显畸形及多染现象，一般无幼红细胞出现，绝对不会有幼粒细胞出现。网织红细胞显著减少。

(二)骨髓象

SAA 呈多部位增生减低或重度减低，三系造血细胞明显减少，尤其是巨核细胞和幼红细胞；非造血细胞增多，尤为淋巴细胞增多。CAA 不同部位穿刺所得的骨髓象很不一致，可从增生不良到增生象，但至少要有一个部位增生不良；如增生良好，晚幼红细胞(炭核)比例常增多，其核为不规则分叶状，呈现脱核障碍，但巨核细胞明显减少。CAA 可有轻度红系病态造血，但绝对不会出现粒系和巨核细胞病态造血。骨髓涂片肉眼观察油滴增多，骨髓小粒镜检非造血细胞和脂肪细胞增多，一般在 60%以上。

(三)骨髓活组织检查和放射性核素骨髓扫描

由于骨髓涂片易受周围血液稀释的影响，有时一两次涂片检查难以正确反映造血情况，而骨髓活组织检查估计增生情况优于涂片，可提高诊断的正确性。硫化^{99m}锝或氯化^{111}铟全身骨髓 γ 照相可反映全身功能性骨髓的分布，再障时在正常骨髓部位放射性摄取低下甚至消失，因此可以间接反映造血组织减少的程度和部位。

(四)其他检查

造血祖细胞培养不仅有助于诊断，而且有助于检出有无抑制性淋巴细胞或血清中有无抑制因子。成熟中性粒细胞碱性磷酸酶活力增高，血清溶菌酶活力减低。抗碱血红蛋白量增多。染色体检查除 Fancom 贫血染色体畸变较多外，一般再障属正常，如有核型异常须除外骨髓增生异常综合征。

【诊断和鉴别诊断】

参考 1987 年第四届全国再障学术会议修订的再障诊断标准如下:①全血细胞减少,网织红细胞绝对值减少,淋巴细胞相对增多。②一般无肝、脾大。③骨髓检查显示至少有一个部位增生减低或重度减低(如增生活跃,巨核细胞应明显减少及淋巴细胞相对增多,骨髓小粒成分中应见非造血细胞增多)。④能除外其他引起全血细胞减少的疾病,如阵发性睡眠性血红蛋白尿、骨髓增生异常综合征、自身抗体介导的全血细胞减少、急性造血功能停滞、骨髓纤维化、急性白血病、恶性组织细胞病等。有条件的单位,应将骨髓活检作为再障诊断的必备条件。

再障必须和下列疾病相鉴别:

(一)阵发性睡眠性血红蛋白尿(PNH)

尤其是血红蛋白尿不发作者极易误诊为再障。本病出血和感染较少见,网织红细胞增高,骨髓幼红细胞增生,尿中含铁血黄素、糖水试验、Ham 试验及蛇毒因子溶血试验呈阳性反应,成熟中性粒细胞碱性磷酸酶活力低于正常,外周血红细胞、中性粒细胞或淋巴细胞 CD59 和 CD55 标记率测定等,均有助于鉴别。

(二)骨髓增生异常综合征(MDS)

其中难治性贫血型易和不典型再障相混淆,尤其是低增生 MDS。MDS 虽有全血细胞减少,但骨髓三系细胞均增生,巨核细胞也增多,三系中均可见有病态造血,染色体检查核型异常占 31.2%,骨髓组织切片检查可见"幼稚前体细胞异常定位"(ALIP)现象。

(三)低增生性急性白血病

多见于老年人,病程缓慢或急进,肝、脾、淋巴结一般不肿大,外周呈全血细胞减少,未见或偶见少量原始细胞。骨髓灶性增生减低,但原始细胞百分比已达白血病诊断标准。

(四)纯红细胞再生障碍性贫血

溶血性贫血的再障危象和急性造血停滞,可呈全血细胞减少,起病急,有明确诱因,去除后可自行缓解,后者骨髓象中可出现巨原红细胞。慢性获得性纯红再障如有白细胞和血小板轻度减少,需注意和 CAA 作鉴别。

【治疗】

包括病因治疗、支持疗法和促进骨髓造血功能恢复的各种措施。CAA 治疗一般以雄激素为主,辅以其他综合治疗,经过长期不懈的努力,才能取得满意疗效,不少病例血红蛋白恢复正常,但血小板长期处于较低水平,临床无出血表现,可恢复轻工作。SAA 预后差,上述治疗常无效,诊断一旦确立宜及早选用骨髓移植或抗淋巴细胞球蛋白等治疗。

(一)免疫抑制剂

适用于年龄大于 40 岁或无合适供髓者的 SAA。最常用的是抗胸腺球蛋白(ATG)和抗淋巴细胞球蛋白(ALG)。其机制可能主要通过去除抑制性 T 淋巴细胞对骨髓造血的抑制。剂量因来源不同而异,马 ALG/ATG 15mg/(kg · d),兔 ALG/ATG5mg/(kg · d),猪 ATG 30mg/(kg · d),共 5 天;亦有采用 4 天疗法,马 ATG 40mg/(kg · d),用生理盐水稀释后先做过敏试验(1mg 置 100mL 生理盐水静脉滴注 1 小时),如无反应然后缓慢从大静脉内滴注,全量在 12~18 小时内滴完;同时静脉滴注氢化可的松(100~200mg),1/2 剂量在 ALG/ATG 滴注前用,另 1/2 在滴注后用。患者最好给予保护性隔离。为预防血清病,宜在第 5 天后口服泼尼松 1mg/(kg·d)，第 15 天后减半，第 30 天停用。不宜应用大剂量肾上腺皮质激素，以免引起股骨头无菌性坏死。疗效要 3 个月以后才能评价，无效确认后进行第 2 个疗程须换用其他制剂。单用治疗 SAA 的有效率可达 40%～60%，有效者 50%可获长期生存。不良反应有发热、寒战、皮疹等过敏反应，以及中性粒细胞和血小板减少引起的感染和出血，滴注静脉可发生静脉炎，血清病在治疗后 7～10 天出现。

环孢素(CsA)由于应用方便、安全，因此比 ALG/ATG 更常用，其机制主要通过阻断 IL-2 受体表达来阻止细胞毒性 T 淋巴细胞的激活和增生，抑制产生 IL-2 和 γ 干扰素。剂量为 3～6mg/(kg·d)，分两次口服。多数病例需要长期维持治疗，减量要缓慢，维持量 2～5mg/(kg·d)。出现疗效后最好能维持治疗 2 年。对 SAA 的有效率也可达 40%～60%，出现疗效的时间也需要 3 个月。不良反应有肝肾毒性作用、多毛、牙龈肿胀、肌肉震颤，为安全用药宜采用血药浓度监测，安全有效谷浓度范围为 200～300ng/mL。

现代强烈免疫抑制治疗(指 ALG/ATG 和 CsA 联合治疗，CsA 口服始于免疫抑制治疗的第 14 天)已成为 SAA 的标准治疗，有效率可达 70%～80%，并且有效速度为 2 个月，快于单用 ATG，强烈免疫抑制治疗的疗效已可和骨髓移植相近，但前者不能根治，且有远期并发症，如出现克隆性疾病，包括 MDS、PNH 和白血病等。欧洲血液和骨髓移植组采用 ALG、CsA、甲泼尼龙和 thG-CSF 联合治疗，对 SAA 的有效率已提高到 82%。thG-CSF 的作用可改善强烈免疫抑制治疗的早期粒细胞缺乏，以免早期死亡。

免疫抑制剂治疗亦可用于 CAA 的治疗。其他免疫抑制剂尚有单克隆抗 T 细胞抗体及麦考酚酸酯(骁悉)等。大剂量静脉输注免疫球蛋白(HD-IVIg)，可封闭单核-巨噬细胞 Fc 受体，延长抗体包裹血小板的寿命，亦可封闭抑制性 T 淋巴细胞的作用，中和病毒和免疫调节效应，适用于 SAA 有致命出血表现伴血小板同种抗体阳性、血小板输注无效时，以及病毒相关性严重再障的治疗。国外有应用大剂量环磷酰胺[CTX 45mg/(kg·d)，连续 4 天]治疗 SAA，但治疗相关病死率高而未被推荐，近来国内有学者将 CTX 剂量减为 20～30mg/(kg·d)，共 4 天取得成功。但上述免疫抑制剂的疗效均不及 ALG/ATG 和 CsA。

(二)骨髓移植

是治疗 SAA 和 VSAA 的最佳方法，且能达到根治目的。移植后长期无病存活率可达 60%～80%，但移植需尽早进行，因初诊者常输红细胞和血小板，这样易使受者对献血员的次要组织相容性抗原致敏，导致移植排斥的发生率升高。一旦确诊 SAA 或 VSAA，具有 HLA 配型相合的同胞供者，年龄＜30 岁，应首选异基因骨髓移植；如年龄在 30～40 岁，到底应首选骨髓移植或免疫抑制治疗，须视患者的一般情况而定；年龄在 40～45 岁的患者，应于 2 个疗程标准免疫抑制剂治疗失败后才考虑骨髓移植治疗。HLA 配型相合无关供者的骨髓移植适应证掌握必须严格，仅适用于＜16 岁的小儿或＜40 岁的 SAA 患者(后者需 2 个疗程标准免疫抑制剂治疗失败)，需要有采用高分辨技术配型Ⅰ类和Ⅱ类抗原完全相合的供者，并要在有经验的骨髓移植中心进行治疗。

(三)雄激素

为治疗 CAA 和先天性再障的首选药物。常用的雄激素有四类：①17α-烷基雄激素类：如司坦唑醇(康力龙)、甲氧雄烯醇酮、羟甲烯龙、氟甲睾酮、美雄酮等；②睾丸素酯类：如丙酸睾酮、庚酸睾酮、环戊丙酸睾酮、十一酸睾酮(安雄)和混合睾酮酯(丙酸睾酮、戊酸睾酮和十一烷酸睾酮，又称“巧理宝”）；③非 17α-烷基雄激素类：如苯丙酸诺龙和葵酸诺龙等；④中间活性代谢产物：如本胆烷醇酮和达那唑等。睾酮进入体内，在前列腺细胞内通过 5α-还原酶的作用，形成活力更强的 5α-双氢睾酮，促使肾分泌红细胞生成素，巨噬细胞产生粒-巨噬细胞集落刺激因子；在肝细胞内经 5β-还原酶作用生成 5β-双氢睾酮和本胆烷醇酮，后两者对造血干细胞具有直接刺激作用，促使其增生和分化。

因此雄激素必须在一定量残存的造血干细胞基础上才能发挥作用，SAA 常无效。CAA 有一定的疗效，但用药剂量要大，持续时间要长。丙酸睾酮 50～100mg/d 肌内注射，司坦唑醇 6～12mg/d 口服，安雄 120～160mg/d 口服，巧理宝 250mg 每周二次肌内注射，十一酸睾酮注射液 0.25g 肌内注射，每周 1 次，首次 1.0g。疗程 6 个月以上。

国内报告的有效率为 34.9%～81%，缓解率 19%～54%。红系疗效较好，一般治后 1 个月网织红细胞开始上升，随后血红蛋白上升，2 个月后白细胞开始上升，但血小板多难以恢复。部分患者对雄激素有依赖性，停药后复发率达 25%～50%，复发后再用药仍可有效。丙酸睾酮的男性化不良反应较大，出现痤疮、毛发增多、声音变粗、女性闭经、儿童骨成熟加速及骨骺早期融合，且有一定程度的水钠潴留。丙睾肌注多次后局部常发生硬块，宜多处轮换注射。17α-烷基类雄激素的男性化不良反应较丙睾为轻，但肝毒性反应显著大于丙睾，多数患者服药后出现谷丙转氨酶升高，严重者发生肝内胆汁淤积性黄疸，少数甚至出现肝血管肉瘤和肝癌，但停药后可消散。

（四）其他治疗

包括：①支持疗法：凡有可能引起骨髓损害的物质均应设法去除，禁用一切对骨髓有抑制作用的药物。积极做好个人卫生和护理工作。对粒细胞缺乏者宜保护性隔离，积极预防感染。输血要掌握指征，准备做骨髓移植者，移植前输血会直接影响其成功率，尤其不能输家族成员的血。一般以输入浓缩红细胞为妥。严重出血者宜输入浓缩血小板，采用单产或 HLA 相合的血小板输注可提高疗效。反复输血者宜应用去铁胺祛铁治疗。②中医药：治宜补肾为本，兼益气活血。常用中药为鹿角胶、仙茅、淫羊藿、黄芪、生熟地、首乌、当归、苁蓉、巴戟、补骨脂、菟丝子、枸杞子、阿胶等。国内治疗 CAA 常用雄激素合并中医补肾法治疗。

【预防】

1.对造血系统有损害的药物应严格掌握指征，防止滥用。在使用过程中要定期观察血常规。

2.对接触损害造血系统毒物或放射性物质的工作者应加强各种防护措施，定期进行血常规检查。

3.大力开展防治病毒性肝炎及其他病毒感染工作。

第四节　溶血性贫血

溶血性贫血是由于红细胞破坏增多、增速，超过造血代偿能力时所发生的一种贫血。由于骨髓造血具有产生红细胞 6～8 倍代偿潜力，如红细胞寿命缩短，破坏加速，而骨髓造血能够代偿时，可不出现贫血，称为溶血性疾患。当平均红细胞寿命短于 15～20 天，红细胞破坏速度远远超过骨髓的代偿潜力，则出现贫血。溶血性疾患有黄疸表现者称溶血性黄疸，黄疸的有无除决定于溶血程度外，还和肝处理胆红素的能力有关，因此溶血性贫血不一定都有黄疸。

【发病机制】

溶血性贫血发病的基本问题是红细胞寿命缩短，易于破坏。主要通过以下三方面的机制：

（一）红细胞膜的异常

红细胞膜主要由双层脂质及蛋白质两大部分组成。膜蛋白质包括收缩蛋白、肌动蛋白、锚蛋白、载体及各种酶等，其中膜骨架蛋白形成膜支架；脂类中则以胆固醇和磷脂为主。细胞膜结构的正常，是保持红细胞的可变性和柔韧性的重要条件，而红细胞膜的完整性则又和红细胞酶和能量代谢有密切关系。红细胞膜的异常在溶血性疾患发病机制中占重要地位，红细胞膜的异常可有以下 4 种方式：

1.红细胞膜支架异常，使红细胞形态发生改变，如球形红细胞或椭圆形红细胞增多症等。这种异常形态的红细胞容易在单核-巨噬细胞系统内破坏。

2.红细胞膜对阳离子的通透性发生改变，如丙酮酸激酶缺乏症有红细胞内 K^+ 漏出和 Na^+ 增加等，从而使红细胞的稳定性发生破坏。

3.红细胞膜吸附有凝集抗体、不完全抗体或补体，使红细胞在血管内溶血或易在单核-巨噬细胞系统破坏，后者如自身免疫性溶血性贫血等。

4.红细胞膜化学成分的改变（如膜脂质成分变化），如无 β 脂蛋白血症，因红细胞胆固醇含量增加而卵磷脂含量较低从而使红细胞呈棘状。

（二）血红蛋白的异常

由于血红蛋白分子结构的异常（如 HbS、HbC 等），使分子间易发生聚集或形成结晶，导致红细胞硬度增加，无法通过直径比它小的微循环而被单核巨噬细胞所吞噬。不稳定血红蛋白病和磷酸戊糖旁路的酶缺陷等，由于氧化作用破坏血红蛋白，导致海因小体的形成。这种含有坚硬珠蛋白变性小体的红细胞，极易被脾索阻滞而清除。

（三）机械性因素

如病理性瓣膜（钙化性主动脉瓣狭窄等）、人工机械瓣膜等对红细胞的机械性损伤。弥漫性血管内凝血在微血管内形成纤维蛋白条索，当循环的红细胞被贴附到网状结构的纤维蛋白条索上以后，由于血流不断冲击，引起破裂。如红细胞强行通过纤维蛋白条索间的网孔时，也可受到机械性损伤而溶血，临床称为微血管病性溶血性贫血。

【分类】

溶血性贫血按临床表现可分为急性和慢性溶血性贫血；按溶血的主要场所分为血管内和血管外溶血；按病因分为遗传性和获得性溶血性贫血；按发病机制分为红细胞内异常引起的和红细胞外异常引起的溶血性贫血。

（一）按临床表现分类

急性溶血起病急骤，如异型输血。短期大量溶血可有严重的腰背及四肢酸痛，伴头痛、呕吐、寒战，随后高热、面色苍白和黄疸。这是由于红细胞大量破坏，其分解产物对机体的毒性作用所致。更严重者可有周围循环衰竭。由于溶血产物引起肾小管细胞坏死和管腔阻塞，最终导致急性肾衰竭。溶血性贫血患者发生 HPVB19 病毒感染可发生暂时性红细胞生成障碍，表现为网织红细胞极度减少、贫血急剧加重，骨髓幼红细胞缺如，有时可见巨大原红细胞，称再生障碍性危象。患者血清可检出 HPVIgM 和 IgG 抗体，PCR 可检出 HPV。免疫功能正常者10～12天可逐渐恢复。

慢性溶血起病缓慢，症状相对较轻，有贫血、黄疸、肝脾大三大特征。慢性溶血性贫血患者由于长期的高胆红素血症可并发胆石症、肝功能损害、慢性腿部溃疡和骨骼异常等表现。

（二）按溶血场所分类

血管内溶血见表 4-1。红细胞的结构完整性遭受破坏，在循环血流中即被破坏，见于阵发性睡眠性血红蛋白尿、红细胞破碎综合征、血型不合引起的输血反应、输注低渗溶液、冷抗体性自身免疫性溶血性贫血、感染和化学因素引起的溶血性贫血。血管内溶血多比较严重，常有全身症状，如腰背酸痛、血红蛋白血症和血红蛋白尿。慢性血管内溶血可有含铁血黄素尿。

表 4-1 以血管内溶血为主要表现的溶血性贫血

1.阵发性睡眠性血红蛋白尿
2.红细胞破碎综合征
3.ABO 血型不合引起的输血反应
4.阵发性冷性血红蛋白尿
5.获得性自体免疫性溶血性贫血(偶见)
6.部分感染相关的溶血性贫血
恶性疟引起的黑尿热
梭状芽孢杆菌败血症
7.部分化学因子引起的溶血性贫血
砷中毒
蛇毒和蜘蛛毒
G6-PD 缺乏症的急性药物反应
静脉内输注低渗溶液
8.热损伤

血管外溶血即由单核-巨噬细胞系统，主要是脾破坏红细胞。见于遗传性球形红细胞增多症（HS）和温抗体性自身免疫性溶血性贫血等。血管外溶血一般较轻，可引起脾大，血清游离胆红素轻度增高，多无血红蛋白尿。

血管内与血管外溶血有时不易截然分开，两者常在不同程度上合并存在。

（三）按病因和发病机制分类

可分红细胞内异常引起的和红细胞外异常引起的溶血性贫血。大多数遗传性溶血性贫血是由于红细胞内部因素所造成的红细胞过度破坏，而大多数获得性溶血性贫血是由于来自红细胞外部因素造成的红细胞过度破坏，但也有例外，即阵发性睡眠性血红蛋白尿是唯一一种由于红细胞内部因素所造成的获得性溶血性贫血。红细胞内部和外部异常可以通过交叉输血红细胞寿命试验而区别。

【实验室检查】

溶血性贫血实验室检查的目的为：①寻找有关红细胞破坏增加的证据；②寻找有关红细胞代偿性增生的证据；③确定溶血的病因，以便分类和制订治疗方案。

(一)有关红细胞破坏增加的实验室检查

1.红细胞寿命缩短　红细胞寿命测定为诊断溶血的可靠指标，其优点有：①当一般检查不能肯定诊断时，此试验常能显示溶血；②用以估计溶血的严重度；③可鉴别溶血是由于红细胞内缺陷或红细胞外缺陷，或两者均有缺陷。由于测定方法复杂，不作为常规检查。常用有^{51}Cr、$^{32}PDFP$或^{3}H-DFP(二异丙基氟磷酸)标记红细胞法。^{51}Cr仅代表红细胞寿命指数。^{32}P-DFP或^{3}H-DFP测定比较接近红细胞的寿命，较^{51}Cr为敏感，能检出轻微红细胞寿命缩短。

2.血红素分解代谢增加

(1)血清非结合胆红素水平增加：大量溶血时，血清非结合胆红素增高，结合胆红素常少于总胆红素的15%。由于肝清除胆红素的能力很强，黄疸常仅是中度或轻度的，即使急性大量溶血时，一般也不超过85.5μmol/L。血清胆红素浓度除取决于血红蛋白分解的程度外，尚与肝清除胆红素的能力密切相关。慢性溶血性贫血患者由于长期胆红素血症，导致肝功能损害，可合并肝细胞性黄疸。

(2)尿胆原排出量增加：正常人每天从尿中排出的尿胆原为0～5.9μmol。急性大量溶血时，尿胆原排出量可明显增加。慢性溶血患者尿胆原量并不增多，仅在肝功能减退，无法处理从肠道吸收的粪胆原时，尿中尿胆原才会增多。

(3)粪胆原排出量增多：正常人每日粪便中排出粪胆原为68～473μmol/L。当血红蛋白大量分解时，每日粪胆原排泄量可增至680～1700μmol/L；甚至可高达2550μmol/L。粪胆原排出量增多是溶血的一个较敏感指标，但这取决于每日粪便标本准确地收集，因此目前已很少使用。

3.有关血管内溶血的实验室检查

(1)血蛋白血液：正常血浆只有微量的游离血红蛋白，1～100g/L。当大量溶血时，主要是血管内溶血时，可达到1000g/L以上，但由于血液标本在体外储存时容易造成溶血，游离血红蛋白检测的实际意义不大。

(2)血红蛋白：当血浆中的游离血红蛋白超过了结论珠蛋白所能结合的量，多余的血红蛋白即可从肾小球滤出。当尿中没有红细胞而隐血阳性时，可认为有血管内溶血。血红蛋白尿需和大量肌肉损伤时出现的肌红蛋白尿相鉴别，因两者在常用的隐血试验(联苯胺或邻联甲苯胺)中均呈阳性反应。肌红蛋白是小分子片段极易通过肾过滤，不会在血浆中积蓄变成肉眼所见的红色，因此观察到血浆变成红色可有助于血红蛋白尿的确定，更精确的检测可用色谱分析来完成。

(3)含铁血黄素尿：被肾小管重吸收的游离血红蛋白，在肾曲小管上皮细胞内被分解为卟啉、铁和珠蛋白。铁以含铁血黄素形式沉积在上皮细胞内，当细胞脱落随尿排出，即成为含铁血黄素尿。含铁血黄素尿主要见于慢性血管内溶血。急性血管内溶血时，含铁血黄素尿要几天后才阳性，并可持续一段时间。

(4)高铁血红素白:蛋白血症血浆中游离血红蛋白易氧化为高铁血红蛋白,接着分解为高铁血红素。后者与血浆清蛋白结合形成高铁血红素白蛋白,是溶血的一种指标,但不敏感。

(5)血清血结素水平降低:血结素系肝内合成,能结合循环中由高铁血红蛋白分解的游离血红素,最后被肝清除。在血管内溶血时,血结素被大量结合而消耗,因此它的缺乏常提示严重的血管内溶血。

4.血清乳酸脱氢酶(LDH)活性增加　在其同工酶中以 LDH_2 增加为主,这与溶血性贫血时红细胞酶大量进入血浆有关。但很多原因可以引起 LDH 增高,因此 LDH 增高对溶血性贫血的诊断缺乏特异性。

5.血清结合珠蛋白降低　血清结合珠蛋白是血浆中一组 α_2 糖蛋白,作用似血红蛋白的转运蛋白质,在肝内产生。正常血清含量为 500～1500mg/L。血管内溶血后,1 分子的结合珠蛋白可结合 1 分子的游离血红蛋白。此种结合体很快地从血中被肝实质细胞所清除,其清除速度大约 130mg/(L·h)。3～4 天后,血浆中结合珠蛋白才复原。血清结合珠蛋白的降低与血管内溶血和血管外溶血均相关,如镰形细胞贫血,遗传性球形红细胞增多症,遗传性椭圆形红细胞增多症和丙酮酸激酶缺乏症。在微血管病性溶血性贫血时,血清结合珠蛋白降低是最敏感的红细胞破坏指标,可出现于贫血或血红蛋白血症前。血清结合珠蛋白降低也见于巨幼细胞性贫血、髓内溶血和肝病时,而在感染及恶性肿瘤中可升高。

6.糖基化血红蛋白降低　正常人和非溶血性贫血患者糖基化血红蛋白正常(6%～8%),溶血时可降至 2%～5.5%,持续 4～8 周。

(二)有关红细胞代偿性增生的实验室检查

1.网织红细胞增高　溶血性贫血时,因血红蛋白的分解产物刺激造血系统,导致骨髓幼红细胞代偿性增生。网织红细胞是红细胞增生加速最常用且最易检测的指标。网织红细胞一般可达 5%～20%。除了溶血危象,多数溶血性贫血网织红细胞和溶血的严重程度相一致。由于网织红细胞百分数受到血液红细胞数的影响,因此应计算网织红细胞的绝对值。

2.红细胞寿命的化学标志　最常用的代表细胞寿命的化学标志是红细胞肌酐。较幼稚的红细胞肌酐水平是成熟型的 6～9 倍,且持续时间比网织红细胞长,达 20 天,红细胞肌酐水平与网织红细胞数相关,但较敏感,在轻微溶血时网织红细胞还没有反应性升高时已经增加。本测定重复性好,不因操作人员而变化,结果比网织红细胞计数客观,对溶血的程度有较正确的估计但不作为一项常规试验。

3.外周血红细胞形态改变　当网织红细胞增多时,外周血涂片可出现幼红细胞,约 1%,主要是晚幼红细胞,多染性红细胞,嗜碱性点彩红细胞。严重溶血时尚可见豪-胶小体和幼粒细胞。除遗传性球形细胞增多症和镰形细胞贫血外,由于促红细胞生成素介导血红蛋白合成和网织红细胞及其他较不成熟红细胞自骨髓中大量释放至血液,故周围血液中大红细胞增多。

4.骨髓　溶血性贫血时,粒红比值常<1.5,甚至<0.5,显示粒红比值倒置,幼红细胞显著增生,以中幼和晚幼红细胞最多,形态多正常。

5.铁代谢　血浆铁转运率(PITR)被用来测定红细胞总的增生程度且相关性较好。红细胞铁转运率(EITR)测定能代表有效的红细胞生成,与网织红细胞产生指数相关性好。溶血性贫血时,PITR 可达正常的 2～8 倍,EITR 增加 2～4 倍。但以上两种测定并非必须,因为网织红细胞和其他指标比它们更简单、快捷和价廉,且准确性相差不多。

【诊断步骤】

溶血性贫血的诊断应按以下步骤进行:①肯定溶血的依据;②寻找溶血的病因。

(一)确定溶血性贫血的诊断

1.临床上有真性血红蛋白尿证据,或 1 周内血红蛋白下降速度超过 10g/L,能除外出血和血液稀释者。

2.有红细胞破坏增加的实验室依据:红细胞寿命缩短,血红素分解代谢增加,血清非结合胆红素增加,结合胆红素常少于总胆红素的 15%,尿胆原排出增加,无胆红素尿、粪胆原排出也增加。有血管内溶血的证据包括出现血红蛋白血症、血红蛋白尿、含铁血黄素尿、高铁血红素清蛋白血症,血清血结素水平降低,血清结合珠蛋白降低。如出现以上这些实验室检查异常则可考虑红细胞破坏增加。

3.有红细胞代偿性增生的实验室依据:网织红细胞增高,可达 5%～20%,外周血出现幼红细胞,主要是晚幼红细胞。骨髓幼红细胞增生,粒红比例倒置,幼红细胞显著增生,以中、晚幼红较多。

(二)确立溶血性贫血的性质和病因诊断

1.重视病史询问和体格检查　自幼即有贫血或有明确的家族史则为遗传性溶血性疾病,有感染、理化和药物接触史者溶血可能与上述因素有关,有心脏瓣膜异常和人造心脏瓣膜置换术病史,应注意有否微血管病性溶血性贫血。民族和籍贯情况有助于红细胞酶缺陷和血红蛋白病的诊断,如有脾大则有助于血管外溶血的诊断。

2.重视外周血涂片红细胞形态的检查　遗传性溶血性贫血的诊断常以外周血涂片红细胞形态获得线索,微血管病性溶血性贫血外周血涂片发现破碎红细胞增多是非常重要的诊断依据。

3.确立溶血性贫血的性质　在很大程度上需要依靠特殊的实验室检查。实验室检查项目繁多,应结合临床资料疑及何种溶血性贫血有目的地选用,对一时难以有线索的溶血性贫血可以采用以下方法:凡患者自幼起病疑及遗传性溶血性贫血可能者,应详细检查外周血红细胞形态后有目的地选择上述检查项目,疑为获得性者如有全血细胞减少,则应选择 PNH 实验室检查项目,单纯贫血宜先从 Coombs 检查入手。

【鉴别诊断】

与溶血性贫血相混淆的下列情况应注意鉴别:

1.急性失血性贫血　出血灶不明确而网织细胞可以增高。

2.营养性贫血　补充铁剂、维生素 B_{12} 或叶酸治疗有效的早期,此时血红蛋白尚未恢复,但网织红细胞增多。

3.骨髓无效造血的贫血　周围血出现幼红细胞,骨髓幼红细胞显著增生。

4.组织或体腔内出血　致非结合胆红素增高。

5.Gilbert 综合征　有长期或间歇性非结合胆红素增高。

6.骨髓癌肿转移　周围血出现幼粒幼红细胞贫血。

【治疗】

溶血性贫血的治疗原则：

(一)去除病因

要尽快去除病因，积极治疗原发病。如冷抗体型 AIHA 患者应注意防寒保暖；G6PD 缺乏症患者应避免食用蚕豆和具有氧化性质的药物；原有溶血性疾病发生感染者应积极控制感染。

(二)肾上腺皮质激素和免疫抑制剂

对免疫性溶血性贫血有效，对 PNH 频发型可减轻溶血发作，但对其他溶血多无效。近年来也用大剂量静脉丙种球蛋白输注，抗淋巴细胞球蛋白或抗胸腺细胞球蛋白和环孢素 A 等。

(三)脾切除术

适用于：①经体表放射性测定探明红细胞主要在脾破坏者；②遗传性球形红细胞增多症；③需较大剂量肾上腺皮质激素维持或药物治疗无效的 AIHA；④有中重度贫血的遗传性椭圆形红细胞增多症及遗传性口形红细胞增多症；⑤某些类型的珠蛋白生产障碍性贫血。

(四)输血或红细胞输注

可改善贫血症状，但 AIHA 和 PNH 患者易发生溶血反应，宜严格掌握指征，必须输注时宜用经生理盐水洗涤三次的红细胞。

(五)适当补充造血原料

溶血患者骨髓造血代偿性加速，对造血原料需求量增加，应额外补充叶酸。长期血红蛋白尿患者可伴发缺铁，应适当补充。对阵发性睡眠性血红蛋白患者，补铁要慎重。

第五节　白血病

一、急性白血病

【临床表现】

各类急性白血病的共同临床表现可由于正常造血细胞生成减少，导致感染、发热、出血和贫血；也可由于白血病细胞浸润导致肝、脾、淋巴结肿大及其他器官病变。症状的缓急主要取决于白血病细胞在体内的积蓄增长速率和程度。

(一)发热和感染

约半数以上患者以发热起病，当体温＞38.5℃时常常由感染引起。感染是急性白血病最常见的死亡原因之一。据上海市白血病协作组统计，初诊时 46.1%的 AML 和 42%的 ALL 患者有感染发热。据国外 494 例急性白血病 1894 次发热分析，明确为感染者占 64%，不明原因者 35%，非感染性者仅占 1%。急性白血病发生感染的机制：①中性粒细胞数量减少和功能缺陷:白血病细胞能抑制骨髓正常粒系祖细胞的生成,加上化疗药物对骨髓的毒性抑制,在诱导缓解期常发生显著的粒细胞缺乏症,极易并发各种细菌或真菌感染。中性粒细胞$<1\times10^9/L$时,感染机会中度增加;$<0.5\times10^9/L$时,显著易感染;$<0.1\times10^9/L$时,几乎都有严重的感染。感染的发生还和粒细胞缺乏持续的时间有关,超过2周者几乎都有严重感染,且真菌和原虫感染的危险性显著增高。粒细胞的趋化、游走、吞噬及杀菌功能降低,不能产生正常的炎症反应,感染极易扩散。②免疫缺陷:化疗及应用肾上腺皮质激素等可加重免疫紊乱。免疫球蛋白合成减少,补体缺乏,使机体对具有荚膜的细菌如肺炎链球菌或流感杆菌的防御能力显著减弱,加上细胞免疫功能减低,患者易发生范围广泛的各种病原体感染,如沙门菌、李斯特菌、结核杆菌、军团菌、奴卡菌、新型隐球菌、病毒、卡氏肺孢子菌、弓形虫、粪类圆线虫等。③皮肤黏膜屏障破坏更有利于病原体的入侵。④院内感染:长期住院患者的感染半数是院内获得,细菌常呈耐药性。感染以咽峡炎、口腔炎最多见,肺部感染、肛周炎及肛周脓肿也常见。皮肤黏膜感染很少化脓,但易形成蜂窝织炎。胃肠道感染常是脓毒血症的主要来源。泌尿系感染时尿路刺激症状不明显;当白细胞$<0.1\times10^9/L$时,仅11%有脓尿。在发病早期,感染常由革兰氏阳性球菌如粪链球菌、金葡菌或表葡菌所引起;但长期反复抗生素治疗后体内菌群发生变化,加以肠道黏膜溃疡和肠壁白血病细胞浸润,此时革兰氏阴性杆菌感染较多见。细菌多数来自患者本身的肠道,其中50%以上系住院后获得,以大肠杆菌、肺炎克雷伯菌和铜绿假单胞菌为多见,近年革兰氏阳性球菌的发生率有所上升,如金黄色葡萄球菌、表皮葡萄球菌、肠球菌等。结核复发也有报道。真菌常为终末期感染,但也有发生在病程早期,以念珠菌及曲菌多见。急性白血病发生病毒感染时病情常较凶险,如麻疹或水痘易并发肺炎、脑炎等。病毒感染中巨细胞病毒(CMv)常见于急性白血病缓解期,尤其是儿童ALL。

(二)出血

40%～70%的患者起病时伴出血倾向。在未并发DIC者,出血的发生率67%～75%,死于出血者占10%～15%。并发弥散性血管内凝血(DIC)的患者几乎全部有出血,其中死于DIC者占20%～25%。AML有出血倾向(58%)者明显多于ALL(42%)。

出血的机制如下:①血小板减少:约95%的AL病例有血小板减少,是引起出血最重要的原因。皮肤淤点、淤斑和齿龈渗血最常见,可有鼻出血和月经过多。视网膜出血时可引起失明,蛛网膜下隙出血常引起突然死亡。因血小板功能障碍并非AL出血的主要原因。当血小板在$20\times10^9/L$以上时可无严重出血,但低于$5\times10^9/L$者常引起致命的出血倾向。如血小板在$20\times10^9/L$以上有严重出血常提示有其他机制参与出血,但某些AL可有血小板的黏附、聚集和释放功能异常,血小板膜糖蛋白Ⅰb和Ⅱb/Ⅲa异常,电镜观察常见α颗粒减少和体积变小。②血管壁损伤:由于白血病细胞浸润、感染内毒素以及大量化疗所引起。当白血病细胞数异常增多时,可使小动脉和小静脉内有白血病细胞堆积,称白细胞淤滞,可发生出血。③凝血障碍:单个凝血因子缺乏较少见。凝血障碍常呈大块淤斑和血疱,伴有疼痛。内脏出血多见,如消化道、泌尿道、颅内出血。最常见的类型是DIC,AL并发DIC的发生率为7%～30%,早幼粒细胞白血病可达33.1%。异常的早幼粒细胞颗粒中含有促凝物质,常发生在大剂量化疗后。④抗凝物质增多:AL患者肝素或肝素类物质增多,发生率占10%～15%。细菌感染释放有抗凝作用的多糖体,故感染可使出血加重。

（三）贫血

约 2/3 的 AL 患者在确诊时有中度贫血，某些急性白血病患者在发病前数月甚至数年可先出现难治性贫血。贫血发生的机制为：①白血病细胞克隆能抑制正常多能造血干细胞以及红系祖细胞，并使红系祖细胞对红细胞生成素的反应性降低。白血病细胞破坏诱导红系生成的微环境等，从而使红系生成减少。②无效性红细胞生成：测定血浆和红细胞内放射性铁的转换以研究骨髓红系造血，发现白血病患者红系铁转换率正常或升高，但成熟红细胞的铁摄取量却显著降低，提示无效性红细胞生成，另外，某些类型的白血病患者伴幼红细胞增生异常，表现为巨幼样变和细胞分裂受阻。③溶血：明显溶血绝大多数见于淋巴细胞白血病。隐性溶血表现为对输血的要求明显增加，发生机制可能和免疫有关，少数可能有红细胞内在缺陷。DIC 可伴微血管病性溶血性贫血。④其他：急慢性失血以及某些抗代谢化疗药物，例如甲氨蝶呤（MTX）和阿糖胞苷（Ara-C）等可引起 DNA 合成障碍，导致巨幼细胞性贫血。

（四）淋巴结和肝脾大

初诊时 ALL 患者有 62.2%、AML 有 41%有淋巴结肿大，常见为浅表淋巴结肿大。淋巴结肿大以 ALL 为著。60%～80%的 T-ALL 有纵隔淋巴结肿大，严重者可引起气管、颈静脉压迫等症状。在 AML 中以 M_4 及 M_5 发生淋巴结肿大多见，由于肝、脾大可引起食欲减退、腹胀、乏力、消瘦等。临床上肝、脾大以 ALL 最为显著，据上海地区统计，初诊时 ALL 有 60%的病例有肝大，47.9%有脾大，而 AML 仅 31.8%的病例有肝大，20.9%有脾大。

（五）神经系统

中枢神经系统白血病（CNSL）以蛛网膜及硬脑膜浸润最多见，分别为 82%及 78.6%，其次为脑实质（62%）、脉络丛（42%）及脑神经（22%），可发生在白血病活动期或缓解期。约有 2%的急性白血病患者初诊时有中枢神经系统累及，如未进行中枢神经系统白血病的预防处理，则 70%的 ALL、20%～40%的儿童及 5%的成人 AML 可发生中枢神经系统白血病。轻者可无症状或仅有轻微头痛，脑脊液压力增高。严重的才呈典型脑膜炎表现，但不发热。脑脊液检查可见压力增高，细胞数增多甚至发生混浊，蛋白增多，糖降低。利用细胞离心沉淀涂片染色检查，可检出白血病细胞。白血病细胞在蛛网膜增生影响了脑脊液循环，引起颅内压增高和交通性脑积水，可出现头痛、恶心、视力模糊、视盘水肿和眼外展麻痹。神经根周围浸润可造成脑神经麻痹，尤其是通过脑神经孔的Ⅲ和Ⅶ对脑神经。直接压迫和浸润视神经可引起失明。视网膜浸润可导致盲点出现，通过眼底检查即可诊断。当周围血原始细胞显著增多（$>50\times10^9$/L）时，常可引起白细胞淤滞，多见于 AML 和 CML 的急变期。大量白血病细胞在小血管以及血管周围的脑实质中集聚，导致小血管阻塞以及出血性梗死，常发生在大脑半球，很少在小脑及脑干或脊髓。临床表现类同脑血管意外，患者有头痛、轻瘫，迅速进入昏迷，常致死亡。白血病发生脑膜浸润大多为弥漫性，但偶尔也可见因形成髓系肉瘤而引起脊髓压迫症。

（六）口腔及皮肤

白血病细胞浸润口腔黏膜可引起齿龈肿胀或巨舌等，多见于 AML-M_5 及 M_4。白血病性齿龈炎常继发感染、出血，甚至发生继发性口干燥症。偶见急性白血病可首发于皮肤。皮肤浸润表现有白血病疹、结节、斑块和溃疡等。白血病疹呈淡紫色小丘疹，常有痒感，以 AML-M 及 M_5 为明显。活检或皮损印片有助于诊断。皮肤感染很多见，表现为蜂窝织炎，常呈大片状，迅速发展，最常见于面部，多由革兰氏阳性细菌所引起。病毒性皮炎常发生在化疗中或化疗后，以单纯疱疹及带状疱疹为多见。髓细胞肉瘤可发生在皮肤和乳腺等部位。所谓 Sweet 综合征又称急性发热性中性粒细胞性皮病，发生率约 10%，可能是白血病细胞抗原在皮肤沉积所致。

（七）心脏和呼吸系统

急性白血病的肺部表现可由感染、浸润及白细胞淤滞等引起。初诊时有肺浸润者占 5%，尸检中发现者占 50%。肺浸润以 AML 常见，浸润多位于肺泡间隔，尤位于血管和小支气管周围，但引起肺动脉栓塞导致肺梗死者罕见，极少数可出现空洞。肺门和纵隔淋巴结肿大的发生率分别为 27% 和 36%。因浸润出现渗出性胸膜炎及血性胸腔积液者多见于 ALL，亦可见于 AML-M_5，并可与结核等并存。肺部浸润的 X 线表现可呈弥漫性网状结节样改变，也可散在分布，和感染并存可呈片状阴影。肺部血管的白细胞淤滞可导致呼吸窘迫综合征，主要见于高白细胞急性白血病患者，病死率高。心肌及心包浸润的尸检报告可达 35%，多见于 ALL；有临床症状者仅 5%，可表现为心肌炎、心律失常、心力衰竭，偶有心包炎表现。

（八）骨和关节

骨痛及胸骨下端压痛常见。初诊时有骨、关节症状者 ALL 占 11%，AML 占 2%。慢粒急变常有显著骨痛。骨痛可由于：①白血病细胞影响骨膜；②不明原因的骨梗死和骨髓坏死；③高尿酸血症致痛风发作；④溶骨性髓细胞肉瘤等。骨骼病变可通过 X 线摄片、骨扫描等检查而诊断。伴骨髓坏死者也不少见，易发生于儿童 ALL。以关节肿起病者多见于小儿，常被误诊为风湿性或类风湿性关节炎，也可发生继发性痛风性关节炎。

（九）性腺

性腺浸润占 4%～27%，约 2% 的 ALL 初诊时即有睾丸白血病。由于对中枢神经系统白血病的有效防治，使睾丸白血病成为第二个髓外复发的部位。尤以白细胞明显增高者以及 ALL 更易发生。睾丸白血病可无症状，常呈双侧或单侧弥漫性肿大，质硬，不透光，可经局部穿刺或活检证实。卵巢白血病症少见。阴茎异常勃起偶见于急性白血病患者，可能和海绵体内白血病细胞栓塞有关。

（十）其他

约 25% 的患者在确诊为白血病时胃肠道已有白血病浸润，但临床表现少见；即使有症状也与浸润程度不相称，表现为腹痛、腹泻、胃肠道出血、黏膜炎症、肠梗阻等。白血病肾浸润率可达 52%。白血病细胞可浸润甲状腺、胰腺、下丘脑和神经垂体，且可并发糖尿、低血糖或尿崩症等。低血糖是外周血大量白血病细胞“窃取”血糖所致。急性白血病患者的生化代谢紊乱常是多因素的，化疗可使之加重，造成症状的复杂化，严重者可致死，故需及时纠正。高尿酸血症是 AL 最常见的代谢紊乱。由于白血病细胞的高代谢状态，故尿酸可增高，尤其当诱导缓解化疗后白血病细胞大量崩解，使血浆尿酸浓度显著增高。大量尿酸由尿中排泄可导致严重肾病，甚至急性肾衰竭。急性白血病患者的电解质紊乱变化多端，无一定规律性。低钠血症较常见，可由于原发性或化疗药物如环磷酰胺、长春新碱所致的继发性抗利尿激素分泌过多综合征而引起。高钾血症在白血病细胞大量崩解时常见，甚至可致心搏骤停；低钾血症见于 AML-M_4 及 M_5，因这类白血病患者的血清溶菌酶增高导致肾小管损害。抗生素引起的肾病和肠道功能紊乱也可引起低钾。高钙血症的出现常提示预后不佳，患者出现乏力、嗜睡、恶心、烦渴等精神症状，常伴骨痛、骨质疏松、溶骨性病变和病理性骨折。高钙血症的多尿及排钾增多可引起代谢性碱中毒，低钙血症也是白血病化疗中的严重并发症。高镁血症常见于白血病活动期。代谢性酸中毒常由于乳酸积聚所引起，多见于急性白血病活动期，因大量白血病细胞的无氧糖酵解所致；由并发深部真菌感染等引起者亦有报道。急性白血病化疗后大量白血病细胞杀伤，细胞内容物大量释放入血可引起急性溶瘤综合征，出现高磷、高钾、低钙、高尿酸血症、少尿、急性肾衰竭等，可致患者迅速死亡。

【实验室检查】

急性白血病的实验室检查进展很快，电镜、细胞分子遗传学和免疫学等检查均已在临床广泛应用。目前血常规、骨髓象和细胞化学检查仍为诊断与病情随访的基础，但细胞遗传学检查在分型和预后判断中的意义日益得到重视。

（一）血常规

急性白血病初诊时，多数病例外周血有不同程度的血红蛋白及红细胞减少，据统计血红蛋白测定的范围为17～147g/L。贫血大多数呈正常细胞性，仅少数有成熟红细胞大小不等、嗜碱性点彩、多染性红细胞及出现幼红细胞，半数病例网织红细胞计数偏低。白血病可引起红细胞血型抗原的减弱，造成血型鉴定的困难。急性白血病初诊时外周血白细胞计数可降低、正常、增高或显著增高。约50%的AML和30%的ALL患者白细胞计数可$<5\times10^9/L$，甚至可$<1\times10^9/L$；也有$>100\times10^9/L$，称为高白细胞急性白血病，占所有急性白血病的8.5%。约有5%的AML，9%儿童ALL和17%成人ALL发生高白细胞急性白血病，尤见于T细胞ALL和AML-M_5。高白细胞急性白血病病情凶险，早期病死率高，缓解率低，预后差。外周血白细胞分类，最主要的发现是被累及的血细胞系列的原始和幼稚（早幼）细胞百分比显著增多，范围可为5%～100%，但白细胞不增多性白血病患者，外周血中可仅有极少量甚至没有原始细胞或幼稚细胞出现。急性白血病患者初诊时均有不同程度血小板减少，据统计血小板计数范围8×10^9～$175\times10^9/L$，有52.4%患者低于$60\times10^9/L$。

（二）骨髓象

急性白血病初诊时骨髓象绝大多数呈增生活跃、明显活跃或极度活跃，分类中最主要的特征是被累及的血细胞系列有原始和幼稚（早幼）细胞大量增生，而正常造血细胞如幼红细胞和巨核细胞则明显受抑制。据统计，增生极度活跃者占45.4%，明显活跃占30.2%，活跃占20.6%，增生减低占3.8%；后者多见于AML。约有10%的AML骨髓活检中显示增生降低，称为低增生性急性白血病。据统计，分类中原始细胞平均占64.4%，最低占10%，最高占99.2%。

白血病患者的骨髓涂片大多缺乏油滴（84.4%），骨髓小粒的有无则与细胞类型有关，ALL和急单大多无骨髓小粒，而急粒和红白血病则多数具有骨髓小粒。白血病细胞具有共同的形态特点：大小不一，多数体积增大，核质比值增大，细胞核形态不规则，常有异形，核染质粗糙，分布不均，核仁较正常原始细胞为大且显著；核分裂象多见，核质发育失调，胞核发育常落后于胞质，细胞分化停滞在原始细胞或幼稚细胞（早幼）阶段，而趋向于成熟的细胞极少见，呈所谓"裂孔"现象。在部分AML的胞质内常可发现有Auer小体，这是白血病细胞克隆的形态标志，系嗜苯胺蓝颗粒聚集和浓缩过程紊乱，融合成有结晶核心的 Auer 小体。据统计，它的出现率按高低排列：急粒(42.2%)，急粒单(36.8%)，急性早幼粒(34.9%)，红白血病(25%)，急单(19%)；一般不会出现在 ALL 中，CML 急变期找到 Auer 小体纯属罕见。每份涂片 Auer 小体阳性的原粒细胞一般占 1%～5%，Auer 小体常见于原粒和早幼粒细胞，罕见于成熟中性粒细胞。

(三)细胞化学染色

细胞化学染色在急性白血病的分型诊断中有重要意义。①ALL 的细胞化学染色特征：过氧化酶(POX)、苏丹黑 B(SB)和氯化醋酸 AS-D 萘酚酯酶(AS-D-CE)均呈阴性反应；醋酸 AS-D 萘酚酯酶(AS-D-AE)阴性或弱阳性；α-醋酸萘酚酯酶(α-NAE)大多阴性，一些细胞可呈局灶性阳性，少数病例有局灶性强阳性反应；PAS 染色在部分病例的部分细胞中呈块状或颗粒状阳性，而无弥漫性着色；酸性非特异性酯酶(ANAE)和酸性磷酸酶(ACP)呈阴性或弱阳性反应。T 细胞 ALL 的 ANAE、ACP 及末端脱氧核苷酸转移酶(TdT)的活性都显著增高；B 细胞 ALL 的 ACP、ANAE 及 TdT 均为阴性反应。FAB 协作组规定 ALL 可有 3%原始细胞 POX 染色可呈阳性，因此 POX 阳性原始细胞≥3%可作为 ALL 和急粒的鉴别点。其实 ALL 的 3% POX 阳性原始细胞并非白血病原始细胞，而是正常的原粒和早幼粒细胞。②急粒细胞化学染色的特征：POX 和 SB 染色对分化差的原粒细胞呈阴性反应，分化好的呈阳性反应，其强弱程度各异，M_1 型以阴性或弱阳性反应多，M_{2a} 和 M_3 型以强阳性为多，Auer 小体也呈阳性；AS-D-CE 染色呈特异性阳性反应；非特异性酯酶(NSE)可呈阳性反应，但不被 NaF 抑制或抑制率<50%；中性粒细胞碱性磷酸酶(NAP)明显减少或消失；尿液水解和热盐水溶解试验时核被溶解；PAS 染色根据白血病细胞的分化程度可呈阴性反应或呈弥漫性淡红色反应，M_3 型呈弥漫性红色反应。③急单细胞化学染色的特征：POX 和 SB 染色时原幼单核细胞呈阴性或弱阳性反应；NSE 呈阳性或强阳性反应，可被 NaF 抑制，抑制率>50%；AS-D-CE 呈阴性反应，偶见弱阳性反应；NAP 积分增高；血、尿溶菌酶活性显著增高。④急粒单细胞化学染色的特征：具有上述两系细胞的特征，并且过氧化酶-溶菌酶(POX-Lz)双重染色时 Lz 活性>POX，AS-D-CE 和 AS-D-E 双重染色时两类不同细胞可显示两种不同的染色。⑤红白血病的幼红细胞 PAS 染色呈阳性反应，且多为颗粒或块状分布。

(四)电镜检查

白血病的诊断目前主要依靠光镜水平的细胞形态学和细胞化学染色技术，但是一些无明显分化特征的急性白血病细胞在光镜下不易鉴别，须借助于白血病细胞的超微结构诊断。白血病细胞在透射电镜下具有下列特征：细胞大小差别较大，外形不规则；细胞核形状不规则，常有深浅不等凹陷及畸形；细胞核内可出现核泡、核内小体、假包涵体和核环等结构；细胞质内线粒体和内质网可出现不正常的集中，线粒体和高尔基体可出现肿胀和髓鞘样变等；细胞质内微丝可明显增多，常呈束状出现在细胞核周围，在细胞核凹陷处更多；部分细胞质内可出现一些特殊结构，如 Auer 小体、板层小体等，还可看到一些聚集成团的小管状结构，其性质未明。

在鉴别各类白血病细胞时可参考下列数点：①细胞质颗粒的大小和形态：例如白血病性原始粒细胞细胞质颗粒要大于白血病性原始单核细胞的颗粒，嗜酸性粒细胞和嗜碱性粒细胞白血病其细胞质颗粒有特殊形态。②细胞核的形态结构：如核质比例以白血病性原始淋巴细胞最高，其次是白血病性原始单核细胞和原始巨核细胞；细胞核内异染色质与常染色质的比例也是白血病性原始淋巴细胞最高；核内小体多见于白血病性原始粒细胞，核环多见于白血病原始淋巴细胞，核泡多见于白血病性原始单核细胞，原始巨核细胞白血病未见上述特殊结构。③细胞器的形态结构：非原始的白血病细胞中细胞器都比较少，难以区分类型。当细胞分化时，细胞器的差异也趋向明显，可作为白血病分型的参考。例如早幼粒细胞中糙面内质网丰富；幼单核细胞的糙面内质网比早幼粒细胞少，呈细管状分散分布，高尔基体也比早幼粒细胞小；幼淋巴细胞中糙面内质网很少，高尔基体不发达。对一些内部形态结构上很难鉴别的白血病细胞，则须进一步结合扫描电镜和电镜细胞化学检查。扫描电镜主要观察细胞的表面形态。急粒白血病细胞有较多嵴状突起和少量小的皱折状突起，很少有微绒毛；急单白血病细胞表面有很多具有宽阔基底部的皱折状突起和少量嵴状突起，微绒毛少见；ALL 白血病细胞表面有数量不等的微绒毛，而嵴状和皱折状突起极少；巨核细胞白血病细胞表面较光滑，具有大小不等的泡状或结节状突起。

电镜细胞化学检查，目前主要有髓过氧化物酶（MPO 酶）、血小板过氧化物酶（PPO 酶）及胞嘧啶-5'-单核苷酸酶（CMP 酶）3 种。MPO 酶阳性反应的白血病细胞见于急粒和急单，阴性反应见于 ALL 和巨核细胞白血病；PPO 酶是巨核细胞系统和血小板标志酶，定位于巨核细胞的内质网和核膜中，有助于巨核细胞白血病的诊断；CMP 酶有助于鉴别急粒和急单，前者反应较弱，后者反应较强。

（五）免疫表型检查

急性白血病的分型诊断具有重要意义，按目前细胞形态学和细胞化学检查方法作为分型的基础，其符合率为 60%～70%。20 世纪 80 年代以来，由于杂交瘤技术与分子生物学技术的发展，大量单克隆抗体相继问世，加上免疫荧光和免疫细胞染色方法的标准化，为建立急性白血病免疫分型诊断奠定了基础。早年采用分化抗原细胞膜标记的识别对 ALL 的亚型作鉴别，如羊红细胞（E-玫瑰花）受体以识别 T 细胞 ALL，小鼠红细胞受体识别不成熟 B 细胞，膜表面免疫球蛋白（SmIg）识别 B 细胞 ALL，胞质免疫球蛋白（CyIg）识别前 B 细胞 ALL，普通型 ALL 抗原可识别普通型 ALL。但随着白细胞表面分化抗原的研究，并研制出大批相应的单克隆抗体，上述免疫分型方法已为单克隆抗体所取代。

按照 T 细胞分化模式，在淋巴系干细胞阶段仅有 CD34、HLA-DR 及 TdT 表达，继而出现 CD7，同时胞质中开始表达 CD3，标志着发育至幼稚胸腺细胞阶段，此时部分细胞可出现 CD5、CD2；到皮质胸腺细胞期，CD1、CD4、CD8 共同表达；髓质胸腺细胞和外周血 T 细胞一样，CD1 消失，CD4 或 CD8 在不同细胞上独立表达，胞膜上出现 T 细胞抗原受体复合物 CD3 标志。按照 B 细胞分化过程，其抗原表达继淋巴系干细胞之后，B 系祖细胞便出现 CD19，胞质中 CD10 开始表达；早前 B 细胞期 CD34、TdT 消失，膜 CD10 及胞质 CD22 出现；进入前 B 细胞期，Cyμ 链、CD22、CD20 均已表达；SmIg 为成熟 B 细胞标志。按照髓系（粒-单系）细胞的分化过程，CD33 和 CD13 是髓系发育成熟全过程均存在的抗原；CD34 在髓系祖细胞表面出现，分化至原粒细胞逐渐消失；HLA-DR 存在于 CFU-GM 和各期单核细胞上；到幼稚及成熟期，粒、单核细胞表面出现 CD11b，粒系同时有 CD15，单核细胞则表达 CD14。

应用单克隆抗体（McAb）进行免疫分型过程中，有认为 B 系 McAb 中的 CD10、CD19、

CD22 的特异性较好，T 系 McAb 中的 CD3、CD4、CD8 的特异性较好，但表达率低，髓系 McAb 中的阳性表达率依次为 CD33＞CD13＞CD14＞CD15。60％ ALL 表达普通型 ALL 抗原(CAL-LA，即 CD10)，CALLA 为糖蛋白，偶见于正常早期淋巴细胞和其他非造血组织，CALLA 阳性的 ALL 实际上是极早期 B 细胞。10％～20％的成人和 5％～10％的儿童 ALL 有髓系抗原的表达(CD13 和 CD33)，称表达髓系抗原的 ALL(My^+ ALL)；20％～30％的 AML 表达淋系抗原，常见 TdT、CD7、CD2 和 CD19，称表达淋系抗原的 AML(Ly^+AML)。诊断急性双系列(或双表型)白血病，WHO 髓系肿瘤分类提出应根据欧洲白血病免疫分型研究组(EGIL)提出的积分系统计算积分，髓系积分＞2 分，淋系积分＞2 分才能确立。

(六)细胞遗传学检查

多数急性白血病都有染色体数量和结构上的异常，表现为染色体数量的增加或丢失，染色体结构改变，如易位、缺失和倒位等。白血病完全缓解后染色体异常可消失，复发时再次出现。

据目前的资料，ALL 约 66％有特异性染色体变化，在有染色体畸变的 AML 中约 60％有特异性染色体变化，因此细胞遗传学检查已成为急性白血病的形态学、免疫学、细胞遗传学(MIC)分类诊断的重要项目之一。AML 的特异性染色体变化有：①t(8;21)(q22;q22)：与急粒 M_2 型有特殊联系，据报道 30％的 M_2 型患者有 t(8;21)，t(8;21)往往伴有性染色体缺失，85％的男性患者缺少 Y 染色体，60％女性患者缺少 X 染色体。②t(15;17)(q22;q21)：此易位限于早幼粒白血病(M_3 型)，至少见于 90％的 M_3 患者；t(15;17)的检出对细颗粒和微颗粒型急性早幼粒白血病有重要价值，此外约 1/3 患者伴有＋8。③t/del(11)(q23)：本组染色体异常呈异质性，易位中最多见的是 t(9;11)，其他尚有 t(11;9)(q23;p13)、t(10;11)(p11-p15;q23)和 t(11;17)(q23;q21～25)，它们均可出现在 AML 患者，约 50％为急单 Ms。型，但也可见于 T 细胞 ALL。④inv/del(16)(q22)：多见于急粒单白血病 M_4E_0 型。⑤t(9;22)(q34;q11)：急粒白血病少见 Ph 染色体异常，主要见于 M_1 型，它与慢粒不同，Ph(＋)的 AML 初诊时多数细胞为正常二倍体。⑥t(6;9)(p21～22;q34)：多见于 M_2 或 M_4 型患者，极易涉及骨髓嗜碱性粒细胞，但非绝对，约 20％患者有 MDS 病史。⑦inv(3)(q21;q26)：可见于 M_1、M_2、M_4、M_7 型和 MDS 转变的 AML 白血病，伴血小板数升高，其他染色体异常如插入、易位等多见于 M_1 型。⑧t(8;16)(p11;p13)：是伴吞噬细胞增多，有吞噬红细胞现象的 M_{5b} 型具有此异常。⑨t/del(12)(p11～13)：可见于 AML M_2 型和 M_4 型，其部分细胞向嗜碱性粒细胞分化。⑩＋4：多见于 M_4 或 M_2 型 AML。成人 ALL15％～20％有 Ph 染色体，其断裂点精确位置可能与慢粒不同，伴有 Ph 染色体的 ALL 常为非 T 非 B 型，有时为前 B 细胞型；t(4;11)最常见于新生儿 ALL，t(8;14)可见于 ALL L_3 型，t(1;19)见于前 B 细胞 ALL；约 20％ALL 有染色体数量的增加，可达 50～60 条，这种超二倍体白血病化疗效果好。

【诊断和鉴别诊断】

(一)诊断

急性白血病时白细胞常显著增高，外周血液有数量较多的异常原始及幼稚细胞，但对白细胞不增多性白血病则必须借助骨髓检查才能发现白血病细胞。在未进行骨髓象检查之前，某些临床表现常易造成误诊。如儿童急性白血病常因发热、关节肿痛、心动过速而误诊为风湿热；有全血细胞减少的临床表现易误诊为再生障碍性贫血；某些急性白血病初起时可为单系血细胞减少，如以粒细胞减少或血小板减少为首起表现的急性白血病常易误诊为粒细胞缺乏症或血小板减少性紫癜。上述情况只要及时进行骨髓象检查即可明确诊断。

ALL 须注意和传染性单核细胞增多症及传染性淋巴细胞增多症鉴别。传染性单核细胞增多症可有发热、淋巴结和肝脾肿大，外周血液和骨髓象中出现大量不典型淋巴细胞，易误诊为 ALL，但传染性单核细胞增多症常无贫血和血小板减少，嗜异凝集试验及 EB 病毒血清试验有助于鉴别；传染性淋巴细胞增多症虽有显著淋巴细胞增多，但均为成熟淋巴细胞，形态正常，且无贫血和血小板减少。儿童的神经母细胞瘤和横纹肌肉瘤及青少年和成年人的 EWing 肉瘤及小细胞肺癌，有骨髓浸润时呈小圆细胞形态，如不注意时易误诊为 ALL，须注意鉴别，肿瘤细胞的免疫表型和基因重排的类型有助于鉴别。药物引起粒细胞缺乏症的恢复期，骨髓可有早幼粒细胞显著增多，须注意和急粒相鉴别，前者常无贫血和血小板减少，且早幼粒细胞形态正常，存在环核浅染带，无 Auer 小体。粒细胞类白血病反应白细胞可超过 $50\times10^9/L$ 且有核象左移，须注意与急粒鉴别，类白血病反应的骨髓象原粒细胞极少超过 2%且 NAP 积分增高。低增生性急性白血病要注意和急性再生障碍性贫血相鉴别，只要仔细检查骨髓不难鉴别，因为前者原始细胞百分比已达诊断急性白血病的标准。

（二）分型诊断

1.FAB 分类标准和国内分型标准　英美法协作组（FAB 协作组）于 1976 年和 1985 年先后提出急性白血病的形态学诊断标准及修改建议，1991 年又增补了 AML 的一项亚型，即 AML 微分化型（M_0）。M_0 不能用通常的形态学和细胞化学方法找到肯定的髓系分化证据，但原始细胞可以通过单克隆抗体免疫标记或（和）超微结构（包括超微细胞化学）证实有髓系性质。M_0 的诊断标准为：骨髓原始细胞Ⅰ型＋Ⅱ型在非红系（NEC）中≥90%，原始细胞形态大多数类似 ALL-Ⅰ砭的原始淋巴细胞、AML-M_1 原始细胞或少部分似 AML-M_5 原始单核细胞，无嗜天青颗粒及 Auer 小体，常规细胞化学染色阴性。免疫表型无特异性高的淋系标志如 cCD3、cCD79a 和 cCD22，但可表达特异性较低的淋系相关标志如 CD2、CD4、CD7、CD10 和 CD19 等，髓系分化抗原 CD13、CD14、CD33、CD64、CD65 或 CD117 等阳性，单抗检测细胞质髓过氧化酶（cMPO）阳性。急性未分化型白血病（AUL）与 AML-M_0 不同，AUL 是指细胞表面无系列特异或系列相关抗原表达，细胞形态和细胞化学特征也无法确定哪一系列的白血病。有认为是否属于真正的 AUL 尚须经过基因分型的检测如髓过氧化物酶（MPO）基因表达、免疫球蛋白重链（IgH）或 T 细胞受体（TCR）基因重排等，证实无任何基因型和免疫学标志，才属于真正的 AUL。除此以外，FAB 分型与国内分型不同之处在于不将 AML-M_2 进一步区分为 M_{2a} 和 M_{2b} 两个亚型。

2.世界卫生组织分类标准　WHO 分类标准，在细胞形态学方面，不再将骨髓原始细胞区分为Ⅰ、Ⅱ两型；诊断 AML 骨髓原始细胞的标准从≥30%下降至≥20%。

按新的 WHO 分类，AML 伴 t(8;21)(q22;q22)、inv(16)(p13.1;q22)/t(16;16)(p13.1;q22)及 t(15;17)(q22;q12)，不管原始细胞数量均可诊断相应类型 AML。而伴 t(9;11)(p22;q23)、t(6;9)(p23;q34)、inv(3)(q21;q26.2)/t(3;3)(q21;q26.2)及 t(1;22)(p13;q13)，当原始细胞＜20%是否可诊断为 AML 目前尚未有定论。ALL 与 LBL 的区别以骨髓淋巴细胞 25%

为界限。急性白血病原始细胞表达两种以上系列特异性抗原而又不能确定为哪一系白血病称混合表型急性白血病(MPAL),包括双系列或双表型急性白血病,前者指具有两系列原始细胞,后者指一群原始细胞同时表达两系列以上抗原,MPAL复发时可发生系列转换。系列不明急性白血病包括AUL和MPAL的诊断主要依靠骨髓流式细胞术免疫表型和骨髓活检免疫组化检测,特别是MPAL的双表型急性白血病主要靠流式细胞术。诊断MPAL要区别B/髓,T/髓和T/B系,所选用单克隆抗体种类非常重要,应选择特异性高的单抗,如确定髓系以MPO,确定T细胞系以cCD3,确定B细胞系必须注意无单一特异性强的标记,因此常需要多项B系标记(CD19、CD10、CD79α和cCD22)。

3.ALL的免疫分型标准 1994年在法国召开了欧洲白血病免疫学分型协作组(EGIL)会议,提出ALL四型21类法,即先按T、B淋巴细胞系和髓系抗原积分系统确定不同抗原积分,再按积分和抗原表达及分化程度把ALL分为四型(裸型、纯型、变异型、多表型)21亚型。

4.急性白血病的预后分型 急性白血病的预后分型对于指导急性白血病的治疗具有重要意义。国内外大量资料表明,急性白血病患者的预后与发病时的年龄、白细胞计数、髓外浸润情况及FAB分型等多种因素有关,但随着白血病细胞分子遗传学研究的不断深入,越来越多的证据显示在众多的预后相关因素中,白血病细胞的细胞分子遗传学改变特征与预后的关系最为密切。目前国际上公认AML可根据染色体核型分析将其分成好、中等、差3个不同的预后组。

成人ALL与预后相关因素较AML似更为复杂,但特殊的细胞分子遗传学特征同样在预后判断中日益得到重视。目前许多学者认为成人ALL75%属高危组,25%为标危组。

【治疗】

(一)治疗原则

急性白血病的治疗目标是彻底清除体内的白血病细胞,同时使正常造血功能得以。恢复。化疗是实现这一目标的最主要手段,但目前常用的化疗药物,除肾上腺皮质激素外几乎都有抑制造血功能的不良反应,并且对肝、肾、胃肠道也有毒性作用,所以用药时要严密观察,随时调整剂量。同时必须加强支持治疗,防止感染和出血,以保证化疗的顺利进行。治疗方法宜个体化,根据白血病类型、病情程度和客观条件灵活掌握。

20世纪70年代以来急性白血病的化学治疗取得了很大进展。儿童ALL的3～5年无病存活率达70%以上,成人也已达25%;儿童AML的3～5年无病存活率达40%～50%,成人为30%左右。20世纪80年代后异基因及自身造血干细胞移植迅速开展,急性白血病近期疗效又有进一步提高。

(二)支持疗法

1.控制感染 根据复旦大学附属华山医院抗生素研究所及血液学研究室20年来调查研究,80年代革兰氏阴性杆菌特别是铜绿假单胞菌感染一直是化疗后粒细胞缺乏患者感染的主要病原体,但近年肺炎克雷伯菌和嗜麦芽假单胞菌、不动杆菌等的感染有所增加。随着第3代头孢菌素的广泛应用,白血病患者的细菌感染出现新的特点:①革兰氏阳性球菌逐步呈上升趋势,其中主要是凝固酶阴性的葡萄球菌和金黄色葡萄球菌,肠球菌、草绿色链球菌感染也有所增多。②致病菌出现耐药趋势，特别是产新型耐药酶如超广谱 β-内酰胺酶（ESBLs）的细菌和新出现的耐药菌株感染明显增加。对怀疑感染发热患者应反复寻找病原菌并进行药敏试验。在细菌培养有结果前先按经验早期应用广谱高效抗生素，以后再根据病原学检查及药敏试验结果调整用药。一般应静脉给药，剂量要充分。对产 ESBLs 细菌的治疗可参考以下原则：①如怀疑产 ESBLs 菌感染时，不管体外药敏结果是否敏感，应避免使用青霉素类、头孢菌素类抗生素；②选择使用碳青霉烯类抗生素、加 β-内酰胺酶抑制剂抗生素（头孢哌酮/舒巴坦、哌拉西林/三唑巴坦等）、氨基糖苷类及头霉素类抗生素。嗜麦芽窄食单胞菌感染在插管和置管患者亦较常见，该菌对亚胺培南耐药，应选择头孢哌酮/舒巴坦、头孢他啶、替卡西林/克拉维酸等含 β-内酰胺酶抑制剂抗生素、也可试用头孢吡肟、环丙沙星、复方磺胺甲异噁唑等。对于耐甲氧西林金黄色葡萄球菌（MRSA）和耐甲氧西林凝固酶阴性葡萄球菌（MRCNS）感染首选万古霉素或去甲万古霉素，肾功能有损害者可选择替考拉宁。斯沃在肺组织液中浓度相对较高，但长期使用可能引起造血功能的抑制，可根据具体情况酌定。

如果是真菌感染，局限在口腔或咽部，可涂搽制霉菌素。深部真菌感染以念珠菌最常见，包括白念珠菌、热带念珠菌、光滑念珠菌、近平滑念珠菌、克柔念珠菌等。曲霉菌和隐球菌感染近来也不少见。常用的抗真菌药有三唑类（氟康唑、伊曲康唑、伏立康唑）、棘白霉素类（卡泊芬净、米卡芬净）、大环内酯多烯类（两性霉素 B 及两性霉素 B 脂质体）等。氟康唑对白念珠菌、近平滑念珠菌、热带念珠菌敏感，对新型隐球菌敏感率达 89%。光滑念珠菌、克柔念珠菌耐药，对曲霉菌无效。伊曲康唑抗菌谱广，可治疗深部白念珠菌和曲霉感染，不宜用于尿路感染，肾功能减退，肌酐清除率$<$30mL/分禁用。伏立康唑为第二代三唑类抗真菌药，抗菌谱包括耐氟康唑和伊曲康唑的念珠菌属，新型隐球菌、毛孢子菌、球孢子菌、曲霉菌、组织胞质菌。卡泊芬净作用于真菌细胞壁的葡聚糖合成酶，主要用于治疗对三唑类及两性霉素 B 耐药的曲菌属和念珠菌属感染。两性霉素 B 可与真菌细胞膜上甾醇结合，使真菌细胞膜内重要物质外漏，致其死亡。主要用于治疗耐氟康唑和伊曲康唑的念珠菌属、曲霉菌、毛霉菌、球孢子菌、皮炎芽生菌、组织胞质菌感染。两性霉素 B 不易透过血脑屏障，治疗隐球菌性脑膜炎需要和氟胞嘧啶合用。由于两性霉素 B 肾毒性显著，对于总量$>$0.5g 无效或不能耐受者，深部真菌感染伴肾功能减退（血肌酐$>$221μmol/dl）者，可考虑用两性霉素 B 脂质体治疗。

急性白血病患者的病毒感染以单纯疱疹病毒（HSV）、水痘-带状疱疹病毒（VZV）和巨细胞病毒（MCV）感染为多见。阿昔洛韦（无环鸟苷）为病毒 DNA 多聚酶抑制剂，对 HSV、VZV 及 CMV 感染都有预防和治疗作用。更昔洛韦是目前最有效的抗 MCV 药，但有导致粒细胞减少的不良反应。阿糖腺苷亦可用于 HSV、VZV 感染的治疗，但对 MCV 感染无效。此外，可用于预防和治疗病毒感染的药物还有干扰素、磷甲酸钠、大蒜素等。

由于急性白血病患者机体免疫功能低下，对严重细菌和病毒感染疗效不佳者可静脉滴注大剂量丙种球蛋白，每日约 20g，共 5 天。

2.纠正贫血　纠正贫血最有效的方法为积极缓解白血病。有显著贫血可酌量输注红细胞悬液。自身免疫溶血性贫血可用肾上腺皮质激素。病情开始缓解，但血红蛋白恢复不满意，可加丙睾酮注射，司坦唑口服或红细胞生成素皮下注射。

3.防治出血　白血病获得缓解是纠正出血的最有效方法。血小板计数$<2\times10^9$/L 伴出

血可输注单采血小板。急性白血病并发弥散性血管内凝血,一经肯定诊断,应迅速给予低分子肝素治疗,持续至凝血现象好转。当弥散性血管内凝血并发纤维蛋白溶解症,可在肝素治疗同时并用抗纤溶药物(如对羧基苄胺、氨甲环酸等)。局部出血(如鼻咽部)用填塞或明胶海绵止血。

4.纠正高尿酸血症　大量白血病细胞破坏分解时血尿酸增高,有时尿路为尿酸结石梗阻,引起少尿等急性肾衰竭。别嘌呤醇为黄嘌呤氧化酶抑制剂,能阻断次黄嘌呤和黄嘌呤变为尿酸,可纠正尿酸过高。剂量为每日 5～10mg/kg,分 3 次口服,共 5～6 天。当血尿酸超过 595μmol/L 时,应大量输液和碱化尿液。

(三)化学治疗

应先确定白血病类型,再选择适当药物。例如 ALL 选择长春新碱,AML 则以柔红霉素为首选药物,肾上腺皮质激素多适用于 ALL。为了防止耐药性产生,首治时应采用对白血病细胞敏感的药物,在患者耐受范围内尽可能加大剂量,采用联合或序贯化疗,有望在短时间内(2～3 周或 1～2 疗程)杀伤大量肿瘤细胞而使疾病进入缓解期。化疗疗程以超过白血病细胞增生周期或倍增时间为妥。急性白血病细胞的倍增时间为 4～5 天,所以抗白血病药物应连续应用 5～10 天,使进入周期的所有细胞都受到药物作用。为了避免造血系统不可逆性损害,应该间歇用药,以使正常血细胞得以恢复而白血病细胞不致增生为准则。正常血细胞复原较白血病细胞为快,而血细胞从骨髓增生池释放至外周血中需 8～15 天,因而间歇期应以 1～2 周为好。这样既能杀灭大量白血病细胞,又有利于血常规恢复。

急性白血病化疗可分成诱导缓解和缓解后继续治疗两大阶段:①诱导缓解:所谓缓解,即指白血病细胞减少到一定程度,正常造血功能得以恢复,患者症状消失,一般检查方法血片中不能找到白血病细胞。用于诱导的药物要求对白血病细胞较敏感,短期内能杀伤大量白血病细胞,并尽可能避免白血病细胞对化疗药物产生耐药性。因此要特别重视初治效果,力争 1～2 个疗程即达到完全缓解。对全血细胞减少伴骨髓增生低下的老年急性白血病患者,如全身情况较差,也可先用小剂量化疗,如阿糖胞苷或三尖杉合并肾上腺皮质激素,待血常规稍见上升,再按常规剂量化疗方案治疗。对此类患者必须反复检查骨髓,随时调整剂量。②缓解后继续治疗:急性白血病患者经治疗获得完全缓解后,体内仍残留一定数量白血病细胞,必须继续应用抗白血病药物,以消灭尽可能多的残留白血病细胞,从而达到长期无病生存乃至彻底治愈的目标。缓解后继续治疗期药物要求耐药性出现缓慢,且与诱导缓解药物无交叉耐药性。对继续治疗时间目前尚无统一意见,大多主张 AML 在完全缓解后巩固强化 6～8 个月即停药;ALL 患者经巩固强化后,尚须维持治疗 3 年之久。

1.AML(非 APL)的治疗

(1)诱导缓解治疗:柔红霉素与阿糖胞苷联合的 DA 方案是除 APL 以外其他各型 AML 最常用的诱导治疗方案。完全缓解率为 60%～85%,但对于 60 岁以上的患者 CR 率只有 45%～55%。由于柔红霉素对心脏具有明显毒性,因此一般应限制累积剂量不超过 550mg/m^2,老年患者及原有心脏疾病患者更需谨慎使用。去甲氧柔红霉素是柔红霉素的衍生物,其特点是细胞毒作用较柔红霉素更强,心脏毒性低,与其他蒽环类无交叉耐药性。一些临床研究显示，应用去甲氧柔红霉素代替DA方案中的柔红霉素，疗效更优。此外，蒽醌类药物米托蒽醌与阿糖胞苷组成方案也可用于AML的诱导缓解治疗。80年代国外有作者报告在DA方案的基础上加依托泊苷(VP16)对<55岁的年轻患者能进一步提高完全缓解率，延长生存期，尤其对于M_4和M_5型患者。但这一结果并未得到其他研究者的一致认同。三尖杉碱或高三尖杉酯碱与阿糖胞苷组成的HA方案是国内常用于AML的诱导缓解治疗的另一方案，其CR率为76.0%，与DA方案相似。但应注意三尖杉碱或高三尖杉酯碱也有较强的心脏毒副反应。1995年中国医学科学院血液学研究所设计以高三尖杉酯碱与阿糖胞苷＋柔红霉素组成的HAD方案治疗成人初治AML取得85%的完全缓解率，其中1个疗程完全缓解率达80%。据认为HAD方案的优势主要在于高三尖杉酯碱与柔红霉素之间存在一定的协同作用。

大剂量Ara-C(HD-Ara-C)在AML的疗效已得到国外多项研究的肯定。但用于诱导缓解治疗因治疗相关死亡率相对较高，因此并不能提高完全缓解率。目前多数学者主张将大剂量Ara-C主要用于完全缓解后的强化治疗。

(2)缓解后治疗：多数研究者认为诱导完全缓解后的治疗方案和强度直接影响患者的长期生存率。美国东部肿瘤协作组(ECOG)比较以下4个治疗组的远期疗效：①停药观察；②长期小剂量维持治疗；③常规剂量联合化疗巩固加长期小剂量维持化疗；④含HD-Ara-C联合方案巩固强化后停药，不再维持治疗。4组的4年无病存活(DFS)率依次为0、15%、20%和30%。

HD和中剂量(ID)Ara-C单用或联合蒽环类、鬼臼类等药物是当前广泛使用的完全缓解后的强化巩固治疗方案。美国癌症与白血病协作组(CALGB)的研究显示，接受标准剂量阿糖胞苷＋柔红霉素诱导治疗以及3个疗程大剂量阿糖胞苷巩固治疗的患者4年DFS达44%。治疗相关死亡率为5%，严重神经毒性反应发生率为12%。如果再按细胞遗传学危险度分层后进行比较，具有良好细胞遗传学改变患者的DFS为60%，中危患者为30%，不良预后者为12%。但应注意到HD-Ara-C对有MDS病史及老年患者的疗效并不理想。

也有一些研究认为缓解后的治疗强度并非影响AML患者长期生存率的主要因素。澳大利亚白血病和淋巴瘤组(ALLG)M_7临床试验采用ICE方案(去甲氧柔红霉素9mg/m^2或12mg/m^2，1次/d，用3天；Ara-C 3g/m^2，每天2次，第1、3、5、7天；依托泊苷75mg/m^2，1次/d，用7天)诱导治疗292例15～60岁AML患者，234例获得CR，其中225例1疗程达CR，9例2疗程达CR，总CR率为80%。将CR患者中的202例随机分为两组进行巩固治疗：一组为ICE组，即用原方案治疗1疗程。另一组为ICE组(去甲氧柔红霉素9mg/m^2，1次/d，用2天；Ara-C 100mg/m^2，1次/d，用5天，足叶乙苷75mg/m^2，1次/d，用5天)，共2疗程。ICE组与IcE组的3年无复发存活率(RFS)分别为49%和48%；3年存活率分别为61%和62%。该项研究的结果似乎表明要提高AML患者的长期生存率关键取决于诱导缓解治疗的强度。

2.急性早幼粒细胞白血病(APL)的治疗

(1)诱导缓解治疗：采用全反式维A酸(ATRA)诱导分化是目前国际上公认的APL的首选诱导缓解方案。急性早幼粒细胞白血病因15号与17号染色体之间易位形成PML/RARα融合基因，其表达的PML/RARα融合蛋白通过阻断细胞分化和凋亡导致APL发生。全反式维A酸可与RA受体结合，加快PML/RARα融合蛋白的降解，使早幼粒细胞继续分化成熟。

常用剂量为45mg/(m^2·d),或60～80mg/d连续口服至CR。1991年华东地区全反式维A酸协作组会议共总结787例急性早幼粒细胞白血病,初治603例,完全缓解率为85.4%,复治60例,完全缓解率为74%;单独应用维A酸治疗组,其完全缓解率为85.2%。1995年上海第二医科大学附属瑞金医院又报道以30～40mg/d的剂量治疗,同样可以达到87.5%的完全缓解率。全反式维A酸治疗伴t(15;17)APL一般不诱发弥散性血管内凝血,但可出现白细胞增多引起的维A酸综合征、颅内压增高、皮肤黏膜干燥、消化道反应、肝功能损害、外阴水肿甚至溃疡等不良反应。其中以维A酸综合征最为严重,发生率为20%～25%。主要临床表现为发热、肺间质浸润、胸腔积液、呼吸窘迫甚至呼吸衰竭。可伴有或不伴有白细胞计数增高。紧急救治方法为加用地塞米松20mg/d静脉注射,连续3天,并正压持续吸氧等各种对症处理。全反式维A酸的另一缺点是不能用作维持治疗。诱导缓解成功后,如不加用其他化疗,3～4个月后大多复发。

继全反式维A酸之后我国学者又首创砷剂治疗APL取得成功。最常用的砷剂有三氧化二砷(亚砷酸,As_2O_3)、硫化砷(As_2S_3)和四硫化四砷(AS_4S_4),其中以As_2O_3应用最广。砷剂治疗APL的主要机制为诱导早幼粒白血病细胞凋亡。亚砷酸的常规用法是5或10mg/m^2,加入5%葡萄糖溶液500mL中静脉滴注3～4小时,连续28天为1个疗程。间歇1～2周,再重复1个疗程,连用2个疗程未缓解可视为无效。CR率90%～98%,并可较早获得分子生物学缓解。砷剂的另一重要特点是与ATRA无交叉耐药。ATRA治疗后复发和难治的患者应用As_2O_3再诱导治疗,CR率为78%～93%。砷剂的主要毒副作用有白细胞增高、APL分化综合征、心电图Q-T间期延长、周围神经病变、皮疹及胃肠道反应等。近年国内外有学者尝试ATRA联合三氧化二砷用于初治APL患者的诱导治疗。初步观察结果表明ATRA联合As_2O_3诱导缓解要比单用ATRA或As_2O_3达到CR时骨髓细胞PML-RARα转录本更低,因此复发率亦更低。

(2)缓解后的治疗:在ATRA(或As_2O_3)+DNR(或IDA)双诱导治疗后,用DNR或IDA至少2个疗程巩固治疗已经成为缓解后治疗的常规方法。亦有作者根据CR后3、6个月PCR PML-RARα检测结果分为两组,阴性患者采用ATRA与As_2O_3交替治疗28周的巩固疗法[As_2O_3 0.15mg/kg,1～4周,9～12周,17～20周,25～28周,每周用5天,ATRA 45mg/(m^2·d),1～2周,5～6周,9～10周,13～14周,17～18周,21～22周,25～26周];阳性患者则在此基础上加用抗CD33单抗GO 9mg/m^2,每月1次,共3次,两组均取得较好疗效。关于缓解后治疗的时间,2008年美国国家综合癌症网络NCCN肿瘤临床实践指南推荐为1～2年,在维A酸巩固治疗期间可采用6～MP和MTX维持治疗。患者必须每3个月进行一次骨髓细胞PML-RARa融合基因的PCR检测,持续2年,以便及时发现分子生物学水平的复发。

尽管以ATRA为基础的治疗使APL的预后大为改观,但仍有部分患者存在复发的风险。西班牙和意大利协作组通过对217例APL患者的随访观察表明,患者初诊时外周血白细胞和血小板计数是预后的独立因素。白细胞计数$\leqslant 10\times10^9$/L,血小板计数$>40\times10^9$/L属低危组(24%);白细胞计数$\leqslant 10\times10^9$/L,血小板计数$\leqslant 40\times10^9$/L为中危组(53%);白细胞计数$>10\times10^9$/L则归入高危组(23%)。

长期以来,Ara-C在APL诱导缓解和缓解后治疗中的作用一直不甚明了。但2008年国外临床试验的结果显示对于初治时白细胞数≥10×10^9/L、血小板数<4×10^9/L 的患者采用 Ara-C 与 DNR 联合诱导和巩固治疗，完全缓解率和3年存活率均较不含 Ara-C 的对照组具有一定的优势。

目前多数学者主张首次获得 CR 的 APL 患者，不推荐立即行造血干细胞移植。造血干细胞移植的时机一般可选择在 CR2 期。欧洲血液和骨髓移植组织报道，APL 患者 CR2 期行异基因造血干细胞移植的总生存率、无病生存率、复发率及治疗相关死亡率分别为58%、57%、15%和33%；自体造血干细胞移植为40%、45%、44%和25%。故无合适供体者采用自体造血干细胞移植亦不失为一项有效治疗措施。

ATRA 的应用使 APL 患者生存期显著延长，但中枢神经系统白血病的发生率也随之多见，其原因是否与 ATRA 治疗使白血病细胞的黏附分子表达增高有关尚不清楚。临床上应将中枢神经系统白血病的预防作为 APL 患者缓解后治疗的一项常规措施。

3.ALL 的治疗

(1)诱导缓解治疗：泼尼松与长春新碱联合的 VP 方案，可使标危儿童 ALL 的完全缓解率达95%，是 ALL 的基本诱导治疗方案。然而该方案用于成人 ALL 的诱导缓解治疗，CR 率仅为47%，在 VP 加用蒽环类药物，其 CR 率可提高到83%。目前由 VP 方案加柔红霉素组成的 VDP 方案已普遍成为 ALL 诱导缓解治疗的标准方案。在 VDP 方案中蒽环类的剂量和用法一些学者也进行过研究。去甲氧柔红霉素 12mg/(m^2·d)，2～4天诱导治疗 ALL 的死亡率高达50%，而减小剂量至10mg/(m^2·d)，2～3天，其相关死亡率降至9%。柔红霉素或米托蒽醌持续静脉滴注并不优于静脉推注，而且柔红霉素用药延长至1周也不优于3天的疗效。近年来国外有阿霉素取代柔红霉素的趋势。

地塞米松与泼尼松比较，用于 ALL 的治疗主要有两方面的优势：①抗白血病作用更强，体外实验证明地塞米松对 ALL 细胞的作用较泼尼松强16倍。②更容易渗透进入中枢神经系统，在脑脊液中药物浓度更高，半衰期更长。荷兰的一项历史对照研究显示，地塞米松与泼尼松比较，ALL 患者3年无事件存活(EFS)分别为80%与66%。另一些临床试验也证实，在减少 ALL 中枢神经系统白血病的复发率及3年 EFS 方面，地塞米松优于泼尼松。门冬酰胺酶是另一种常用于 ALL 诱导缓解的药物，在 VDP 方案中加入门冬酰胺酶的 VDLP 方案也是目前常用的 ALL 诱导治疗方案。国外有临床研究显示，门冬酰胺酶并不能提高诱导治疗的 CR 率，但可延长缓解期。一些非随机研究认为，在 VDLP 方案基础上加入环磷酰胺(VDCP-L)可进一步提高 CR 率，尤其适用于成人 T-ALL 患者。

含 Hyper-CVAD 方案的诱导缓解治疗是国外近年来推出的一种新的成人 ALL 治疗策略，与上述方案不同之处主要在于将环磷酰胺改为分段使用，并增加了交替使用大剂量阿糖胞苷和大剂量 MTX。研究结果表明诱导缓解率和长期生存率较 VAD(长春新碱、阿霉素、地塞米松)更高。

Hyper-CVAD(第1、3、5、7疗程)环磷酰胺 300mg/m^2，静脉注射2～3小时，每12小时1次，共6次，第1～3天。长春新碱 2mg，静脉注射，第4天，第11天。阿霉素 50mg/m^2 第4天，地塞米松每天 40mg，第1～4天和第11～14天。HD-MTX-Ara-C(第2、4、6、8疗程) MTX 1g/m^2 静脉注射第1天，15mg 甲酰四氢叶酸静脉注射，在 MTX 完成后12小时，每6小时1次，共8次。Ara-C 3g/m² 输注2小时，每12小时1次，共4次，第2天，第3天。甲泼尼龙40mg静脉滴注，每天2次，第1～3天。

另有报道在含Hyper-CVAD方案基础上加用抗CD20单抗美罗华治疗Burkitt淋巴瘤/白血病，CR率为86%，3年OS、EFS、DFS分别达89%、80%和88%。与单用含Hyper-CVAD方案的历史对照组比较，优势较为明显。

(2)缓解后治疗：与AML的治疗策略一样，成人ALL取得CR后必须进行强化巩固治疗，时间应坚持3年以上。前6个疗程的强化治疗对于提高患者的长期无病存活率尤为重要。国内贵阳会议曾建议CR后的前6个疗程强化治疗方案为：第1、第4疗程为VDCP-L，第2、第5疗程为VP16＋Ara-C(EA)方案，第3、第6疗程为大剂量甲氨蝶呤。每疗程之间间隔期一般为2～3周，不宜过长。对于高危患者可采用hyper-CVAD与HD-MTX-Ara-C交替方案强化治疗。

4.Ph染色体阳性ALL的治疗　Ph染色体阳性ALL(Ph⁺ ALL)占成人ALL的20%～30%左右。随着年龄的增加，发生率也随之增高。在50岁以上的ALL患者中发生率可＞40%。Ph⁺ ALL主要见于前B-ALL，90%以上的患者表达CD34；50%以上的患者还表达髓系抗原标记，如CD13、CD33等。临床上白血病计数常增高，但脾及淋巴结肿大少见。Ph⁺ ALL的预后不良，化疗虽然能使60%的患者获得CR，但易复发，平均缓解期仅为9个月，其5年DFS低于10%～20%。有报道Hyper-CVAD方案虽能使90%的Ph⁺ ALL达CR，但并不能明显改善DFS。异基因造血干细胞移植的疗效显著高于化疗和自体造血干细胞移植，缺点是移植相关死亡率亦增高。国外报道167例Ph⁺ ALL诱导缓解后随机分组为：亲缘移植组49例、非亲缘移植组23例、自体移植组7例。继续化疗组77例，其治疗相关死亡率分别为37%、43%、14%和8%。5年复发率异基因移植组(亲缘与非亲缘组)29%，自体移植组和化疗组为81%；5年生存率异基因移植组(亲缘与非亲缘组)43%，自体移植组和化疗组为19%。

最近来自GIMEMA临床试验的一组资料显示，101例Ph⁺成人ALL患者中p190 bcr/abl阳性占(59例)57.6%，p210 bcr/abl阳性占42.4%(p210 bcr/abl单独阳性23例，p210与p190共同阳性19例)。均采用泼尼松、长春新碱、大剂量柔红霉素(总剂量达270mg/m²)、和L-asp诱导治疗，继以大剂量Ara-C联合米托蒽醌强化治疗，并在CR1期行异基因或自体造血干细胞移植。在可评估的92例资料中，治疗相关死亡率为15.2%，总CR率为67.4%，其中p190 bcr/abl阳性组CR率为69.8%，p210 bcr/abl阳性组为64.1%。两组间无显著性差异。52例行强烈再诱导治疗后进行造血干细胞移植，36例(20例异基因造血干细胞移植，16例自体造血干细胞移植)获得持续CR。作者评估时6/20、4/16例仍然处于持续缓解之中。未接受造血干细胞移植的16例无1例存活。研究还认为p190 bcr/abl阳性组在OS和DFS方面要优于p210 bcr/abl阳性组。

甲磺酸伊马替尼在CML治疗取得成功以后，国外开展了治疗Ph⁺ ALL的临床试验。Ⅰ期临床试验20例Ph⁺ ALL异基因造血干细胞移植后复发的病例，应用伊马替尼600mg/d治疗，有11例(55%)获得完全血液学缓解，4例骨髓完全缓解，但外周血常规未完全恢复，5例患者为难治性或仅获得部分缓解。在有效的病例中，应用伊马替尼治疗的前4周，骨髓或外周血供者嵌合体增加到96%，提示伊马替尼对Ph^+白血病细胞有选择性抑制作用，从而间接促进Ph阴性细胞增生。

Anderson肿瘤中心研究了在初发Ph^+ ALL患者中应用伊马替尼联合Hyper-CVAD方案的疗效，8个疗程的诱导缓解和巩固治疗中，每疗程的第14天给予伊马替尼，8个疗程结束后给予伊马替尼600mg/d，维持治疗1年。初步的研究结果显示这种联合治疗是安全的，并且缓解率较高。但是否对患者的长期DFS有益尚不清楚。

（四）难治性急性白血病的治疗

国内外学者对于难治性白血病的判断标准尚未完全统一。其中德国AM-LCG协作组提出的4项标准得到较为广泛的认可：①标准方案诱导治疗2个疗程不能缓解；②CR1后6个月内复发；③CR1后6个月后复发，且原诱导缓解方案再诱导治疗无效；④两次或多次复发。从中可以看出，所谓的难治性白血病其实包括原发性难治和复发两类患者。

目前对难治性白血病的治疗策略，首先应选择与原治疗方案无交叉耐药性的药物，以组成新的治疗方案；也可将常规化疗药物加大剂量使用。如上述治疗方案仍不见效，则必须采用与常规药物作用机制不同的抗白血病新药。总之凡患者年龄较轻，一般状况尚可，系复发的早期病例，尽量采用较大剂量方案。高龄患者、一般情况较差，或已到疾病晚期，应酌情使用较保守治疗。

1.*复发与难治性AML的化学治疗*　难治与复发AML的治疗目前尚无统一的化疗方案。原则上采用无交叉耐药的化疗药物及加大阿糖胞苷的剂量。其中大剂量阿糖胞苷是近十余年来研究得最多的用于难治与复发急性白血病的化疗方案。大剂量阿糖胞苷可单独使用，也可选用去甲氧柔红霉素、米托蒽醌、AMSA及依托泊苷等联合应用。

氟达拉宾是一种合成的嘌呤类似物，其结构类似于Ara-C，在Ara-C的2位上加氟，增强了对腺苷脱氨酶的脱氨作用，在糖的部位增加了磷，则使其水溶性增强。在体内经磷酸化成为有活性的三磷酸形式F-Ara-ATP，通过抑制核糖核酸还原酶、DNA多聚酶、DNA引物酶、DNA连接酶的作用而抑制DNA的合成，并能部分抑制RNA聚合酶Ⅱ减少蛋白质的合成。由氟达拉宾、大剂量阿糖胞苷联合GCSF组成的FLAG方案是目前常用的难治与复发AML的治疗方案。其特点是GCSF可动员静止期白血病细胞进入增生周期，氟达拉宾可增强阿糖胞苷的细胞毒作用。FLAG方案治疗难治复发白血病的CR率达50%～75%。对晚期复发（停药>6个月）患者的CR率明显好于早期复发（停药<6个月）和难治患者。

非大剂量阿糖胞苷的治疗方案有两类。一类是标准剂量阿糖胞苷联合去甲氧柔红霉素、米托蒽醌、依托泊苷、安吖啶（m-AMSA）等；另一类不含阿糖胞苷，如依托泊苷联合米托蒽醌、阿克拉霉素、m-AMSA等。Brown等采用大剂量VP16（总量1.8～4.2g/m^2）加大剂量环磷酰胺（50mg/kg，3～4天），难治性AMLCR率为42%，其中对大剂量阿糖胞苷耐药的病例CR率也达30%。该方案的主要毒副作用有黏膜炎、肝损害及出血性膀胱炎，17%的患者死于骨髓抑制期发生的严重感染。

拓扑替康是拓扑异构酶Ⅰ抑制剂，可特异性与DNA单链断端上的拓扑异构酶Ⅰ相结合，阻止拓扑异构酶Ⅰ对单链断端的修复，破坏DNA双链结构，从而导致细胞死亡。Lee等采用去甲氧柔红霉素每天10mg/m^2，第1～3天、Ara-C 1g/m^2，1次/12h，第1～5天、拓扑替康1.

25mg/m^2，第 1～5 天，治疗难治复发 AML40 例，CR 率为 59%，中位 CR 率和生存期分别为 6 个月和 12 个月。

CAG 方案最初由日本学者报道，以小剂量阿克拉霉素和阿糖胞苷与 GCSF 联合应用治疗难治和复发、继发 AML，CR 率分别达到 87%和 62%。其原理是 AML 细胞表达 G-CSF 和 GM-CSF 受体，G-CSF 可预激处于 G_0 期的白血病细胞进入增生周期与化疗药物接触，从而增强抗白血病的疗效。由于本方案中阿克拉霉素和阿糖胞苷的剂量明显低于常规剂量，因此毒副作用相对较小。该方案不仅适用于难治和复发 AML，也可试用于老年及低增生 AML 患者。

2.难治性或复发性 ALL 的化学治疗　无论是难治或复发 ALL 对化疗药物均有不同程度的耐受性，对常规联合化疗反应皆不满意，预后较差，是当今亟须探讨的课题之一。虽然 50% 的复发性 ALL 使用原诱导缓解方案仍有效，但再度缓解期极短。与 AML 相似，复发病例的疗效与上次缓解期的长短有关：第 1 次缓解期越长，获第 2 次缓解的概率越高，完全缓解后持续时间也越长。复发后病情严重患者很少能再次完全缓解，即使缓解，极少（<5%）能长期存活。ALL 患者的复发部位如在髓外，如中枢神经系统或睾丸等预后更差。对难治和复发的成人 ALL 目前治疗方法主要有大剂量 MTX 方案、大剂量 CTX 为基础的方案以及大剂量 Ara-C 为基础的方案等。单用 Ara-C 对晚期 ALL 的疗效不如 AML，CR 率仅 30%左右。去甲氧柔红霉素联合大剂量 Ara-C 治疗难治性 ALL 的 CR 率为 44%。鬼臼类药物 VM26 或 VP16、安吖啶与 HDAra-C 亦有协同作用。FLAG 方案对复发和难治性 ALL 均有效。

Martino 等 1999 年报道含 HDCTX 和 HDAra-C 的多药联合方案治疗难治与复发 ALL 的疗效，具体药物和剂量为：VCR 2mg，第 1 天；MTZ 12mg/m^2，第 1～3 天；Ara-C 1.2g/m^2，1 次/12 小时，第 1～4 天；CTX1.5g/m^2；泼尼松 80mg/(m^2·d)，第 1～4 天；MTX 500mg/m^2，第 5 天。45 例 ALL（难治 17 例，第 1 次复发 28 例）中，34 例达 CR，CR 率为 74%；难治组 CR 15 例，CR 率为 88%。缓解患者中 23 例接受造血干细胞移植。45 例总的中位生存期为5.7个月，2 年生存率 25%；34 例 CR 患者中位 DFS 为 4.6 个月。23 例接受造血干细胞移植患者的中位生存期超过 15.4 个月。

总之，复发和难治性成人 ALL 的预后也极差，与 AML 相似，平均缓解期仅 6～12 个月，长期存活者仅极个别。所以多数学者主张患者一旦缓解后应尽早进行异基因造血干细胞移植。

（五）中枢神经系统白血病的预防与治疗

随着急性白血病缓解率提高和存活期延长，中枢神经系统白血病的发生率也明显增多。目前所用抗白血病药物在常规剂量下多数不能通过血脑屏障，故中枢神经系统成为白血病细胞的隐蔽所，常为急性白血病复发的重要根源，应加强防治。

对 ALL 患者应常规采用预防中枢神经系统白血病的措施。标准办法是鞘内注射抗白血病药物。通常在诱导缓解一开始或 CR 后，立即在鞘内注射甲氨蝶呤，每次 10mg，每周 2～3 次。大剂量 Ara-C 或 MTX 全身化疗能使药物透过血脑屏障，对中枢神经系统白血病也有肯定的预防作用。低危 ALL 的预防措施可采用大剂量全身化疗＋4 次鞘内化疗，高危 ALL 为大剂量全身化疗＋8 次鞘内化疗，成熟 B-ALL 或 Burkitt 白血病则须将鞘内注射增至 16 次。

对于 AML 患者至今尚无统一的规定，一般认为，M_4、M_5 患者尤其是高白细胞者应常规在 CR 后开始每周 1 次的鞘内注射，共 8～12 次。近年来已不推荐头颅照射作为预防中枢神经系统白血病的措施。

确诊为中枢神经系统白血病，治疗方法有以下几种：

1.肾上腺皮质激素　主要控制中枢神经系统白血病的症状。地塞米松 10mg 静脉注射 2～3天，可使头痛、呕吐等症状减轻，但脑脊液、脑神经瘫痪及神经乳头水肿无明显改善。

2.甲氨蝶呤鞘内注射　以 10～15mg，每 2～3 天或 4～5 天鞘内注射一次，直至脑脊液细胞数恢复正常。本法能较快控制中枢神经系统白血病，但缓解期短，容易复发。所以中枢神经系统白血病缓解后应继续用甲氨蝶呤 5～10mg 鞘内注射，每 6～8 周一次，本法缓解率为 52%～100%，中数缓解期为 2.5～4.2 个月。鉴于甲氨蝶呤经鞘内注射，在脑室内浓度常不易达到抗肿瘤作用，现设计有皮下脑脊液贮存器，将甲氨蝶呤直接注射至脑室。Bleyer 等将脑室和鞘内甲氨蝶呤注射作了比较，前者治疗效果较好。但脑脊液贮存器安装后约 18%病例有出血、阻塞和继发感染等并发症。脑脊液贮存器用于中枢神经系统白血病为髓外复发的病例较为合适。

甲氨蝶呤鞘内注射后可引起急性化学性蛛网膜炎和亚急性脑和脊髓运动神经元功能不良等毒性作用。患者可有头痛、发热或呕吐，出现于第 1～10 次注射期间。如不停药，反应可逐渐加重。曾报道有 7 例 ALL 中枢神经系统白血病在治程中或停药后不久发生痴呆、神经错乱、易激惹、嗜睡、共济失调、癫痫发作，其中有 2 例昏迷，1 例死亡。另有报道在注射甲氨蝶呤后发生意外者共 7 例，表现有感觉障碍伴轻度运动功能减退，下肢或四肢瘫痪等，其中死亡者也有 2 例。意外反应常突然发生，或出现在鞘内注射 0.5～24 小时内。上述毒性反应可能与甲氨蝶呤的保存液羟基甲酸或稀释液甲醇有关，它们能阻断神经纤维传导，也可使神经纤维脱髓鞘。个别病例可能是机体对甲氨蝶呤产生急性变态反应。甲氨蝶呤可通过脑膜吸收而产生全身反应，应加注意。骨髓已受到抑制或肾功能不全更应慎用。鞘内注射药物容积一般为脑脊液的 10%，即 10～15mL。当脑脊液压力过高时，应酌情减量。注射应缓慢，有反应时随时停药。监测脑脊液内甲氨蝶呤浓度，可减少甲氨蝶呤神经毒反应的发生率。

3.阿糖胞苷鞘内注射　甲氨蝶呤鞘内注射有抗药者，可试用阿糖胞苷 $25mg/m^2$，每周 2 次，鞘内注射；也可采用 MTX、Ara-C 与地塞米松联合鞘内注射，其疗效与头颅放疗＋鞘内注射 MTX 相似。

4.脊髓照射　仅用颅脑 ^{60}Co 或直线加速器照射（5～10Gy）只能缓解症状，不能使脑脊液恢复正常，缓解率也低。如果加用脊髓照射 10Gy，效果较好，但对骨髓抑制作用比较明显。以往已用过放疗作为中枢神经系统白血病预防措施者，应避免脑部再照射。

（六）造血干细胞移植

1.异基因造血干细胞移植　AML 和 ALL 均为异基因造血干细胞移植的适应证。首次完全缓解期的 AML 患者，应当根据疾病细胞遗传学的特征来决定缓解后的继续治疗措施。预后好组患者可采用足够强度的化疗作为巩固治疗，5 年总生存率可达 50%以上。也可考虑自体造血干细胞移植。风险更大的异基因造血干细胞移植一般不作为该组患者的首选，可作为复发早期或第二次缓解期的治疗策略。对预后中等组患者，如有 HLA 匹配的家庭成员供者进行移植,3年无病生存率可达65%,3年复发率为18%。预后差组如有HLA匹配的家庭成员供体,应当在完全缓解后尽快行造血干细胞移植。在经过选择的病例中,如果在第一次缓解期就接受非血缘关系的HLA相匹配供者或家庭成员供者移植,长期生存率仍可达到40%～50%。

成人ALL复发率高,异基因造血干细胞移植在成人ALL的治疗中占据重要地位。2008年报道的一项国际协作临床试验(MRC UKALL Ⅻ/ECOG E2993)分析1993年至2006年1913例成人ALL的资料表明,PhALL患者采用异基因造血干细胞作为缓解后的治疗措施,其5年总存活率为53%,明显高于自体移植和化疗患者的45%。2002年IBMTR报告接受移植的2820名ALL患者资料显示,在CR1期移植,年龄<20岁与年龄>20岁组3年无病生存率分别为61%±4%和48%±4%;在CR2以上缓解期移植,3年无病生存率在年龄<20岁与年龄>20岁组分别为47%±6%和30%±5%;无关供者的移植在CR1或以后的缓解期进行3年无病生存率分别为45%±3%和36%±8%;处于疾病进展期的患者无病生存率为10%～15%。法国的一项大型多中心临床试验(LALA87)的资料显示,257例随机抽样的ALL病例中,116例接受异基因造血干细胞移植,对照组114例接受化疗或自体造血干细胞移植,两组的5年生存率差异无统计学意义。但在高危病例,异基因造血干细胞移植组5年总生存率和5年无病生存率分别为44%和39%,明显高于对照组的20%和14%。另有一项关于Ph染色体阳性ALL的研究结果显示,167例接受造血干细胞移植,其中49例为HLA相配的相关供体移植,23例为HLA相配的无关供体移植,7例为自体造血干细胞移植。77例接受持续化疗。5年的疾病复发危险性,异基因造血干细胞移植组为29%,明显低于自体造血干细胞移植/化疗组的81%。而5年生存率异基因造血干细胞移植组为43%,自体造血干细胞移植/化疗组为19%。因此,目前较为一致的观点是对于Ph^+ ALL患者,尽可能争取在首次缓解后实施异基因造血干细胞移植。

2.自体造血干细胞移植

(1)AML:2002年来自希腊的120例临床病例研究显示,年龄≤60岁的AML患者,自体造血干细胞移植的疗效明显不如异基因造血干细胞移植,3年无失败生存率(FFS)分别为42%和73%,与大剂量Ara-C巩固治疗比较也不能显示其优势。以往认为对于具有良好细胞遗传学预后因素的AML患者,自体造血干细胞移植的疗效优于单纯化疗,但近年来随着抗白血病新药的出现和化疗方案的改进,尤其是大剂量阿糖胞苷等在巩固强化治疗阶段中的应用,自体造血干细胞移植在该组AML中的地位受到质疑,目前国外一些临床研究中心有放弃将自体造血干细胞移植作为首次缓解后的一线治疗措施的趋势。对于具有中等细胞遗传学预后因素的AML患者,由于复发率较预后良好组患者显著为高,如无异基因造血干细胞移植的合适供体,可考虑行自体造血干细胞移植。国外的一项资料显示,该组患者5年生存率自体造血干细胞移植为56%,单纯化疗为48%。具有不良细胞遗传学预后因素的AML患者,自体造血干细胞移植疗效欠佳,5年生存率仅为15%,远低于异基因造血干细胞移植的疗效。对于60岁以上的老年AML患者,最近来自EORTC-Gimema AML-13临床试验的资料表明自体外周血干细胞移植亦不能改善其预后。不过也有持不同观点的研究结果。

(2)ALL:国外多项临床资料表明,成人ALL自体造血干细胞移植的疗效明显较异基因造血干细胞移植为差。法国的大型多中心临床试验(LALA87)数据表明,无论高危和标危

ALL 患者，自体造血干细胞移植与化疗比较都不能显示其优势。Anderson 癌症中心的资料也持类似的观点。2008 年报道的 MRC UKALL Ⅻ/ECOG E2993 临床试验甚至得出自体造血干细胞移植不如化疗的结论。欧洲骨髓移植组曾报道 510 例 ALL 患者行自体骨髓移植的疗效，CR1 期和 CR2 期的 7 年无病生存分别为 50%和 20%，其中 CR1 期在诊断 40 天内达 CR 者其无病生存较 40 天以上达 CR 者显著增高，分别为 60%和 30%。从这项结果可以看出自体造血干细胞移植治疗 ALL 的时机应选择 CR1 期，其疗效与白血病细胞对化疗药物的敏感性相关。

二、慢性白血病

【概述】

慢性白血病是一组异质性造血系统肿瘤，它和急性白血病的区别是病程较缓慢，白血病细胞有一定的分化成熟能力，骨髓及周围血中以异常的较成熟细胞为主。临床上可分为两大类：

1.慢性髓系白血病　包括慢性粒细胞白血病（BCR-ABL1 阳性，CML）、慢性粒-单核细胞白血病（CMML）、不典型慢性粒细胞白血病（BCR-ABL1 阴性，aCML）、幼年型粒-单核细胞白血病（JMML）、慢性中性粒细胞白血病（CNL）、慢性嗜酸性粒细胞白血病（CEL）等。2008 年 WHO 分类已将 CML、CNL 和 CEL 归入骨髓增生性肿瘤（MPN），将 CMML、aCML 和 JMML 归入 MDS/MPN 综合征。

2.慢性淋巴系白血病　又称慢性淋巴细胞增生性疾病（CLPD），包括慢性淋巴细胞白血病（CLL）、幼淋巴细胞白血病（PLL）、毛细胞白血病（HCL）、绒毛淋巴细胞脾淋巴瘤（SLVL）、大颗粒淋巴细胞白血病（LGLL）、成人 T 细胞白血病/淋巴瘤（ATLL）、Sezary 综合征等。CLPD 再根据免疫表型分成 B 细胞型、T 细胞和 NK 细胞型。2008 年 WHO 分类将 CLL/SLL、B-PLL、HCL 和 SLVL 归入成熟 B 细胞肿瘤，将 T-PLL、TLGL、ATLL 和 Sezary 综合征归入成熟 T 细胞肿瘤。

慢性粒细胞白血病

慢性粒细胞白血病简称慢粒，是起源于多能造血干细胞的恶性克隆增生性疾病，表现为髓系各个阶段细胞的过度增生，以外周血中粒细胞增多并出现幼稚粒细胞、嗜碱性粒细胞增多、贫血、血小板增多和脾大为特征，具有 Ph 染色体 t(9;22)(q34;q11)和 BCR-ABL1 融合基因，可从慢性期（CP）向加速期（AP）、急变期（BP 或 BC）发展，一旦转变为急性白血病，预后较差。

慢粒约占全部白血病的 15%，我国的年发病率约为 10 万分之 0.7，国内慢性白血病的 90%为慢粒。发病年龄大多在 20～60 岁，发病率随年龄的增长逐步上升，45～50 岁年龄组最高，5～20岁仅占慢粒的 10%以下，男性略多于女性，男女比例约为 1.5∶1。

【病因和发病机制】

大剂量的放射线照射是慢粒较明确的致病因素。日本广岛和长崎原子弹爆炸后幸存者、英国强直性脊柱炎患者接受放疗后以及宫颈癌放疗的患者中，慢粒的发病率明显高于普通人群。

慢粒是一种获得性、起源于单个干细胞的肿瘤性疾病。它从干细胞来源的证据有：①慢粒慢性期红系、中性、嗜酸、嗜碱性粒细胞、单核细胞和血小板等多系造血受累；②各系造血祖细胞中都可见 Ph 染色体；③各种血细胞中出现单一的 G6PD 同工酶；④22 号染色体上的断裂点在不同患者中有一定的分子结构差异，但在同一患者中完全一致。

90％以上的慢粒患者中可发现有 Ph 染色体，即 t(9;22)(q34;q11)，9 号染色体 q34 带上原癌基因 c-abl 的片段易位至 22 号染色体 q11 带上的断裂点簇集区(BCR)，通常在 b3a2 和 b2a2 位点连接，产生 BCR-ABL1 融合基因，转录成一段 8kb 的融合 mRNA，编码生成具有很强酪氨酸蛋白激酶活性的融合蛋白 p210，参与细胞信号传导途径中的多种蛋白磷酸化，抑制细胞凋亡，削弱造血祖细胞与骨髓基质细胞的黏附，使细胞生长缺乏接触抑制而致增生过度。通过反转录病毒将 BCR-ABL1 基因转入小鼠骨髓细胞，原始细胞出现克隆性生长并表达 p210，再将该种细胞移植入同基因小鼠，受者可出现类似慢粒的表现；若将 BCR-ABL1 基因转入 IL-3 依赖的细胞株，细胞可不依赖 IL-3 而增生。bla2 位点连接的 BCR-ABL1 融合基因编码产生 p190，与 Ph 阳性急性淋巴细胞白血病的发病有关。

【临床表现】

起病缓慢，症状多为非特异性，逐渐加重，绝大多数患者起病时处于慢性期。患者可因造血过剩的症状和体征就诊，如易疲倦、乏力、食欲缺乏、低热、多汗、体重减轻或脾大、上腹部不适，出血、栓塞等和白血病细胞增多所致的相关症状偶见。随着目前医学水平的提高，10％～30％的患者在出现症状前因定期体检而发现，起病时即处于加速期或急变期的患者分别占10％左右。

(一)脾大

脾大程度不一，与外周血白细胞升高的水平有关，大约 50％以上的患者确诊时脾可大至肋缘下 10cm 以上，质坚无压痛，患者常感上腹部饱胀不适。少数患者因发生脾梗死或脾周围炎而出现显著左上腹和左肩部疼痛，可有局部压痛和摩擦音，自发性脾破裂罕见。近年来由于常规体检的普及和早期发现，确诊时脾大的发生率已有所减少。15％～20％的患者有肝大，程度较轻。淋巴结肿大较少见，但可作为早期急变的首发症状。

(二)发热、贫血和出血

由于肿瘤负荷增加，可出现典型的怕热、消瘦和盗汗等高代谢综合征。疾病早期甚少有感染，白细胞黏附、游走、吞噬等功能下降等缺陷可由于细胞数量增加而得到补偿。血小板聚集功能下降，但明显的贫血及出血多在急变期才出现。

(三)白细胞淤滞综合征

较少见。当白细胞极度增高时，由于白细胞淤滞、循环受阻，可出现呼吸困难、发绀、脏器梗死、眼底静脉扩张、视盘水肿、眼底出血和阴茎异常勃起、耳鸣、意识改变，甚至中枢神经系统出血等表现。

(四)其他

胸骨压痛较常见，多在胸骨下段。细胞破坏、血尿酸升高引起痛风性关节炎。嗜碱性粒细胞增多，组胺释放出现荨麻疹、皮肤瘙痒以及消化性溃疡。皮肤浸润较少见，中性粒细胞浸润至真皮层，可表现为痛性斑丘疹伴发热，多累及躯干、四肢和脸部等，称为急性发热性中性粒细胞性皮病(Sweet 综合征)。

【实验室检查】

(一)血常规

外周血中白细胞升高是主要的特征，通常高于 $25\times10^9/L$，半数患者在 $100\times10^9/L$ 以上。分类可见各期粒细胞，中性晚幼及杆状核粒细胞的比例明显增多，原粒和早幼粒细胞较少，分别占 3%和 4%左右，可见过度分叶核粒细胞，嗜酸及嗜碱性粒细胞绝对值均可增多。嗜碱性粒细胞的比例可以指导慢粒的分期诊断，慢性期多在 10%～15%以下。淋巴细胞绝对值增高，以 T 淋巴细胞增多为主，辅助性 T 细胞和抑制性 T 细胞同步增高，NK 细胞活性下降。确诊时红细胞数大多正常或轻度变化，随病情进展呈现轻度贫血，可为小细胞性、正常细胞性或大细胞性，少数可出现红细胞形态异常，并可见到少量有核红细胞，网织红细胞计数正常或轻度增多。在干扰素治疗的患者中可出现抗人球蛋白直接试验阳性，但典型溶血性贫血少见。极少数患者可出现红细胞减少或红细胞生成障碍。大约 50%的患者确诊时血小板计数高于正常，在慢性期可逐渐升高。若血小板计数明显升高或降低，则预示着疾病向加速期或急变期进展。

(二)骨髓象

有核细胞增生极度活跃，以粒系增生为主，造血组织占整个骨髓体积的 75%～90%，脂肪含量明显减少。红系增生受抑，粒红比值可达(10～30)∶1，原粒和早幼粒细胞一般不超过 5%～10%，嗜酸及嗜碱性粒细胞比例增多。巨核细胞数量正常或增加，半数患者骨髓内Ⅲ型胶原(网状纤维)增生，部分可发生骨髓纤维化。骨髓微血管密度较正常增加 1 倍以上，治疗后血管新生程度可降至正常。

(三)祖细胞集落培养

慢性期骨髓和外周血粒系、巨核系、嗜酸粒系集落形成增加，分别为正常的 20 倍和 500 倍左右。具有长期造血能力的原始祖细胞亦显著增加，所形成的集落较正常致密。进入加速期和急变期后祖细胞的增生和分化能力减弱，集簇增加，已成为慢粒的分期指标之一。

(四)中性粒细胞碱性磷酸酶测定

90%以上的患者成熟中性粒细胞碱性磷酸酶(NAP)积分降低或缺失，治疗后白细胞下降可接近正常、炎症感染时该酶活性可升高或接近正常。NAP 检测有助于与类白血病反应及其他骨髓增生性肿瘤相区别，也可作为预后指标。

(五)细胞遗传学检测

90%以上的慢粒患者可发现 Ph 染色体、t(9;22)(q34;q11)，是慢粒的标记染色体。Ph 染色体存在于有核红细胞、粒细胞、单核细胞、巨核细胞以及 T、B 淋巴祖细胞中，但并不见于外周血 T、B 淋巴细胞中。在慢粒慢性期，大约 70%的患者为典型的 t(9;22)(q34;q11)，另有 20%的患者可表现为特殊的核型，如[t(Ph),22q]、[t(Ph),-Y]、[t(Ph),+8]等，这些特殊核型并不影响慢性期的疾病进程。当进入加速期或急变期时，约 75%的患者合并 Ph 染色体以外的染色体核型异常，大约 5%患者可出现累及三条染色体的复杂易位。有些病例易位后虽然通过条带技术或分子探针可以发现 t(9;22)，但 22 号染色体长臂并不明显缩短，称为隐性 Ph 染色体或隐性易位。

（六）分子生物学检测

通过 southern blotting、western blotting、FISH 以及 RT-PCR 等技术对 t(9;22)分子序列的检测可以提供基因重排的依据，补充细胞遗传学在诊断上的不足，对 Ph 染色体阴性的慢粒有进一步确诊价值。但前三者并不比细胞遗传学技术灵敏，定量 PCR 技术可从 10^5～10^6 正常细胞中检测出一个融合基因阳性的肿瘤细胞，因此对于经 α-干扰素治疗或骨髓移植后 Ph 染色体转阴患者进行微量残留病灶的检测有很大价值，也可用于明确患者有无分子水平复发。

（七）血清生化测定

由于粒细胞中有维生素 B_{12} 结合蛋白，慢粒时血清维生素 B_{12} 和维生素 B_{12} 结合力均显著增高，维生素 B_{12} 值可达正常的 10 倍以上，且与白细胞值呈正相关，缓解期血清维生素 B_{12} 浓度可下降但仍高于正常。血清尿酸、乳酸脱氢酶浓度也均增高，化疗后因粒细胞破坏而更为明显。向急变期发展时可出现高钙低钾，血胆固醇可降低，其严重程度与患者生存期缩短有关。

【诊断和鉴别诊断】

根据典型的外周血白细胞增高以及分类异常、嗜碱性粒细胞绝对计数增高、脾大伴有 Ph 染色体或其变异核型以及 22 号染色体上的 BCR-ABL1 基因重排，诊断并不困难。鉴别诊断包括：①反应性白细胞增多(类白血病反应)：多发生在严重感染、肿瘤或炎症性疾病的基础上，无 Ph 染色体和 BCR-ABL1 融合基因，外周血白细胞可达 30×10^9～100×10^9/L，以中性杆状核居多，可有少量晚幼粒细胞，原始及早幼粒细胞罕见，中性粒细胞 NAP 积分升高或正常。②其他慢性骨髓增生性肿瘤(MPN)：慢粒可合并骨髓纤维化，也可同时有血小板和红细胞增多，因此需与其他骨髓增生性肿瘤、如真红、原发性血小板增多症、原发性骨髓纤维化以及其他类型慢性髓系白血病，如慢性粒-单细胞白血病、不典型慢粒等鉴别。该类疾病常以某一系细胞异常增多为特征，白细胞升高不如慢粒显著，无 Ph 染色体和 BCR-ABL1 融合基因，且有相应病变的表现。真红表现为红细胞的显著增高，原发性血小板增多症血小板计数在 450×10^9/L 以上，原发性骨髓纤维化以外周血中出现泪滴样红细胞和有核红细胞为特征。慢性粒单细胞白血病属于 MDS/MPN 范畴，外周血单核细胞持续性增高$>1\times10^9$/L，中性粒细胞碱性磷酸酶积分正常或增高，无 Ph 染色体和 BCR-ABL1 融合基因。不典型慢性粒细胞白血病(aCML)表现类似 Ph(+)CML，但嗜碱性粒细胞无明显增多，骨髓血细胞可具有病态造血的形态学表现，无 Ph 染色体和 BCR-ABL1 融合基因，对治疗 CML 的药物反应较差，病程进展快。③慢粒有贫血及脾大时需与肝硬化、血吸虫病、淋巴瘤等鉴别，发生脾梗死及脾周围炎时应与急腹症相鉴别。

【临床分期】

慢粒可分为慢性期(CP)、加速期(AP)、和急变期(BP)。各期的诊断标准包括：

（一）慢性期

①无症状或有低热、乏力、多汗、体重减轻等症状。②白细胞数增高，主要为中性中、晚幼和杆状核粒细胞。原始粒细胞(Ⅰ型+Ⅱ型)$<5\%$，嗜酸性粒细胞和嗜碱性粒细胞增多，可有少量有核红细胞。③骨髓增生明显至极度活跃，以粒系增生为主，中、晚幼粒细胞和杆状核粒细胞增多，原始粒细胞$<10\%$。④有 Ph 染色体或 BCR-ABL1 融合基因。⑤CFU-GM 培养集

落和集簇较正常明显增加。

（二）加速期

具有下列之一者可诊断为本期：①外周血或骨髓中原始细胞10%～19%；②外周血嗜碱性粒细胞≥20%；③与治疗无关的血小板进行性降低（<100×10^9/L）或对治疗无反应的持续增高（>1000×10^9/L）；④进行性脾大和白细胞增多，治疗无效；⑤出现克隆演变的遗传学证据（即慢粒初诊时没有的其他遗传学异常）。有20%～25%的患者无明显加速期阶段，而直接进入急变期。加速期可持续半年至1年半，最后进入急变期。

（三）急变期

具有下列之一者可诊断为本期：①外周血或骨髓中原始细胞≥20%；②髓外原始细胞增生；③骨髓活组织切片中原始细胞成片或聚集成簇。慢粒急变通常为急粒变或急粒单变，约10%的患者可出现红白血病变，偶见巨核细胞白血病变、早幼粒变或嗜碱粒变，1/3的患者可急淋变，有些病例可呈粒淋双表型变。一旦急变后，往往在3～6个月内死于各种并发症。

【治疗】

（一）一般治疗

慢粒确诊和复发时常伴有高尿酸血症，患者可出现痛风或肾损害，常随着治疗的开展而恶化，可根据血尿酸程度、外周血白细胞计数、脾大小和拟使用的化疗方案选择口服药治疗，如别嘌呤醇300mg/d，注意补充水分和利尿。别嘌呤醇容易出现皮肤过敏现象，一旦出现应立即停药。

（二）慢性期治疗

治疗目的是促进正常干细胞的生长和抑制白血病克隆增生，以期降低外周血白细胞计数、缓解脾大并控制高代谢综合征，达到细胞遗传学完全缓解或部分缓解。治疗后血液学完全缓解的标准包括外周血细胞计数正常，白细胞计数低于10×10^9/L、血小板计数低于450×10^9/L、外周血无幼稚细胞、无脾大的症状和体征。而外周血有幼稚细胞、血小板计数较发病时降低50%以上但仍高于450×10^9/L、脾较发病时缩小50%以上可认为是部分血液学缓解。细胞遗传学缓解标准根据骨髓中细胞分裂中期Ph染色体的比例决定，完全缓解、部分缓解和少量缓解时Ph染色体分别为0.1%～34%和35%～90%。

1.*甲磺酸伊马替尼*　为2-苯胺嘧啶衍生物，是abl特异性酪氨酸激酶的抑制剂，能特异性阻断ATP在abl激酶上的结合位置，使酪氨酸残基不能磷酸化，从而抑制BCR-ABL1阳性细胞的增生。口服后生物利用度达98%，半衰期18小时，属于慢粒诱导缓解类药物。伊马替尼还能抑制另外两种酪氨酸激酶：c-kit和PDGF-R（血小板衍生生长因子受体）的活性。通过抑制酪氨酸激酶活性抑制慢粒细胞的增生，加速慢粒细胞的凋亡。慢性期口服用量400mg/d，疾病进展阶段可增至600～800mg/d。对于初治CML，血液学完全缓解（HCR）和细胞遗传学完全缓解（CCR）分别为98%和68%；对IFN-α治疗失败或不能耐受的CML，其HCR和CCR分别为95%和45%～60%；对于加速期患者，HCR和CCR分别为85%和24%。也有报道在急变期患者中使用伊马替尼治疗，但HCR和CCR明显降低。用药后可出现恶心、呕吐、水肿、肌肉痉挛、皮疹、骨痛等不良反应，可适当应用镇吐、利尿剂或调整剂量。大约30%的慢性期患者使用伊马替尼后可出现3～4级的骨髓抑制，在加速期或急变期的患者中更为多见。白细胞减少多在治疗后 2 周内出现，血小板减少多发生在最初的 3～4 周内。对于慢性期患者，若中性粒细胞低于 1×10^9/L 或血小板低于 50×10^9/L，建议短期暂停用伊马替尼，待中性粒细胞达到 15×10^9/L、血小板计数达到 100×10^9/L 时再恢复伊马替尼治疗。这类患者可以 400mg/d 的剂量继续治疗，但如果前次骨髓抑制的恢复时间大于 7 天，恢复起始剂量推荐为 300mg/d，可逐步调整至 400mg/d。而对于加速期和急变期患者出现的血常规变化需根据骨髓情况决定是否停药。而且，有研究表明，随着用药时间的延长，伊马替尼不良反应的发生率会逐渐下降。已有对伊马替尼耐药的病例出现，基因点突变、BCR-ABL1 基因扩增和糖蛋白过度表达等与耐药形成有关。伊马替尼单药大剂量应用或与化疗、干扰素等联合应用可望提高疗效，但毒副作用也增加。若经济条件许可，推荐为慢粒治疗的首选药物。

2.造血干细胞移植　同种异基因骨髓或外周造血干细胞移植(Allo-SCT)通过 T 细胞介导的移植物抗白血病反应(GVL)，可有效地控制疾病复发。50 岁以下的慢性期患者异基因造血干细胞移植后的长期无病生存率可达 50%以上。如果患者年龄在 45 岁以下且有 HLA 相配供者时，可考虑移植治疗。有许多临床因素可以影响移植后的长期生存时间，患者年龄、确诊至移植的时间、疾病初期使用过白消安、治疗以及移植时疾病的分期情况等都与移植预后负相关。对脾大显著者，移植前先切除脾可能会避免造血恢复延迟。移植后通过 PCR 方法可以检测微小残留病灶，监视疾病的复发。如移植后发生复发，输入供者的淋巴细胞(DLI)可诱导 GVL 作用，使患者获得再次缓解。无血缘关系供者(包括脐血)移植，可增大 Allo-SCT 的应用范围，对于年轻患者可以尝试进行非血缘供者干细胞移植。年龄<35 岁、采用高分辨率 HLA 配型相合的供者，在诊断后 1 年内进行移植，其移植相关死亡率低，长期 DFS 接近 HLA 相合同胞间移植，长期无病生存率 35%～57%。此类移植较 HLA 相合同胞间移植风险大，主要原因为移植物抗宿主病(GVHD)和相关感染。为了提高移植效果，现强调移植前风险评估。欧洲血液和骨髓移植组(EBMTG)根据供者类型、疾病分期、年龄、供/受者性别关系、确诊至移植的时间等 5 个移植前变量提出了风险评估积分(0～7)系统，了解移植相关死亡风险和治愈可能。HLA 相合同胞间移植后复发率 20%～25%，而无关供体移植较之为低。移植后复发的主要治疗方法：①立即停用免疫抑制剂；②DLI，缓解率为 65%～75%，并发症为 GVHD 和骨髓抑制；③NST(非清髓造血干细胞移植)或二次移植；④药物治疗：伊马替尼或干扰素等。

3.羟基脲(Hu)　是细胞周期特异性 DNA 合成抑制剂，毒性低，可延缓疾病进程，有利于提高移植成功率。开始剂量为 1～6g/d，当白细胞降至 20×10^9/L 时应减量至 1～2g/d，此后随白细胞数量的变化调整剂量，维持量 0.5～1g/d。由于 Hu 具有同时降低白细胞和血小板的功能，而且起效快、作用时间短、诱发急变率低、价格低廉，但不属于慢粒的诱导缓解类药物。若羟基脲和干扰素联用，一旦患者对干扰素治疗有反应，则可逐渐减量或停用羟基脲。单用本药不能清除 Ph 阳性细胞，可使红细胞产生巨幼样改变。

4.干扰素　在格列卫推广使用前 α-干扰素多用于那些不适宜进行异基因造血干细胞移植的慢粒患者，具有抗增生、免疫调节、抗血管新生以及调节造血祖细胞与骨髓基质细胞间黏附的作用，早期使用完全血液学缓解可达 70%，可以有细胞遗传学缓解。它可以直接抑制 DNA 多聚酶活性，治疗有效率与 BCR-ABL1 的转录本数量有关，可根据患者的年龄、脾大小、血小板计数、外周血中的原始细胞比例以及嗜酸、嗜碱性粒细胞比例等因素进行干扰素治疗的预后评分。起始剂量可以为 100 万～300 万 U/d、隔日皮下注射，以后增加至 500 万 U/d，每周三次，若能耐受，可增量至 500 万 U/m^2，每日皮下或肌注一次，根据白细胞和血小板数量调节用量。干扰素治疗 3 个月内出现血液学缓解，常预示着细胞遗传学缓解的可能，一般 6 个月内仅获得部分缓解或无效的患者中，只有极少部分可最终获得细胞遗传学缓解。使用干扰素早期有头痛、肌肉酸痛等流感样症状，延迟反应包括重要脏器功能受损、免疫性贫血、脱发、失眠、血小板减少和神经毒性等，约 20％的患者对干扰素治疗不能耐受。有研究表明，干扰素联合阿糖胞苷[Ara-C，20mg/(m^2·d)，每月连用 10 天]与单用干扰素比较，联合用药可以增加细胞遗传学反应，显著延长患者的生存率，但治疗毒性比单用干扰素严重，多与骨髓抑制有关。

5.*其他药物*　白消安(Bu)是一种口服烷化剂。常用剂量 4～6mg/d，一般服药后 10～14 天白细胞数开始下降，白细胞数低于 $20\times10^9/L$ 时即应减量，停药后作用仍可持续 2 周。长期应用可引起皮肤色素沉着、肺间质纤维化、停经、睾丸萎缩等。口服白消安的骨髓抑制时间长，不能抑制 Ph 阳性细胞克隆，长期使用有诱导急变作用，所以目前临床已较少应用。但控制血小板增生作用较羟基脲强，现作为二线药物来使用。靛玉红是我国从中药青黛中提取的治疗慢粒的药物，剂量为 200g/d，甲异靛为其衍生物，可作为二线药物。其他包括高三尖杉酯碱、6-MP、6-TG、苯丁酸氮芥、CTX 等，都可使慢粒获得一定程度的临床缓解。

6.*放射治疗*　脾区照射可用于化疗耐药、脾极度增大患者，若有骨骼、软组织浸润也可采用局部放疗。

7.*脾切除*　适用于症状显著的巨脾或有脾功能亢进者，以提高输注血小板的疗效，术后可能并发感染、栓塞或出血，甚至死亡。

8.*白细胞单采*　适用于白细胞数过高伴有白细胞淤滞综合征或妊娠患者，可缓解症状，降低化疗杀伤的白血病细胞数从而减少尿酸生成，但持续时间短、费用高。

9.*治疗方法的选择*　随着伊马替尼等靶向治疗药物在慢粒患者中的成功应用，慢粒的治疗选择却引起了极大的困惑。造血干细胞移植在慢粒治疗中的地位是否有所改变？对于初发慢粒患者应如何确定治疗策略？根据 IRIS 研究的 5 年随访结果，在 2008 年 NCCN 的指南中已不再把造血干细胞移植作为慢粒慢性期的一线治疗方案，但可作为在伊马替尼治疗 3 个月后血液学未获缓解或复发的患者，或者在第 6、第 12、第 18 个月随访中未达到细胞遗传学缓解或缓解后复发患者的治疗选择。可以确定的是，造血干细胞移植和常规治疗应处于互补的地位，割裂两者的关系将有碍慢粒治疗的进展。

（三）加速期和急变期治疗

一旦进入加速期或急变期应按急性白血病治疗，但缓解率低。化疗方案根据细胞类型而定，急非淋变时可选用急性髓细胞白血病的联合化疗方案，如中剂量 Ara-C 加米托蒽醌、去甲氧柔红霉素或 VP-16 治疗；急淋变时按照急性淋巴细胞白血病的治疗方案。在加速期行骨髓移植仍有 15％～25％的患者可长期无病生存，但急变期时骨髓移植的疗效很差。未曾使用伊马替尼的患者可以选用伊马替尼治疗，而伊马替尼治疗过程中出现的疾病进展可以考虑 dasatinib 和异基因干细胞移植。

【病程和预后】

慢粒预后较差，中位数生存期为 39～47 个月，5 年存活率为 25％～35％。发病时外周血白细胞和血小板计数、原幼细胞比例、肝脾大小和嗜酸及嗜碱性粒细胞计数和慢性期长短与预后相关，通过这些预后指标预示治疗的反应性和生存时间，且可权衡决定采取异基因干细胞治疗的时机。伊马替尼治疗对于慢粒预后的影响目前还在观察中。

慢性淋巴细胞白血病

慢性淋巴细胞白血病(CLL)简称慢淋，是一种慢性淋巴细胞增生性疾病，以非增生期小淋巴细胞在外周血、骨髓、脾和淋巴结等淋巴组织中大量克隆性积蓄为特征。细胞形态接近成熟淋巴细胞，以 $CD5^+CD23^+$B 细胞型多见，T 细胞型仅占 2%。有研究表明，慢淋的肿瘤细胞来源于记忆性 B 淋巴细胞，在细胞的形态、表型、生物行为、分子遗传和预后方面表现出异质性。1990 年第 4 次 MIC 协作组会议已将 T-CLL 划入 T-LGL 白血病。

我国慢淋发病率低，约占白血病总数的 5%以下，而在西方国家慢淋是最常见的成人白血病，发病率占所有白血病的 20%～30%。男性发病率约为女性的一倍以上，大部分患者发病时年龄在 50 岁以上，30 岁以下罕见。不同于其他淋巴系统增生性疾病，CLL 的发病率在过去 30 年中无明显上升趋势。

【病因和发病机制】

病因尚未完全明确，环境和职业因素在 B 细胞慢淋的发病中并不占主要地位，长期接触低频电磁场可能和慢淋的发病有关。亚洲国家以及西方国家中亚裔人群比欧美人群的发病率低，男性比女性易患，说明遗传因素在慢淋的发病中占一定地位。淋巴增生性疾病家族史是慢淋的高危因素，慢淋患者第一代直系亲属中患慢淋的危险性约为一般人群的 30 倍，有家族史的慢淋患者发病年龄比散发病例低 10 岁左右。大部分慢淋细胞处于非增生期，细胞表达多种抗凋亡蛋白，具有较高的抗凋亡能力，细胞寿命较长而在外周血内聚积。

ZAP70 是一分子量为 70kD 的 Zeta 相关蛋白，正常情况下表达在 NK 细胞或 T 细胞胞质内、与 T 细胞受体的 ζ 链结合而具有蛋白激酶的活性。不具有 IgV 基因突变的 CLL 细胞 ZAP70 的表达接近正常水平，而具有 IgV 基因突变的 CLL 细胞 ZAP70 水平较低。根据 IgV 基因的突变和 ZAP70 表达的不同认为慢淋可能有不同的细胞来源，一部分慢淋的肿瘤细胞来源于生发中心、具有免疫球蛋白重链(IgV)基因突变、ZAP70 表达低、预后较好；另一部分来源于生发中心前，无 IgV 基因突变、ZAP70 表达高、预后较差。

【临床表现】

慢淋早期常无症状，患者常因发现无痛性淋巴结肿大或不明原因的淋巴细胞绝对值升高而就诊。患者有轻度乏力、易疲劳等非特异性表现，一旦进入进展期，除全身淋巴结和脾大外可表现为体重减轻、反复感染、出血和贫血症状。由于易感人群的年龄较大，患者常由于慢性肺部疾病、脑血管病变、心血管疾病等其他潜在的慢性疾病而导致病情恶化。

(一)淋巴结肿大

80%的患者确诊时有无痛性淋巴结肿大，可为全身性，轻至中度，偶见巨块型肿大，触之有橡皮感，与皮肤不粘连，常累及颈部、锁骨上、腋下及腹股沟等处，口咽、泌尿道、胆道等部位的淋巴结过度肿大时可导致局部压迫。扁桃体、泪腺、唾液腺累及时，可产生 Mikulicz 综合征。

(二)肝脾肿大

半数患者有轻至中度脾大，伴腹部饱胀感，晚期可达盆腔，可发生脾梗死或脾破裂。肿瘤细胞浸润引起的肝大少见。

（三）贫血和出血

病情进展时可导致贫血或血小板减少而产生相应的症状，多数情况下由于白血病细胞骨髓浸润或产生自身抗体所致，偶见因脾大引起的脾功能亢进。合并自身免疫性溶血性贫血多见于温抗体型，抗体多为多克隆性，说明自身抗体并非完全由肿瘤细胞分泌；少数患者可合并纯红细胞再生障碍性贫血。

（四）结外浸润

淋巴细胞可浸润至皮肤、结膜、肺、胸膜、胃肠道、骨骼、神经系统、肾、前列腺、性腺和眶后组织，但由浸润所致的症状并不多见。累及眶后、心包、胸膜等组织可导致突眼、胸腔积液和出血性心包炎，侵及胃肠道可出现溃疡、胃肠道出血和吸收障碍。中枢神经系统累及少见，但可发生头痛、脑膜刺激征、脑神经麻痹、反应迟钝或昏迷等情况。

（五）并发症

由于低免疫球蛋白血症、补体水平低、T 细胞功能缺陷以及免疫抑制剂的使用，患者的体液免疫和细胞免疫均受影响，而且慢淋白血病细胞可合成 TGF-β 等免疫抑制因子，因此大部分患者可合并免疫缺陷及免疫紊乱表现，如条件致病性病原体感染、自身免疫性疾病和第二肿瘤。

【实验室检查】

（一）血常规

白细胞持续增多≥10×10^9/L，淋巴细胞比例≥50%，淋巴细胞绝对值≥5×10^9/L，部分患者确诊时白细胞可达 100×10^9/L。细胞形态接近正常的静止期淋巴细胞，胞质少、Wright-Giemsa 染色呈蓝色，细胞核形态正常，偶见少数带核仁的幼稚淋巴细胞或不典型细胞。肿瘤细胞骨髓浸润、治疗后骨髓抑制、免疫破坏或营养元素缺乏等情况下可出现贫血或血小板减少。大约 15%的患者可有正细胞正色素性贫血，有 20%的患者 Coombs 试验阳性，但仅有 8%的患者出现自身免疫性溶血性贫血。部分患者可伴免疫性血小板减少性紫癜。

（二）骨髓象

骨髓增生活跃，淋巴细胞显著增多，占 40%以上，形态与外周血基本一致，原始淋巴细胞少见，红、粒及巨核细胞系生成受抑，有时呈纯红细胞再生不良。FAB 依据形态将 CLL 分为三型，典型 CLL（90%为小淋巴细胞）；混合型（CLL/PL），幼淋巴细胞 11%～54%；不典型 CLL（淋巴细胞为浆样或裂细胞，幼淋巴细胞＜10%）。典型 CLL 病例占 80%，混合型和不典型 CLL 仅占 20%。骨髓活检可判断骨髓受累的程度，分为间质型（30%）、结节型（10%）、结节-间质混合型（25%）和弥漫型（25%），后者提示病情进展迅速，预后较差。

（三）淋巴结活检

淋巴结病理可见典型的弥漫性小淋巴细胞浸润，细胞形态与血液中的淋巴细胞一致，病理与低度恶性“小淋巴细胞淋巴瘤”的淋巴结病理表现类似，现 WHO 分型将慢性淋巴细胞白血病和小淋巴细胞淋巴瘤归成一类，称之为 chronic lymphocytic leukaemia/small lymphocytic lymphoma（CLL/SLL）。少数患者可有少量散在分布的 R-S 样细胞。CLL 向多形性大细胞淋巴瘤转化者称 Richter 综合征，发生率 3%～15%。

（四）免疫学检查

利用流式细胞仪可以检测细胞表面分化抗原、膜表面免疫球蛋白（SIg）和κ、λ轻链，以确定细胞是否是克隆性增生并提供进一步分型。在诊断慢淋时推荐使用CD5、CD10、CD11c、CD19、CD20、CD22、CD23、CD25、CD38和CD103等单抗，典型的慢淋细胞表型为$CD5^+$、$CD10^-$、$CD19^+$、CD20（dull）、$CD23^+$、$CD103^-$、$FMC7^-$，B细胞慢淋膜表面的免疫球蛋白密度较低，但具有大量胞质免疫球蛋白，CD22、CD79β的表达很弱或缺失。少数病例有不典型免疫表型指$CD5^-$或$CD23^-$，$FMC7^+$或$CD11c^+$，SIg强表达或$CD79\beta^+$。淋巴细胞缺乏正常的转化和有丝分裂功能，对抗原或植物血凝素的刺激反应减低或消失，治疗后免疫功能可有所恢复。50%～75%的患者有低γ球蛋白血症，以IgM减少为著，少数为无丙种球蛋白血症。5%的患者可出现单克隆免疫球蛋白血症，一旦IgM明显增高，则临床表现类似巨球蛋白血症。少数患者可出现μ重链病或轻链型蛋白尿。20%～30%的患者直接Coombs试验阳性。

（五）染色体检查

大约50%的患者有染色体数目及结构异常，多为12、14和13号染色体异常，最常见的染色体畸变有13号染色体长臂缺失和12号染色体三体型。14号染色体长臂上有编码免疫球蛋白重链和T细胞受体的基因，17号长臂上有P53抑癌基因，该两者异常在慢淋中也较多见。

【诊断和鉴别诊断】

从年龄、临床表现、外周血白细胞＞10×10^9/L、淋巴细胞比例≥50%、淋巴细胞绝对值＞5×10^9/L、骨髓象淋巴细胞＞40%且以成熟淋巴细胞为主以及淋巴结肿大等典型表现，多数病例诊断并不难。持续性淋巴细胞增多最具诊断意义。有淋巴结肿大须与淋巴结结核、淋巴瘤及慢性炎症所致的淋巴结病变相鉴别。淋巴细胞增多者应区别于传染性单核细胞增多症、麻疹、水痘、巨细胞病毒感染等反应性淋巴细胞增多、其他慢性淋巴增生性疾病如幼淋巴细胞白血病、毛细胞白血病、各种类型淋巴瘤，如小淋巴细胞淋巴瘤、套细胞型淋巴瘤、脾边缘区淋巴瘤、滤泡中心性淋巴瘤等，流式细胞仪检测细胞表面抗原有助于各种疾病之间的鉴别。采用该评分系统，92%病例为4～5分，6%病例为3分，2%病例评分为1或2分；所有B细胞淋巴瘤病例评分1或2分。以外周血淋巴细胞增多为主要表现的CLL和意义不明单克隆B淋巴细胞增多症（MBL）的关系尚不明确，后者可能是前者的早期或不典型CLL。2008年WHO分类认为，许多MBL归属于CLL。MBL有克隆性B淋巴细胞增生证据，但无症状，无脏器肿大，可伴贫血和血小板减少，免疫表型为$CD19^+$、$CD20^+$、$CD5^-$、$CD23^-$，随年龄增长，3.5%健康老年人有MBL。如仅有淋巴结肿大，肿瘤细胞具有CLL的形态和免疫表型，无骨髓浸润导致血细胞减少，外周血B细胞＜5×10^9/L应诊断为SLL。

【临床分期】

1978年Rai提出的分期法将慢淋分为0～Ⅳ期：0期仅有淋巴细胞增多；Ⅰ期伴有淋巴结肿大；Ⅱ期伴有脾大；Ⅲ期伴有贫血（＜110g/L）；Ⅳ期伴有血小板减少（＜100×10^9/L）。1987年，Rai将其分期法补充为低危（0期）、中危（Ⅰ、Ⅱ）和高危（Ⅲ、Ⅳ）三组。1981年Binet等提出的分期法共分为3期：A期无贫血（Hb＞100g/L）或血小板减少（PLT＞100×10^9/L），肝、脾与颈、腋下、腹股沟淋巴结共5个区域中累及3个以下；B期无贫血或血小板减少，但累及区域≥3 个;C 期出现贫血和(或)血小板减少。

【治疗】

低危患者或 Binet A 期淋巴细胞轻度增多(<30×10^9/L),Hb>120g/L,血小板>100×10^9/L,骨髓非弥漫性浸润者生存期长,病情稳定者可以定期观察、对症治疗为主。当患者出现发热、体重明显下降、乏力、贫血、血小板降低、巨脾或脾区疼痛、淋巴结肿大且伴有局部症状、淋巴细胞倍增时间<6 个月、出现幼淋变或 Richter 变时,应予积极治疗。

(一)化学治疗

1.*烷化剂* 苯丁酸氮芥(瘤可宁)为首选药物,完全缓解率 15%,部分缓解率 65%。口服给药剂量为 2～4mg/d,可增至 6～8mg/d,待淋巴细胞减少 50%时减量,稳定后予维持量,也有主张间歇治疗,0.4～0.7mg/kg,第 1 天口服或分 4 天口服,每 2～4 周重复一次。苯丁酸氮芥无效者可用环磷酰胺(CTX),口服 50～100mg/d,或 0.5～0.75g/m^2 静注,每 3～4 周一次。

2.*氟达拉滨* 是单磷酸腺苷氟化物,干扰腺苷代谢,对慢淋有特效。静脉滴注 25～30mg/(m^2 · d),维持 30 分钟,连用 5 天,每 4 周重复 1 疗程,初治患者总有效率为 70%,完全缓解率达 38%,初治优于复治,疗效优于其他药物的联合化疗,缓解后持续时间较长,近年来,氟达拉滨有逐渐取代苯丁酸氮芥的趋势。对于 RaiⅢ、Ⅳ期、复治、老年以及低白蛋白患者,氟达拉滨疗效较差。主要不良反应有骨髓抑制、免疫抑制和神经毒性。此外,克拉曲宾(2-氯脱氧腺苷)、喷司他汀(2-脱氧助间型霉素)、糖皮质激素也可用于慢淋的治疗。此外,Ara-C、顺铂、苯丁酸氮芥+泼尼松、以氟达拉滨为主联合环磷酰胺(或顺铂、泼尼松等)以及 COP、CHOP、VAD 等联合化疗方案等,对进展期患者有一定疗效。

3.*糖皮质激素* 糖皮质激素单药治疗对慢淋也有一定疗效,尤其对伴有自身免疫性溶血性贫血或血小板减少的患者较为适用。泼尼松 40～60mg/d,连用 7 天,有效后减量并停药,每月重复 5 天,大约有 10%的患者有效。大剂量甲强龙冲击治疗可使部分患者达到 PR 的标准,但感染发生的概率也将增大。

(二)放射治疗

有明显淋巴结肿大(包括纵隔或巨脾)、神经侵犯、重要脏器或骨髂浸润且有局部症状者可考虑放射治疗,包括全身放疗(TBI)、全淋巴照射(TNI)和局部照射。与其他方法一起进行序贯治疗可改善全身症状,但持续时间短。放射性核素淋巴结内照射和体外血细胞照射可在一定程度上减少淋巴细胞的数量,但并不延长患者的生存期。

(三)免疫治疗

α 干扰素对早期病例有效,近 2/3 的患者可获得部分缓解,但对于进展期患者使用干扰素可能加速疾病进程。近年来有用单克隆抗体治疗慢淋的报道。人鼠嵌合的抗 CD20 单克隆抗体(美罗华)对治疗 CD20 阳性的惰性淋巴瘤有特效,而对于 CD20 表达弱阳性的 CLL,每周 375mg/m^2、连用 4 周的标准剂量,仅 13%的患者可以达到部分缓解;每周三次、单次剂量为 375mg/m^2 的方法,总有效率可达 45%。2002 年美国 M.D-Anderson 癌症中心 Keating 研究组报告,对 135 例初治 CLL 患者采用 FCR 方案治疗(环磷酰胺 250mg/$m^2\times$1～3d、rituximab 375～500mg/$m^2\times$1d、氟达拉滨 25mg/m^2,1～3 天,共治疗 6 个疗程),完全缓解率 67%,有效率达 95%,2 年无事件生存率接近 90%。对 CLL 患者采用非清髓 Allo-SCT 治疗时,在预处理方案中增加 rituximab 可提高疗效。Rituximab 治疗最常见的不良反应是发热和寒战，少数患者可有溶瘤表现，此外还可能发生恶心、呕吐、高血压或呼吸困难。CAM PATH-1H 是 CD52 单抗，CD52 抗原在 T 和 B 细胞均有表达，CAM-PATH-1H 通过补体依赖或抗体依赖细胞毒作用可杀伤包括 NK 细胞和 T 淋巴细胞在内的大多数淋巴细胞，因此使用后感染的发生率较高。

(四)骨髓移植

对年轻、能耐受强烈治疗、具有高危因素(如无 IgV 基因突变、11q22-23 缺失或 17p13 缺失)的患者可考虑行骨髓移植。对这些患者主张在早期疾病无进展时进行移植。考虑到氟达拉滨对骨髓的毒性反应，选用自体造血干细胞移植时，干细胞采集应安排在氟达拉滨用药两月后进行。异基因移植具有细胞免疫杀灭肿瘤细胞的优点，但移植相关死亡率高于自体移植。

(五)其他治疗

有严重贫血、血小板减少而药物或脾区放疗无效时，可考虑脾切除术；有低 γ 球蛋白血症、反复感染或自身免疫性疾病者，可定期静脉给予 IVIg；淋巴细胞单采可暂时性降低外周血淋巴细胞，减轻器官浸润，增加血红蛋白和血小板数量。

【疗效及预后判断】

患者的症状和体征消失、外周血中性粒细胞 $>1.5\times10^9/L$、血小板 $>100\times10^9/L$、淋巴细胞计数 $<4\times10^9/L$、血红蛋白 $>110g/L$、骨髓中淋巴细胞比例低于 30%，且持续 2 个月以上时认为处于缓解期。

CLL 虽发展缓慢，但难以治愈。预后相关因素有淋巴细胞倍增时间、免疫球蛋白重链基因突变类型、ZAP70、CD38 的表达、骨髓病理分型、染色体核型、血清 β_2-微球蛋白和乳酸脱氢酶水平等。患者可向幼淋巴细胞白血病、弥漫大 B 细胞淋巴瘤(Richter 综合征)、Hodgkin 淋巴瘤、急淋、多发性骨髓瘤等其他恶性淋巴增生性疾病转化。有下列情况预后不佳：①有免疫球蛋白基因重排并表达 CD38 抗原；②Richter 综合征；③幼淋变或混合型(慢淋/幼淋)患者；④急淋变(甚罕见)。中位生存期 35～63 个月，各期有明显差异，也有患者生存时间长达 10 年以上。

三、少见和特殊类型白血病

低增生性急性白血病

1951 年由 Beyers 首先命名，其发生率占白血病的 5%～7%。本病男性多于女性，半数以上年龄大于 50 岁；大多起病隐袭，病程缓慢，白血病细胞浸润现象不明显，肝、脾、淋巴结一般均不肿大。外周血三系列细胞减少，仅 1/3 病例可见到少量(6%～8%)原始细胞。骨髓穿刺增生减低，原始细胞≥20%，多部位骨髓活检示造血组织≤30%具有诊断价值。细胞类型以急粒为多，也可粒、单混合、急单或 ALL。化疗缓解后骨髓增生活跃，病情复发时增生又呈低下。

由于患者多为老年人，大剂量化疗容易导致免疫和造血功能衰竭，故多主张先以支持疗法，待病情稳定后再予小剂量 Ara-C 或三尖杉碱间歇静脉滴注。也有报道用大剂量化疗而获得较好疗效。

髓系肉瘤

髓系肉瘤曾用的名称有髓外髓系肿瘤、粒细胞肉瘤、原始粒细胞瘤及绿色瘤等，是一种由髓系原始细胞或未成熟髓系细胞形成的肿块，发生于髓外部位或骨骼。最常见的髓系肉瘤类型为粒细胞肉瘤，根据细胞的成熟程度可分 3 型：①原始细胞型：主要由原始粒细胞组成；②未成熟细胞型：主要由原始粒细胞和早幼粒细胞组成；③成熟细胞型：主要由早幼粒细胞和偏成熟的中幼粒细胞组成。另一种较少见的髓系肉瘤为原始单核细胞肉瘤，主要细胞构成成分为原始单核细胞。慢性骨髓增生性疾病的急性转化期，可出现粒、红、巨核三系造血细胞增生的髓系肉瘤，肉瘤的细胞成分也可以红系前体细胞或巨核细胞增生为主。骨髓增生异常综合征(MDS)患者亦有发生髓系肉瘤的报道。

髓系肉瘤常发生于儿童及青年，男多于女。肿块可为单个、多个或播散性。可单独出现或与 AML、MPD 及 MDS 伴发。常见的发生部位为颅骨、鼻旁窦、胸骨、肋骨、椎骨、盆骨的骨膜下，淋巴结及皮肤也较常见，乳腺、肝、脾、肾、肌肉偶有累及。髓系肉瘤发生于眼眶骨膜下，可引起突眼症。以一侧或双侧不对称的突眼最为典型，严重时有眼睑水肿，结膜外翻、发炎，角膜干燥、溃疡，眼肌瘫痪，视觉锐减甚至失明。肿瘤侵及颞骨，可引起眩晕、听力减退、面神经麻痹等。胸骨亦是髓系肉瘤的好发部位。

细胞化学染色和免疫表型检测是髓系肉瘤诊断和分型的重要手段。细胞化学染色原始粒细胞及中性粒细胞 MPO 与氯乙酸 ASD 萘酚酯酶阳性，原始单核细胞非特异性酯酶阳性。免疫表型检测显示大部分髓系肉瘤 CD43 阳性。原始粒细胞表达髓系相关抗原 CD13、CD33、CD117、MPO。原始单核细胞 CD14、CD116、CD11C 阳性，溶菌酶及 CD68 亦可阳性。细胞遗传学检查粒细胞肉瘤可有 t(8;21)(q22;q22)、inv(16)(p13q22)、t(16;16)(q13;q22)，单核细胞肉瘤可涉及 11q23 的易位。

第六节　淋巴瘤

淋巴瘤起源于淋巴结或淋巴组织，是免疫系统恶性肿瘤，可发生于身体的任何部位，淋巴结、扁桃体、脾及骨髓最易受到累及。无痛性、进行性淋巴结肿大和局部肿块是其特征性的临床表现，可伴有某些器官的受压迫症状。病变侵犯结外组织如扁桃体、鼻咽部、胃肠道、骨骼或皮肤等，则表现为相应组织器官受损的症状，当淋巴瘤浸润骨髓时可形成淋巴瘤细胞性白血病。常有发热、消瘦、盗汗等全身症状，最后出现恶病质。由于患者病变部位和范围不同，淋巴瘤的临床表现也具有多样性。以往认为淋巴瘤与淋巴细胞白血病是两种疾病，但近年来随着基础研究的不断深入，人们发现这两类肿瘤的区别已比较模糊。根据组织病理学特征将淋巴瘤分为霍奇金淋巴瘤(HL)和非霍奇金淋巴瘤(NHL)两大类，85%的淋巴瘤为 NHL。

在我国经标化后淋巴瘤的总发病率男性为 1.39/10 万，女性为 0.84/10 万，男性发病多于女性，但均明显低于欧美各国及日本。发病年龄最小 3 个月，最大 82 岁，以 20～40 岁为多见，占 50%左右；城市的发病率高于农村。我国淋巴瘤死亡率为 1.5/10 万，占恶性肿瘤死亡的第 11～13 位。淋巴瘤发病率有逐年上升的趋势，1950～1990 年全世界 NHL 的死亡率增加了

1.5 倍，可能与环境污染、寿命延长以及诊断水平的不断提高等有关。

一、霍奇金淋巴瘤

霍奇金淋巴瘤(HL)过去称为霍奇金病(HD)，是一种 B 细胞淋巴瘤，主要累及淋巴结、脾、肝和骨髓。HL 的发病率以北美、北欧最高，东亚的发病率较低。在我国 HL 占淋巴瘤的 8%～11%，与国外占 25%有显著不同。男、女性别比为 1.4∶1，好发于青壮年，最常见发病年龄在 15～40 岁，10 岁以下者罕见。

【病因和发病机制】

1.EB 病毒　患过传染性单核细胞增多症的 EB 病毒感染者发生 HL 的风险增加了 3 倍，HL 患者血清 EB 病毒衣壳抗体的滴度显著高于对照组，而且在发生肿瘤以前已存在数年。原位杂交研究显示约 50% HL 患者的 Reed-Sternberg(R-S 细胞)细胞内可以检出含有 EB 病毒编码的小 RNA，某些人群中所有霍奇金淋巴瘤患者 EB 病毒均阳性。虽然 90%的人青年期曾感染过 EB 病毒，但在发达国家 50%以上的患者 R-S 细胞中无 EB 病毒，因此，EB 病毒在 HL 的发病中并非必然和具有普遍性。

2.遗传因素　单卵双生同胞之一发生 HL，另一同胞发生该病的风险是异卵双生者的 100 倍。HL 患者第一代亲属发生该病的风险增加 5 倍，也许与遗传因素对 EB 病毒感染的遗传易感性增加有关。

3.某些免疫性疾病　如移植后应用免疫抑制剂的患者、先天性免疫缺陷者(如共济失调毛细血管扩张、Klinefelter 综合征、Chediak-Higashi 综合征、Wiskott-Aldrich 综合征)及自身免疫性疾病患者(类风湿性关节炎、非热带性口炎性腹泻、Sjogren 综合征、系统性红斑狼疮)等可轻度增加 HL 的发病风险。

【临床表现】

(一)淋巴结肿大

大多数为无痛性颈部或锁骨上淋巴结进行性肿大(占 60%～80%)，其次为腋下淋巴结肿大。肿大的淋巴结可以活动，也可互相粘连，融合成块，触诊有软骨样感觉。少数患者仅有深部淋巴结肿大，表现为纵隔或后腹膜肿块。淋巴结肿大可压迫邻近器官，如压迫神经可引起疼痛；纵隔淋巴结肿大，可致咳嗽、胸闷、气促、肺不张及上腔静脉压迫症等；腹膜后淋巴结肿大可压迫输尿管，引起肾盂积水；硬膜外肿块导致脊髓压迫症等；HL 侵犯各器官可引起相应部位的病变，如支气管压迫引起严重的呼吸困难和哮喘，肺实质浸润而引起的肺空泡或肺脓肿，引起肺小叶实变或支气管肺炎、胸腔积液；阻塞肝内或肝外胆管可引起黄疸，阻塞盆腔或腹股沟淋巴管可引起下肢水肿，硬膜外浸润压迫脊髓可导致截瘫。累及骨骼可导致骨痛、腰椎或胸椎破坏，骨髓受累常无症状。颅内和皮肤损害罕见，一旦出现提示 HIV 相关的 HL。5%～16% HL 患者发生带状疱疹。

(二)发热及其他特殊表现

25%患者出现全身症状，部分患者以原因不明的持续发热为首发表现，这类患者一般年龄稍大，男性较多，常已有腹膜后淋巴结累及。约 1/6 的患者出现周期性发热(Pel Ebstein 热)，表现为有规律的高热，数天后体温恢复至正常或低于正常，维持数天后再次发热。当疾病累及网状内皮系统以外，可表现为局部或全身皮肤瘙痒，多见于年轻患者，尤其女性，瘙痒甚至是HL的唯一全身症状，在确诊前数年即已出现。部分患者在饮用含乙醇的饮料后在病变部位可出现疼痛，机制不明，这为早期诊断提供线索。随着疾病进展，恶病质常见。

【实验室检查和特殊检查】

（一）血液和骨髓检查

常有轻到中度贫血，通常发生于疾病晚期；白细胞可轻度或明显增加，以中性粒细胞增多为主，约1/5的患者嗜酸性粒细胞升高；可见血小板增多。当伴有脾功能亢进时，可有全血细胞减少。如果患者属高危人群或病变部位特殊，需作HIV抗体检查。对于就诊时有B症状或外周血细胞计数低于正常水平的患者，应做骨髓活检和涂片检查。骨髓涂片找到R-S细胞是HL浸润骨髓的依据，大多由血源播散而来；骨髓穿刺涂片阳性率仅3%，但骨髓活检可提高至9%～22%。疾病活动期血沉增快，血清乳酸脱氢酶活性增高，后者提示预后不良。血清碱性磷酸酶增高，但并非一定表明骨髓或肝受累。

（二）影像学检查

所有患者均应作胸部、腹部和盆腔的CT检查，当骨骼或软组织受累及而又需要同时精确判断受累的范围时或静脉应用造影剂有禁忌时进行磁共振检查。^{67}Ga扫描因易出现假阳性和假阴性结果，检查的意义不大。PET-CT用于疾病的分期检查和治疗后残留病灶的检查灵敏度和特异度高于CT或^{67}Ga扫描。PET-CT最大优点是能够更准确、全面地进行疾病的分期，并且可以在治疗过程中或疗程完成后发现微小残留病灶，为调整治疗方案提供依据。

（三）病理活组织检查

活检标本进行病理学检查是确诊HL的基本方法。选取较大的淋巴结，完整地取出，避免挤压，切开后在玻片上作淋巴结印片，然后置于固定液中。淋巴结印片Wright染色后作细胞形态学检查，固定的淋巴结经切片和HE染色后作组织病理学检查。深部淋巴结可依靠B超或在CT引导下细针穿刺涂片作细胞病理形态学检查，但细针穿刺往往不能确诊HL；如果只有纵隔淋巴结肿大，最好做Chamberlain检查，即左侧胸廓局部造口，以便纵隔镜从颈部对纵隔淋巴结进行活检；也可以考虑做CT引导的活检。

（四）剖腹探查

如发热待查病例，临床高度怀疑淋巴瘤，B超发现有腹腔淋巴结肿大，但无浅表淋巴结或病灶可供活检的情况下，宜选择剖腹探查；准备单用扩大照射治疗HL前，为明确分期诊断，有时需要剖腹探查，在取淋巴结标本的同时切除脾做组织病理学检查。

【病理和诊断】

HL确诊依赖于病理检查，在淋巴结或结外组织如骨髓、肺或骨骼组织中，可找到R-S细胞。R-S细胞来源于被激活的生发中心后期B细胞，大小不一，20～60μm，多数较大，形态极不规则，胞质嗜双色性，核外形不规则，可呈“镜影”状，也可多叶或多核，偶有单核。核染色质粗细不等，核仁大而明显，可达核的1/3。镜下HL切片显示少数R-S细胞散在分布于各种非肿瘤的炎症细胞成分、毛细血管增生以及不同程度的纤维化的背景中。HL在初诊和复发时作基因重排可显示异常B细胞克隆存在。尽管肿瘤起源于B细胞，但是因缺乏激活免疫球蛋白启动子所必需的转录因子，HL 细胞不能产生完整的抗体。不产生抗体的 B 细胞应该凋亡，但 R-S 细胞避免了凋亡，可能由于这些细胞内抗凋亡的核转录因子 NF-κB 持续激活所致。R-S 细胞常为非整倍体和超二倍体，但是未发现特征性的染色体异常。

造血和淋巴系统肿瘤的 WHO 分类中，将 HL 分为经典型和结节性淋巴细胞优势型，前者又分为结节硬化型、混合细胞型、富含淋巴细胞型和淋巴细胞消减型。以结节硬化型最为常见，混合细胞型次之，其他各型均较少见。免疫组织化学检查为 HL 的分型诊断提供了依据：典型 HL 的 R-S 细胞免疫表型为：$CD30^+$（80%～100%病例）、$CD15^+$（75%～85%病例）、B 细胞特异性的激活蛋白（BSAP）（+）（>90%的病例），但只有少数恶性细胞 CD15 和 BSAP 染色阳性。约有 40%经典型 CD20 弱阳性；几乎所有结节性淋巴细胞优势型 CD20、CD79a 和 CD45 强阳性，CD30 和 CD15 阴性。

【鉴别诊断】

以发热为主要表现的淋巴瘤，须和结核病、败血症、结缔组织病、坏死性淋巴结炎和恶性组织细胞病等鉴别。HL 患者常因出现颈部无痛性淋巴结肿大或胸部 X 线检查发现纵隔淋巴结肿大而就诊，类似表现也可见于传染性单核细胞增多症、结核病、弓形体病、巨细胞病毒感染、白血病或 NHL 等；局部淋巴结肿大还需要排除淋巴结炎和恶性肿瘤转移的可能性。结核性淋巴结炎多局限于颈部两侧，可彼此融合，与周围组织粘连，晚期由于软化、溃破而形成窦道。结外淋巴瘤须和相应器官的其他恶性肿瘤相鉴别。累及纵隔的 HL 胸部影像学表现有时与肺癌、结节病或结核相似。确诊依赖于活检标本的组织病理学检查。对于淋巴结肿大而诊断不明者应该尽早进行活检，尤其纵隔肿块，以免延误病情。

病理学检查发现 R-S 细胞对 HL 的诊断有重要价值，但近年研究发现 R-S 细胞也可见于传染性单核细胞增多症、结缔组织病及其他恶性肿瘤，因此在缺乏 HL 其他组织学特征，仅见到 R-S 细胞不能肯定诊断。Castle-man 病又名巨大淋巴结增生，是一种罕见的原因不明的反应性淋巴结病，临床表现有局灶型和多中心型，诊断依据淋巴结病理学检查，分为透明血管型和浆细胞型，部分病例可转化为淋巴瘤，宜注意鉴别。假性淋巴瘤是一种罕见的组织学上以成熟淋巴细胞组成生发中心和滤泡的慢性炎症性疾病，病理学检查是其诊断依据。

形态学和免疫组化检查有助于不同类型淋巴瘤的鉴别诊断，如富含 T 细胞的弥漫大 B 细胞淋巴瘤（DLBCL）CD30 和 CD15 阴性，CD20 和 CD45 阳性，可与经典型 HL 相鉴别，但与结节型淋巴细胞优势型 HL 的鉴别非常困难，因为两者均 CD30 和 CD15 阴性而 CD45 阳性，主要根据形态学特征进行鉴别。总之，一般采取适当的组织病理学和免疫组化检查可以有效地鉴别，在多数情况下诊断困难是由于组织取材不足或不当所致。

【治疗与预后】

大多数 HL 预后较好，甚至可以治愈。为提高患者长期生存的生命质量，选择治疗方案需考虑最大限度地减少治疗相关的远期并发症。通常根据患者的预后合理地选择治疗，一般认为临床分期为Ⅲ期或Ⅳ期、巨块型、伴有 B 症状等均提示疾病处于进展期。该期患者七项独立的预后危险因素包括：男性、年龄大于 45 岁、Ⅳ期、血红蛋白$<10^5$g/L、白细胞计数$>15\times10^9$/L、淋巴细胞计数$<0.6\times10^9$/L 或占白细胞的比例$<8\%$、血清白蛋白低于 40g/L，具有上

述临床特征3项以下者,5年无进展生存率为70%,而有四项以上特征者5年无进展生存率低于50%。35%的HL患者在确诊时病变局限,临床分期为Ⅰ期或Ⅱ期、非巨块型、无B症状、治愈率达90%～95%。预后不同的患者在治疗上有不同的选择。

(一)病变局限的霍奇金淋巴瘤的治疗

该类患者无论病变发生的部位或组织学类型,两个疗程的ABVD方案(每个疗程阿霉素25mg/m^2、博莱霉素10mg/m^2、长春碱6mg/m^{2}和达卡巴嗪375mg/m^2,所有药物均在第1天和第15天静脉注射1次,不同疗程间休息2周)。化疗联合病变部位的放疗可使95%的患者治愈,很少发生不育、过早绝经、白血病等治疗相关的并发症,患者死亡主要与放疗相关的心血管疾病及继发肿瘤有关。一项随机试验比较单用4～6个疗程的ABVD方案与两个疗程ABVD方案联合放疗治疗病变局限期的HL,发现单用化疗的疗效与联合放疗方案相当,在心血管疾病的发生和继发肿瘤方面两种治疗方案是否不同,还需要长期随访。该研究显示90%以上的患者只需接受4～6个疗程的ABVD方案化疗,如果经过2个疗程的化疗肿瘤不能完全缩小者,宜行PET-CT检查评估,以决定是否联合放疗。

(二)进展期霍奇金淋巴瘤的治疗

进展期HL也采用ABVD方案化疗。联合放疗可以显著提高患者10年疾病无进展生存率,但不能改善总的生存,因为放疗增加了与淋巴瘤无关的其他原因所致的死亡,对于已经取得完全缓解的患者再给予放疗无意义。由于放疗的远期并发症以及对总生存的改善有限,因此对于进展期的HL是否采用放疗应该权衡利弊。利用PET-CT检查鉴别残留物是纤维化组织还是淋巴瘤残存,以此选择患者进行局部放疗对于某些患者可能有益。改良的Stanford Ⅴ方案(阿霉素、长春碱、氮芥、依托泊苷、长春新碱、博莱霉素和泼尼松)和扩大剂量的BEACOPP方案(博莱霉素10mg/m^2,第8天、依托泊苷200mg/m^2,第1～3天、阿霉素35mg/m^{2}第1天、环磷酰胺1250mg/m^2,第1天、长春新碱1.4mg/m^2,第8天、泼尼松40mg/m^2,第1～14天和丙卡巴肼100mg/m^2,第1～7天,每3周1个疗程,共8个疗程)已被较广泛地应用于临床,这两种方案最初设计时均在化疗后对初发部位或残存的肿瘤瘤体(>5cm以上)进行放疗,Stanford Ⅴ方案8年无进展生存率达91%,总生存率为95%,保留了生育能力;BEACOPP联合放疗可以比COPP/ABVD方案联合放疗带来更好的无进展生存和总的生存率,前者会导致较高的血液学毒性和不育症的发病率。对有0～3种不良预后因素的低危患者最常采用ABVD方案作为起始的治疗方案,70%患者有望治愈,其余30%病情仍然进展者,应给予大剂量化疗和自体造血干细胞移植。具有4种以上不良预后因素的高危患者常规化疗治愈可能性小于50%,在开始治疗时即采用Stanford Ⅴ或BEACOPP方案进行强烈的化疗。

(三)难治或复发的霍奇金淋巴瘤的治疗

大剂量化疗/自体造血干细胞移植(HDC/HSCT)对于两类患者均有益:在初始化疗过程中或3个月内疾病继续进展(难治性HL)和完成完整的化疗疗程3个月后复发者(复发性HL)。对于仅在初发部位复发、未进行过淋巴结放疗、无B症状或结外病变者进行放疗可使40%～50%的患者治愈;对于化疗结束1年以后复发、无B症状者,再次给予化疗,联合或不联合放疗可使治愈率达到30%～40%。这两组患者在HDC/HSCT后10年无病生存率达

80%。因此,对于进展期 HL 患者给予标准化疗疾病仍然进展者,不管复发时的特征如何,大剂量化疗后自体造血干细胞移植是标准的治疗方法。

二、非霍奇金淋巴瘤

【流行病学】

非霍奇金淋巴瘤(NHL)占所有新诊断癌症的 4%,在癌症死亡的构成也占 4%。在美国经年龄调整的 NHL 的年发病率男性为 23.2/10 万,女性为 16.3/10 万,随着年龄的增加,发病率显著增加,诊断时的中位年龄为 60 岁,Burkitt 淋巴瘤和原始淋巴细胞淋巴瘤好发于年轻人。NHL 的发病率在美国、欧洲和澳大利亚最高,而在亚洲的发病率也呈升高趋势,NHL 某些亚型的发病率在某些地区特别高,如 Burkitt 淋巴瘤、滤泡性淋巴瘤、结外自然杀伤(NK)/T 细胞淋巴瘤鼻型和成人 T 细胞白血病/淋巴瘤。NHL 的发病率逐年上升,部分原因可能与老龄化、获得性免疫缺陷综合征的流行以及职业与环境等因素有关,此外,影像学检查技术的改进和病理诊断水平的提高可能发现更多的病例。我国淋巴瘤的病理类型以 NHL 居大多数,HL 仅占 8%~11%;NHL 中 T 细胞型占 26.1%,弥漫大 B 细胞型占 37.3%,而滤泡型仅占 9%,因此 NHL 的类型分布与欧美国家有所不同。

【临床表现】

最常见的临床表现是颈部、腋下或腹股沟淋巴结肿大,受累及淋巴结质地韧、无触痛。纵隔或后腹膜淋巴结肿大可出现压迫或浸润症状如胸痛、咳嗽、上腔静脉综合征、腹痛、背部疼痛、脊髓压迫;输尿管受压可致肾功能不全。部分 NHL 可伴全身症状如发热、盗汗和原因不明的体重减轻。还可有非特征性的症状,如乏力、皮肤瘙痒等。NHL 几乎可以累及任何器官而出现相应症状,如原发中枢神经系统淋巴瘤出现的神经症状,肺黏膜相关淋巴组织淋巴瘤出现气短,胃黏膜相关淋巴组织淋巴瘤或弥漫大 B 细胞淋巴瘤出现恶心和上腹部疼痛,小肠淋巴瘤出现小肠梗阻,弥漫大 B 细胞淋巴瘤累及睾丸出现睾丸肿块,皮肤淋巴瘤所致的皮肤损害等。骨髓受累及可全血细胞减少,表现为感染、出血和贫血。NHL 也可并发各种免疫异常,如自身免疫性溶血性贫血和免疫性血小板减少性紫癜是小淋巴细胞淋巴瘤/慢性淋巴细胞性白血病、弥漫大 B 细胞淋巴瘤以及其他亚型较常见的并发症。外周神经病变与单克隆免疫球蛋白增高有关,主要见于淋巴浆细胞性淋巴瘤。NHL 相关的副肿瘤综合征可影响神经系统(如脱髓鞘性多神经病、吉兰-巴雷综合征 Guillian-Barre Syndrome、外周神经病变等)、皮肤(如天疱疮)、肾(如肾小球肾炎)和多脏器损害(如血管炎、皮肌炎和胆汁淤积性黄疸)。

【诊断】

NHL 的诊断依赖于肿大淋巴结或受累的器官组织活检标本的病理学检查。细针穿刺不应该用于淋巴瘤的诊断,它不能确定 NHL 的某些特殊亚型。如果活检的组织较少,必须重新活检。各阶段 B 淋巴细胞免疫表型的特点在亚型诊断中有很大的价值,免疫组化染色结果往往是分型诊断的重要依据。T 细胞和 NK 细胞肿瘤亚型的确定主要依据临床表现和病理组织细胞形态学。细胞遗传学和分子遗传学对于疑难病例的诊断很有帮助,如 t(8;14)的存在支持 Burkitt 淋巴瘤的诊断，而 t(11;14)伴 Cyclin D1 的过度表达可确定套细胞型淋巴瘤的诊断。一部分患者骨髓涂片中可找到淋巴瘤细胞，晚期可并发淋巴瘤细胞白血病或伴发噬血细胞综合征。需与 NHL 进行鉴别诊断疾病很多，任何引起淋巴结肿大或脾大的疾病均可能与 NHL 混淆，对病变组织活检进行病理学检查可提供鉴别诊断的依据。NHL 的诊断以临床表现基础，由适当的活检病理学检查证实诊断。NHL 的诊断不能依靠推理，只有经过病变组织活检病理学确诊后才能进行适当的治疗。

【治疗】

NHL 因多中心发生的倾向使得临床分期价值和扩野照射的治疗作用不如 HL，决定其治疗策略应以化疗为主。不同组织学类型的淋巴瘤生物学特征存在差异，肿瘤的生物学行为还与病变的部位、肿块大小及患者的体能状态等有关。有些类型的 NHL 在确诊后只需要观察而无需治疗，而另一些类型的 NHL 在特定的情况下需要急诊处理，如脊髓压迫。因此，在开始治疗前应该考虑 3 个问题：治疗措施具有治愈本病的可能吗？可以延长患者的生存时间吗？可以缓解症状吗？局灶性黏膜相关性淋巴组织淋巴瘤可以行手术切除而治愈。为了避免肠穿孔和出血的并发症，小肠和结肠淋巴瘤在开始化疗前最好先行手术切除。脾切除可以改善血细胞减少，有时也可作为缓解脾大所导致的压迫症状，除此以外，手术对于 NHL 的治疗作用不大。放疗常单独或与化疗联合应用于病灶局限的 NHL，有时用于巨块型 NHL 化疗后的巩固治疗，也可用于淋巴瘤复发部位的照射以缓解症状。

(一)化疗

1.*惰性淋巴瘤*　B 细胞惰性淋巴瘤包括小淋巴细胞淋巴瘤、浆细胞样淋巴细胞淋巴瘤、边缘区淋巴瘤和滤泡细胞淋巴瘤等；T 细胞惰性淋巴瘤指蕈样肉芽肿/Sezary 综合征。惰性淋巴瘤发展较慢，化、放疗有效，但不易缓解。该组Ⅰ期和Ⅱ期患者放疗或化疗后存活可达 10 年，部分患者可自发性肿瘤消退。Ⅲ期和Ⅳ期患者化疗后虽可能多次复发，但中位生存时间也可达 10 年。故在疾病早期主张观察和等待的姑息性治疗原则，尽可能推迟化疗，如病情有所发展，可单独给苯丁酸氮芥 4～12mg 每日 1 次口服，或环磷酰胺 100mg 每日 1 次口服。联合化疗可用 CVP 方案或 CHOP 方案。疾病进展不能控制者可试用 FC 方案：氟达拉滨 $25mg/m^2$ 静脉滴注每天 1 次共 3 天，环磷酰胺 $0.6/m^2$ 静脉注射 1 次。

2.*侵袭性淋巴瘤*　B 细胞侵袭性淋巴瘤包括套细胞型淋巴瘤、弥漫大 B 细胞淋巴瘤和 Burkitt 淋巴瘤等，T 细胞和 NK 细胞淋巴瘤除了皮肤型这一组外大部分均为侵袭性。侵袭性淋巴瘤不论分期均应以化疗为主，对化疗残留肿块、局部巨大肿块或中枢神经系统累及可行局部放疗扩野照射(25Gy)作为化疗的补充。

CHOP 方案与其他化疗方案比较，疗效高而毒性较低，因此，该方案为侵袭性 NHL 的标准治疗方案。CHOP 方案每 2～3 周为一疗程(CHOP-14 比 CHOP-21 更有效)，4 个疗程不能缓解应改变化疗方案。完全缓解后巩固 2 个疗程就可结束治疗，但化疗不应少于 6 个疗程。长期维持治疗并无好处。本方案 5 年无病生存率达 41%～80%。化疗前加用利妥昔单抗，即 R-CHOP 方案可提高 B 细胞淋巴瘤疗效。挽救性治疗可选用 MINE 方案(美司钠、异环磷酰胺、米托蒽醌、VP16)或 ESHAP 方案(VP16、甲泼尼龙、阿糖胞苷、顺铂)，对原始淋巴细胞白血病/淋巴瘤、Burkitt 淋巴瘤等高度恶性淋巴瘤，可试用治疗急性淋巴细胞白血病的化疗方案。

（二）生物治疗

凡 CD20 阳性的 B 细胞淋巴瘤均可用 CD20 单抗（利妥昔单抗）治疗。临床研究报告 CD20 单抗（每次 $375mg/m^2$）与 CHOP 等联合化疗方案（R-CHOP）可明显提高 CR 率和延长无病生存时间。B 细胞淋巴瘤在造血干细胞移植前用 CD20 单抗作体内净化，可减少移植后的复发。

（三）骨髓或外周造血干细胞移植

55 岁以下、重要脏器功能正常、如属缓解期短、难治、易复发的侵袭性淋巴瘤，4 个疗程 CHOP 方案能使淋巴结缩小超过 3/4 者，可考虑全淋巴结放疗（即斗篷式合并倒“Y”字式扩野照射）及大剂量联合化疗后进行异基因或自身骨髓（或外周造血干细胞）移植，以期最大限度地杀灭肿瘤细胞，取得较长期缓解和无病存活。

自身造血干细胞移植治疗侵袭性淋巴瘤，其中 40%～50% 以上获得肿瘤负荷缩小，18%～25%的复发病例被治愈，比常规化疗增加长期生存率 30%以上。自体外周造血干细胞移植用于淋巴瘤的治疗时，移植物受淋巴瘤细胞污染的机会小，造血功能恢复快，并适用于骨髓受累或经过盆腔照射的患者。

第七节　多发性骨髓瘤

多发性骨髓瘤（MM）又称浆细胞骨髓瘤，主要特征为骨髓内浆细胞恶性增生并浸润髓外软组织及恶性浆细胞（骨髓瘤细胞）分泌大量 M 蛋白所引起的一系列表现。MM 在欧美发病率为（2～5）/10 万，约占所有恶性肿瘤 1%。在血液系统肿瘤中占 10%～15%，已超过急性白血病仅次于非霍奇金淋巴瘤，位于第二位。本病好发于中老年人，发病年龄平均大约 70 岁，约 15%的患者年龄小于 60 岁，年龄在 60～65 岁者占 15%，40 岁以下仅占 2%，男女比例为 1.6～3∶1。大多数病例表现为原发，一小部分由意义未定的单克隆丙种球蛋白病（MGUS）进展而来。

【病因和发病机制】

MM 确切病因仍不清楚，电离辐射或接触化学毒物、慢性抗原刺激、自身免疫性疾病、遗传和病毒（人类疱疹病毒 8 型，HHV-8）感染等均可能与发病有关，但缺乏足够的证据。骨髓瘤细胞与正常浆细胞形态相似，表达胞质Ⅰg、CD38、CD138 和 PCA-1。关于骨髓瘤细胞的起源尚有争议，目前发现 MM 外周血存在属于恶性克隆的 $CD19^+$B 细胞，其免疫球蛋白具有与骨髓瘤细胞 M 蛋白相同的独特型；DNA 含量同 MM 细胞一样为非整倍体；两者有相同的染色体数目异常及 ras 基因突变和 Rb 基因缺失；免疫球蛋白重链（IgH）基因重排方式相同；表明该 $CD19^+$B 细胞是骨髓瘤的前体细胞。

MM 存在多步骤、多阶段的复杂发病机制，近年来主要集中在细胞遗传学异常、骨髓微环境与骨髓瘤细胞相互作用、NF-KB 及 Notch 信号通路和耐药机制几方面。

染色体数目异常称为非整倍体核型，根据染色体条数可分成亚二倍体、假二倍体、超二倍体和近四倍体四组。由于近四倍体多为假二倍体或亚二倍体的4N复制，所以三者划归一组合称非超二倍体。早期细胞遗传学异常，主要有2个途径参与意义未明的单克隆丙种球蛋白血症(MGUS)和MM的早期发病机制：①近半数的MM为非超二倍体且大多数有5个伴随染色体位点受累的IgH易位；②其余MM为超二倍体且通常为包括8条奇数染色体(3、5、7、9、11、15、19、21)在内的多个染色三体，但是5个IgH易位却不常见。Cyclin D1、2或3失调为统一的早期遗传学事件。变体的启动子甲基化可能是在肿瘤发生中导致基因沉默的主要机制。在出现复制错误、环境损伤时，DNA修复系统将启动来维持基因的完整性。DNA修复涉及的2个基因(MGMT和MLH1)已经在多种实体瘤中检测到。又发现在单克隆丙种球蛋白病MM及MGUS中亦存在MGMT的沉默和hMLH1的表达缺失。多数研究认为非整倍体核型在MM中具有独立预后意义，表现为亚二倍体患者预后差，超二倍体患者预后较好。

骨髓的微环境包括细胞外基质蛋白、骨髓基质细胞(BMSCs)、成骨细胞和破骨细胞。骨髓瘤细胞和细胞外基质蛋白的相互作用导致黏附介导的药物耐药(CAM-DR)形成，而骨髓瘤细胞和BMSCs的结合触发了白细胞介素6(IL-6)、血管内皮生长因子(VEGF)、肝细胞生长因子(HGF)、肿瘤坏死因子(TNF-α)、胰岛素样生长因子-1(IGF-1)、基质细胞衍生因子(SDF)等多种细胞因子的转录和分泌，它们互相促进分泌，形成庞大网络，与骨髓瘤细胞的增生、生存、耐药及骨髓瘤骨病的发生有密切关系，还促进血管的生成。IL-6作为MM最主要的通过自分泌和旁分泌产生的生长因子，可活化RAS依赖的MAPKL级联信号途径刺激瘤细胞生长、活化JAK-STAT途径维持瘤细胞生存。HGF依赖VLA-4整合素的α4和β_1基团，刺激骨髓瘤细胞和纤维结合素的黏附。在MM发病过程中，肿瘤性生长因子的分泌和瘤细胞与BMSCs的黏附作用是两个不可分割的环节，黏附分子(ICAM，VCAM等)在后一环节起重要的桥梁作用，它们与相应受体的结合在提高BMSCs分泌IL-6等重要因子、恶性浆细胞归巢的过程中起作用。

有活性的转录因子NF-JcB是由P50和P65两个亚基组成的异二聚体，未激活的NF-KB在异二聚体上还结合着抑制亚基I-KB，在激活信号的作用下，无活性的NF-KB释放抑制亚基，转变为有活性的异二聚体，进入细胞核内与一些靶基因的启动子区域结合，触发后者的转录，从而增加各种细胞因子、化学因子、黏附分子以及细胞周期调节蛋白D的表达，促进细胞的生长和存活。而ICAM和VCAM-1的表达增加又可以使骨髓瘤结合至基质，反过来刺激NF-KB引起的基质细胞分泌IL-6增多，这与骨髓瘤的耐药密切相关。Notch信号是介导细胞和细胞之间直接接触的主要信号通路之一。相邻细胞表面的Notch配体和受体结合后，Notch受体分子发生断裂，释放胞内区，后者再通过细胞内C启动子结合因子K-1等转录因子发挥作用。有发现Notch受体及其配体Jagged-1在MM细胞中高表达，认为配体诱导的Notch信号是MM的一个生长因子，它们的相互作用导致MM发生。

MM内在的细胞存活机制参与抵抗药物诱导的凋亡：包括上调的抗凋亡蛋白Bcl-xL、Bcl-2和Mcl-1；NF-JcB和Akt通过MAPK途径和P13K信号途径的激活等。用鼠的异种物移植模型发现，骨髓瘤细胞以自分泌方式分泌的浆细胞来源的生长因子(PCDGF/GP88)不仅可以促进肿瘤的发生，而且通过MAPK、NF-KB等信号转导途径参与地塞米松耐药的形成。

【临床表现】

多数 MM 患者起病隐匿，表现主要与骨髓瘤细胞增生和 M 蛋白血症有关。

(一)骨质破坏

是一个局限过程，发生在瘤巢附近。在骨重吸收和细胞浸润的过程中为 MM 细胞增生和存活创造一个适宜的环境。骨质破坏一般累及脊柱、头颅、骨盆、肋骨和长骨近端。约 75%的患者有骨痛，可有 6 个月以上的复发性、渐进性背痛史。疼痛早期较轻，可为游走性或间歇性；后期较剧烈，活动、负重加重，休息后减轻。骨骼破坏处易引起病理性骨折，常见为胸腰椎压缩性骨折和肋骨骨折。骨髓瘤细胞浸润骨骼形成局部隆起，按之有弹性或声响，多见于锁骨、肋骨和腕部，部分表现为髓外浆细胞瘤。

(二)贫血

由于骨髓造血功能受到骨髓瘤细胞增生的影响，表现为幼粒-幼红细胞性贫血；肾功能不全促红细胞生成素减少导致肾性贫血；其他因素如继发感染、失血、化疗等均加重贫血。

(三)感染

急性细菌感染可为 MM 首发表现、治疗并发症和主要死因。最多见的是肺炎，其次为尿路感染和败血症，常较顽固而不易控制。M 蛋白的大量产生使正常免疫球蛋白的合成受抑制，免疫缺陷是易感染的主要原因。病原菌多为普通荚膜菌(如肺炎球菌)及其他化脓菌，晚期革兰氏阴性杆菌及真菌感染也较常见。

(四)肾损害

可作为首发症状。50%患者早期出现蛋白尿、血尿、管型尿，可被误诊为慢性肾炎、肾病综合征、间质性肾炎，半数以上患者可发展为急性或慢性肾衰竭，并成为是仅次于感染的第二大死因。血液中游离轻链经肾小球滤过进入近曲小管，被吸收和分解沉积于肾小管上皮细胞质内，使细胞发生肿胀，引起继发性肾小管变性；游离轻链同某些组织蛋白或多糖结合形成淀粉样物质浸润血管壁，引起肾小球萎缩和肾小管阻塞；从而导致肾单位破坏和肾功能不全。此外脱水、肾盂感染、高钙血症、高尿酸血症、瘤细胞浸润及肾毒性抗生素应用加重肾功能不全的严重程度。

(五)出血倾向

由于骨髓内骨髓瘤细胞增生造成血小板减少，M 蛋白封闭血小板的功能、干扰凝血因子活性、妨碍纤维蛋白单体的聚合，瘤细胞浸润血管壁等因素导致临床上出血倾向。

(六)高黏滞血症

血清中大量 M 蛋白是高黏滞综合征的主要原因，常见 M 蛋白为 IgM、IgA、IgG_3 类。视网膜、脑、肾最易受累，可有头昏、目眩、耳鸣、眼花、手足麻木，严重者发生突然意识障碍、充血性心力衰竭、呼吸困难。少数患者 M 蛋白属冷球蛋白，可有雷诺现象和循环障碍。

(七)淀粉样变性

发生率为 10%～25%，症状常出现于本病确诊数月和数年后。主要由于大量的 M 蛋白的轻链可变区或整个轻链沉积于组织中所致，尤以 λ 轻链多见。一般表现为乏力、体重下降、水肿、皮肤黏膜出血、舌、腮腺及肝脾大，严重者表现为心脏扩大、充血性心力衰竭和肾病综合征，预后较差。

（八）高尿酸血症和高钙血症

瘤细胞裂解导致高尿酸血症；广泛的溶骨性病变引起血钙和尿钙增高，表现为厌食、恶心、多尿、烦渴、烦躁、心律失常甚至昏迷。

（九）多发性神经病变

M 蛋白作用于神经髓鞘，其临床特征为非对称性运动和感觉神经病变，出现肌肉无力、麻木和痛性感觉迟钝。

（十）器官浸润

肝大见于 20%病例，软组织肿块常出现于疾病的晚期。

【诊断和鉴别诊断】

MM 的诊断主要依靠克隆性浆细胞增生、大量 M 蛋白血症、骨质破坏。目前标准多种，尚未统一。国内标准为：①骨髓涂片浆细胞＞15%并有原浆或幼浆细胞，或组织活检证实为浆细胞瘤；②血清 M 蛋白 IgG＞35g/L，或 IgA＞20g/L，或 IgD＞2.0g/L，或 IgE＞2.0g/L；尿中出现 M 蛋白＞1.0g/24h；③溶骨性病变或广泛的骨质疏松。符合①和②即可诊断为 MM，符合上述所有三项者为进展型 MM。

国际骨髓瘤工作组（2003）制定的 MGUS、无症状骨髓瘤以及有症状骨髓瘤的诊断标准：MGUS：①血清 M-蛋白＜30g/L；②骨髓克隆性浆细胞＜10%，骨髓活检组织中低水平的浆细胞浸润（如果有骨髓病理检查）；③无骨髓瘤相关的器官损伤包括骨损害或症状；④无其他细胞增生疾病，或轻链相关性淀粉样变，或者其他的轻链、重链、免疫球蛋白相关性组织损伤的证据。无症状骨髓瘤：①血清 M-蛋白＞30g/L 或（和）骨髓克隆性浆细胞 10%；②无骨髓瘤相关的器官损伤包括骨损害。症状性骨髓瘤：①血清或（和）尿中 M-蛋白无须特殊水平；②骨髓（克隆性）浆细胞或活检证明浆细胞瘤；③任何骨和瘤相关的器官损伤包括骨损害。

鉴别诊断：①能出现 M-蛋白的其他情况包括：MGUS、AⅠ型淀粉样变性、孤立性浆细胞瘤（骨骼或髓外的）、B 细胞非霍奇金淋巴瘤、Waldenstrom 巨球蛋白血症、慢性淋巴细胞白血病；②转移性肿瘤：骨质破坏同时多伴有成骨表现，血清碱性磷酸酶常升高，可能发现原发病灶；③反应性浆细胞增多症：常与病毒感染、自身免疫性疾病、肝疾病、免疫缺陷病伴发，浆细胞形态正常，M 蛋白阴性，IgH 克隆性重排阴性，浆细胞 CD56 阴性有助于鉴别。

【临床分类和分期】

（一）MM 临床分类

1.IgG 型骨髓瘤　占 MM 的半数以上，并分为 IgG_1、IgG_4 亚类。该型易发生感染，但淀粉样变和高血钙少见。IgG_3 亚类易导致高黏滞综合征。

2.IgA 型骨髓瘤　约占 MM 的 25%，并分为 IgA_1、IgA_2 亚类。该型高血钙、高黏滞综合征和淀粉样变发生机会较多，易造成肾功能损害，预后差。

3.IgD 型骨髓瘤　占 2%，轻链蛋白尿严重，肾衰竭、贫血、高钙血症、淀粉样变较常见，易转变为浆细胞白血病和髓外浆细胞瘤，生存期短，预后差。

4.IgE 型骨髓瘤　仅有几十例报道，罕见。

5.轻链型骨髓瘤　占 10%～20%，λ 轻链型居多，溶骨性病变、肾功能不全、高血钙及淀粉样变发生率高，预后差。

（二）临床亚型

1.非分泌骨髓瘤　极少数病例（1%）的浆细胞骨髓瘤合成但不分泌 Ig 分子，导致血清中不能检测到 M 蛋白。另有更罕见的病例瘤细胞不合成 Ig。这一亚型患者的临床特点除肾功能不全较少发生，正常 Ig 一般不降低外，其他与 MM 相似。

2.无症状浆细胞骨髓瘤　又称冒烟性浆细胞骨髓瘤。血清 M 蛋白≥30g/L，骨髓检查符合 MM 的诊断标准，血中亦可发现少量 M 蛋白，正常 Ig 亦可下降，但无贫血、肾衰竭、高钙血症及溶骨性病变等表现，而且可以保持多年不变。一般不需要积极治疗。

3.浆细胞白血病（PCL）　周围血浆细胞＞20%，计数＞2.0×10^9/L。本病中约 60%为原发性，患者较年轻，起病急，肝、脾、淋巴结肿大发生率高，血小板计数较高，而骨骼病变罕见，血清 M 蛋白量低，治疗反应差，用 VAD 方案或烷化剂治疗仅部分有效，中位生存期 6 个月。40%由 MM 转化而来称之为继发性浆细胞白血病，为 MM 终末期表现。

（三）临床分期

临床上常用 Durie-Salmon 分期系统作为 MM 的分期标准，2008 年 WHO 在该分期的基础上，修订并制定了新的临床分期标准。

【治疗】

由于骨髓瘤细胞表现出对常规化疗的显著耐受，迄今为止 MM 仍被认为是不可治愈的疾病，化疗本身可带来严重不良反应，因此并非所有的 MM 在诊断后就需要立即化疗，稳定期的治疗不能改善Ⅰ期无症状患者的预后。目前对化疗时机的选择尚无定论，应严密随访，一旦病情有进展即开始治疗。预示病情进展的危险因素包括就诊时即存在溶骨性病变，M 蛋白＞50g/L，24 小时尿轻链＞0.5g，骨髓瘤细胞＞25%。

（一）化疗

1.MP 方案　该方案具有作用缓和、耐受性好等优点，适用于高龄（＞70 岁）及一般情况较差者。初治有效率为 50%～60%，中位生存期明显延长，生存质量提高，曾被认为是治疗 MM 的标准方案，但完全缓解仅占 3%，治愈病例罕见。

2.联合化疗　目前认为联合应用无交叉耐药的药物可能比单一用药更为有效。联合化疗的有效率（70%～90%）、获得的“无病”生存期及减少耐药细胞数量方面优于传统的 MP 方案，但上述优势未能转化成患者生存期的延长。常用的 M_2 方案有效率可达 80%以上，不同作用方式组成的 VMCP 和 VBAP 方案亦可交替使用。化疗应持续至少 1 年，如病情稳定无明显活动证据可终止化疗，进行随访，过早停药常易复发。

VAD 方案由长春新碱（VCR）、多柔比星（ADM）、地塞米松（DEX）组成，适用于＜40 岁、病情进展快、拟行干细胞移植者。它强调长春新碱、多柔比星持续静脉滴注 96 小时，因为骨髓瘤细胞增生缓慢，只有 1%处于 S 期，持续静脉滴注给药就可能杀灭更多的瘤细胞。该方案对初治 MM 有效率达 80%，对烷化剂耐药的 MM 有效率也达 40%。其优点在于所有药物均不经过肾排泄，肾衰患者不需调整剂量；骨髓抑制轻；不损伤造血干细胞；6 周达最大疗效的

90%；心肌毒性小。缺点是需要中心静脉插管，糖皮质激素相关不良反应发生率较高。

3.维持治疗　MM 在取得初次缓解后是否需要长期维持治疗尚无一致看法。多数人认为维持治疗不能延长生存期，残留肿瘤细胞增生能力降低，对化疗不敏感，且长期化疗易抑制骨髓造血和正常免疫功能，增加肿瘤细胞耐药性和第二肿瘤发生的机会。但也有人认为不维持治疗者特别是ⅢB、轻链型或(和)起病时有高钙血症者极易 1～2 年内早期复发。对Ⅰ期患者经 12～24 个月诱导治疗后 M 蛋白完全消失者可以不予维持治疗，但要定期随访。

4.难治和复发患者的治疗　20%～40%患者一开始对诱导化疗即无反应，为难治性 MM。复发和难治患者对再次化疗反应差。采用的治疗方案包括：①单药化疗：中剂量美法仑($50mg/m^2$)，环磷酰胺持续静脉滴注($200mg/m^2$ 连用 7 天)；②联合化疗：VAD 对大约 50%的复发患者可取得再次缓解，对大约 25%的难治病例有效；MOCCA 方案总有效率接近 50%；对 VAD 耐药者可采用大剂量美法仑($200mg/m^2$)或地塞米松(40mg/d，每周 4 天)，加用顺铂或依托泊苷的联合化疗，但治疗相关死亡率较高。

（二）放射治疗

1.局部放疗　对于减轻疼痛，解除压迫症状，可采用单次或分次放疗，剂量为 8～10Gy；如用于消除瘤体，剂量通常为 30～35Gy。

2.全身照射　主要用于造血干细胞移植的预处理。

（三）其他治疗

1.抗血管生成　沙利度胺(反应停)作为抗血管生成剂已被证实治疗 MM 有效。剂量自每日 200mg 口服，两周后每日增加 200mg，直至每日 800mg，不良反应多数轻微，如眩晕、嗜睡、乏力、便秘和周围神经炎等。沙利度胺与地塞米松，或者沙利度胺与地塞米松以及环磷酰胺联合，可以使 60%的复发/难治性患者产生反应，3 周后 M-蛋白下降。

2.蛋白酶体抑制剂　蛋白酶体抑制剂硼替佐米(万珂)通过抑制泛素-蛋白酶体及 NF-KB 等机制，诱导肿瘤细胞的凋亡；同时还可抑制骨髓瘤细胞与骨髓基质细胞的黏附及肿瘤新生血管的生成，影响肿瘤细胞在微环境中的存活。常用剂量 $1.3mg/m^2$，第 1 天，第 4 天，第 8 天，第 11 天，静脉注射，21 天为一疗程，可使大约 35%的复发性患者产生反应；增加地塞米松，可以使某些对单用硼替佐米无效的患者产生反应。该药的主要不良反应为恶心、呕吐、腹泻、疲劳、周围神经病变及血细胞减少等。

3.干细胞移植　预处理方案采用大剂量美法仑，自体造血干细胞移植可使 50%的患者获得完全缓解，无复发生存的中位时间为 2 年，中位生存时间达 4 年；异基因造血干细胞移植可望治愈部分患者。

4.干扰素治疗　采用 MM 细胞系和 MM 骨髓浆细胞研究均证明干扰素(INF-α)对该病有效。INF-α 能降低骨髓瘤细胞标志指数和体外克隆形成。临床用于 MM 疗效评定结果尚不一致，初治患者单用 INF-α 有效率约 30%，化疗或移植后病情平稳者、作为联合化疗的辅助治疗应用 INF-α 可使反应持续时间显著性延长，可能轻度延长生存期，联合常规化疗可获得较高有效率。

5.免疫治疗　包括抗体介导的免疫治疗，主要为针对骨髓瘤细胞生长因子 IL-6 和针对细胞表面肿瘤相关抗原的单克隆抗体疗法；激活的 NK 细胞、T 杀伤细胞和树突状细胞的过继性细胞免疫治疗；独特性疫苗的主动免疫疗法和基因治疗。

(四)对症及支持治疗

骨骼损害者应给予曲马朵等药物镇痛、局部固定或骨科手术；产生脊髓压迫症状时应立即进行CT检查，甚至椎管造影，如为硬膜外浆细胞瘤压迫，则应加大化疗剂量及肾上腺皮质激素治疗，或采用局部放射治疗；如为椎骨破坏应及早进行椎板切开减压手术；高钙血症应补足水分，同时泼尼松口服40～60mg/d，联用利尿剂和肌注降钙素促进钙的排出；双磷酸盐类药物可抑制破骨细胞活性，减少骨质破坏，缓解骨痛，目前已有氯屈磷酸钠、帕米磷酸钠、唑来磷酸钠及依班磷酸钠等多种产品可供临床选用；保护肾功能是MM治疗的一个重要方面，有Bence-Jones蛋白尿者化疗期间应保持尿量在2.5～3L/d，高尿酸血症可用别嘌呤醇0.1g，每天3次，口服。已有肾功能不全者可用利尿剂保持尿量，必要时可进行透析治疗，甚至在骨髓瘤病情控制下进行肾移植。静脉肾盂造影可加重肾损害，应视为禁忌。MM患者在晚期贫血常较严重，可输注红细胞维持血红蛋白在70～80g/L。雄激素或促红细胞生成素亦可有效，特别是治疗前血液内促红细胞生成素水平降低者。MM者易发生感染，尤其在化疗期间，可用肺炎球菌及流感疫苗接种预防感染。一旦发热或有感染迹象，应及早选用广谱抗生素给予足量治疗，对感染难以控制者，可静注丙种球蛋白。高黏滞综合征症状明显者可进行血浆分离，如果不能立即使用血浆置换，等容性的放血也许是有用的。

第五章　内分泌系统疾病

第一节　垂体腺瘤

垂体腺瘤是垂体肿瘤中最常见的类型。垂体腺瘤是指起源于腺垂体细胞的良性肿瘤。在总人群中发生率为10%～15%。泌乳素(PRL)瘤是最常见类型，占原发性垂体肿瘤的60%，生长激素(GH)瘤占20%，促肾上腺皮质激素(ACTH)瘤占10%；而促甲状腺激素(TSH)瘤、促性腺激素瘤以及分泌垂体激素α亚单位的腺瘤(简称α亚单位腺瘤)则少见，在所有的垂体肿瘤中，无功能性肿瘤占10%，实际上可能是促性腺激素瘤或分泌垂体激素α亚单位的腺瘤。

【分类】

垂体微腺瘤指直径<1cm，无鞍区扩大或鞍外扩展，伴有激素的高分泌水平；无其他垂体激素功能低下，临床治疗预后好。垂体大腺瘤指直径>1cm，伴有鞍区扩大，还可伴有其他垂体功能低下和视力下降。直径为1～2cm的鞍内生长腺瘤治疗效果好，但更大的肿瘤，尤其是鞍上生长、鞍旁扩展的肿瘤，治疗较困难。

目前一般按细胞来源及分泌功能将垂体腺瘤分为以下几类：

(1)催乳素瘤。

(2)生长激素瘤：肢端肥大症和巨人症。

(3)ACTH分泌垂体腺瘤：Cushing病。

(4)促甲状腺激素瘸。

(5)促性腺激素瘤。

(6)α亚单位垂体腺瘤。

(7)无功能性垂体腺瘤。

另外，有些患者在行影像学检查(高分辨CT和MRI)时偶然发现垂体有占位，而患者无任何临床症状，此种垂体瘤称为垂体意外瘤。

【临床表现】

垂体腺瘤肿瘤一般生长缓慢，起病潜隐。垂体腺瘤的临床表现取决于肿瘤是否有功能性，肿瘤是否有局部压迫/侵犯或者出血。

1.内分泌异常综合征　绝大多数临床显性垂体腺瘤都有分泌功能，分泌一种或几种激素，产生过多激素,称为高分泌综合征。肿瘤的体积不断增大,压迫正常垂体组织和(或)邻近脑组织而产生相应的症状,称为占位效应。较大的垂体腺瘤压迫正常垂体组织可引起垂体功能减退。肿瘤占位效应引起的垂体功能减退及促性腺激素不足引起的继发性性腺功能减退症状出现最早,也最常见;其次为 TSH 不足引起的继发性甲状腺功能减退;ACTH 不足引起的继发性肾上腺皮质功能减退症状一般较轻,且较少见。

2.肿瘤压迫、侵蚀垂体周围组织引起的综合征

(1)头痛和颅压增高症状:头痛是垂体腺瘤的常见症状,多为持续性头痛,可间歇性加重,一般呈胀痛。头痛部位多在额部、颞部、眶后或鼻根部。如鞍膈孔较大,肿瘤易于生长到鞍膈以上,则头痛可不显著。如果肿瘤向上生长侵入下丘脑、第三脑室时可引起颅内压升高,此时患者常有剧烈头痛并伴呕吐,眼底检查可见视神经盘水肿。

(2)神经眼科表现:肿瘤压迫视神经或视交叉可以造成,①视力改变:两颞侧偏盲为最常见的视野改变,视野缺损的发展一般是对称的,此外,患者还可出现暗点型视野缺损及同向偏盲;②眼运动功能障碍:眼运动功能障碍较视力改变少见,动眼神经最易受累。

(3)其他表现:垂体腺瘤向鞍上生长可影响下丘脑的功能,产生下丘脑综合征。

【诊断和鉴别诊断】

主要包括:

1.临床表现。

2.垂体激素分泌过量的临床表现及激素种类,必要时行功能检查。

3.垂体激素分泌下降的表现及种类,必要时行功能检查。

4.肿瘤局部压迫的表现,视野的检查。

5.肿瘤的影像学检查。

【治疗】

治疗总则:包括手术治疗、药物治疗和放射治疗。

(一)手术治疗

适用于:

1.有功能腺瘤:如 GH-腺瘤、TSH-腺瘤、ACTH-腺瘤和无功能性大腺瘤。

2.出现进行性的局部压迫和抑制相关激素分泌的症状,包括视力损伤、垂体功能低下及其他中枢神经功能异常。

3.发生出血,尤其是突发的视野异常。

4.采用药物治疗不耐受或对药物有抵抗。

一般采用显微镜或内镜进行经蝶鞍微创手术(TSS)。经额切除术仅针对少数鞍上扩展的垂体腺瘤。TSS 可进行选择性腺瘤切除,保留正常垂体组织,微腺瘤手术的有效率接近 90%。手术并发症包括:①术后出血、脑脊液漏、脑膜炎和视力损伤,其发生率<5%,多见于大腺瘤患者。②一过性尿崩症,通常持续几天至 2 周,发生率 15%,永久性尿崩症少见。经蝶鞍手术后 5～14 天发生一过性 SIADH,发生率 10%。③手术性垂体功能低下在微腺瘤手术中很少发生,在大腺瘤手术中发生率为 5%～10%。术中可使用应激剂量的糖皮质激素。术后监测体

重、出入量、水和电解质,观察有无尿崩症。中等程度的尿崩症通过口服补液治疗,更严重的情况如尿量>5L/24h,给予 ADH 或 DDAVP。SIADH 时应采用限水治疗,更严重时要补充高渗盐液体。

(二)放射治疗

仅限用于手术未能完全切除的大腺瘤,或药物治疗无效的患者。

1.*传统放疗* 常规方法是总剂量 4000～5000cGy,每日剂量为 180～200cGy,放疗后起效慢,可能需要 5～10 年才能达到完全疗效。在肢端肥大症中最终有效率为 80%,Cushing 病的有效率为 55%～60%。不良反应:垂体功能低下较为常见,随着放疗时间的延长,发生率逐年增加,5～10 年后发生率为 50%～60%。后期少见的并发症有视神经和视交叉的损伤、癫痫和脑组织放射性坏死。

2.*伽马刀* 采用 Co-60γ 射线,缓解率为 43%～78%。需要评估肿瘤与视交叉的距离,防止出现放射性损伤。多次治疗后患者出现视觉及第Ⅲ、Ⅳ、Ⅵ对脑神经损害的风险增加。

3.*质子束立体定向放疗* 经验有限。

(三)药物治疗

多巴胺激动药溴隐亭抑制 PRL 分泌和肿瘤的生长;生长抑素类药物治疗肢端肥大症和某些 TSH 瘤。

第二节 垂体泌乳素瘤

垂体腺瘤是一组垂体细胞来源的肿瘤,临床上有明显症状者约占颅内肿瘤的 10%～15%,可分为功能性垂体腺瘤与无功能垂体瘤。功能性垂体腺瘤根据肿瘤细胞所分泌的激素可分为泌乳素瘤(PRL 瘤)、生长激素瘤(GH 瘤)、促肾上腺皮质激素瘤(ACTH 瘤)、促甲状腺激素瘤(TSH 瘤)等,功能性垂体腺瘤可为单一激素性或多激素混合性。无功能的微腺瘤不分泌具有生物学活性的激素,较为常见。垂体泌乳素瘤(PRL 瘤)是功能性垂体腺瘤中最常见的种类,约占功能性垂体腺瘤的 50%,也是高泌乳素血症最常见的原因,多巴胺受体激动剂治疗安全有效。

【诊断标准】

垂体泌乳素瘤诊断应包括三个方面:①高泌乳素血症定性诊断。②鞍区占位病变的确定。③了解腺垂体功能及鞍区周围组织受累情况。根据临床表现、影像学发现,以及各种内分泌功能检查等,一般可获上述三个方面的临床资料并得以明确诊断。在难以确诊的病例中需要结合上述内容综合分析。

1.*临床表现*

(1)溢乳-闭经综合征女性多表现为闭经或月经稀发,早期血清 PRL 水平轻、中度升高时可为月经过多、无排卵性月经或月经稀少;溢乳多为触发性。就诊原因多为闭经、溢乳、不孕和性功能减退。

(2)男性性欲减退严重者阳痿、睾丸缩小、变软、阴毛减少，体力减弱，不育，少数患者有乳腺增生及触发泌乳。男性 PRL 瘤症状隐蔽，就诊时常为大腺瘤。

(3)鞍区占位效应和腺垂体功能减退腺瘤向鞍上生长，浸润和压迫周围组织后，可有头痛、视野缺损、海绵窦压迫等症状。增大的腺瘤压迫正常腺垂体组织时可出现腺垂体功能减退。泌乳素大/巨大腺瘤可发生垂体卒中，泌乳素瘤可和生长激素瘤等形成混合性垂体腺瘤。

2.辅助检查

(1)血清 PRL 水平测定：血清 PRL 水平显著升高，鞍区 MRI 影像检查发现占位可确诊泌乳素腺瘤。由于 PRL 分泌有昼夜节律并可受应激和药物等因素的干扰，采血时需充分安静，在上午 10:00～11:00 为宜。

(2)影像学检查：鞍区 MRI 检查诊断垂体泌乳素瘤价值较大，可以清楚肿瘤的大小、形态、位置与周围结构的关系，鞍区薄扫加动态增强可提高微腺瘤检出率，即使直径 2～3mm 的微腺瘤也可以显示。MRI 检查也可用于治疗效果的观察和随诊。仅有高 PRL 血症但鞍区 MRI 动态增强未发现肿瘤时，需要每半年随访 MRI 以动态观察是否有影像学改变。但还有部分肿瘤的信号与周围正常垂体组织近似，两者难以区分，还需要结合临床表现和内分泌检查进行诊断；CT 扫描通常不作为诊断垂体泌乳素瘤的手段。

(3)垂体-靶腺功能检查：FSH、LH、E_2 或 T 水平降低，精子数量减少，在 PRL 水平恢复正常后可望恢复。甲状腺、肾上腺皮质功能检查可了解腺垂体功能受损情况。采用手术或放射治疗前必须检查垂体功能，以利于评估手术或放射治疗对垂体功能的损害程度。

3.鉴别诊断　应鉴别药物引起的高 PRL 血症，如长期服用冬眠灵、胃复安、吗丁啉等可使血 PRL 水平升高并伴闭经。原发性甲状腺功能减退症时反馈性垂体增生、PRL 轻度升高和泌乳；无功能性垂体大腺瘤压迫垂体柄，鞍结节脑膜瘤等鞍旁肿瘤、下丘脑区肿瘤、创伤导致垂体柄离断和空蝶鞍综合征均可有血清 PRL 轻度升高和月经紊乱；应激等因素也可导致泌乳素水平轻度增高。妊娠及哺乳期 PRL 有生理性升高。

【治疗原则】

垂体泌乳素瘤有三种治疗策略：药物、手术和放射治疗。治疗目标为：①抑制腺垂体泌乳素的过度分泌，恢复育龄男女的生殖功能。②消除鞍区占位效应。③恢复和保存腺垂体的储备功能。④防止肿瘤的复发。垂体泌乳素瘤的治疗首选多巴胺受体激动剂类药物如溴隐亭、卡麦角林。不仅能使血清 PRL 水平迅速下降，垂体肿瘤缩小并能恢复月经和生殖功能。

1.药物治疗　首选溴隐亭治疗。溴隐亭是一种半人工合成的麦角生物碱的衍生物，为多巴胺受体激动剂，能有效抑制 PRL 的分泌，并能部分抑制 GH 的释放，可缩小肿瘤、减轻头痛、改善视野缺损。所有垂体泌乳素微腺瘤、大/巨大腺瘤患者及其他原因引起的高 PRL 血症均可使用溴隐亭治疗。其副作用包括恶心、呕吐、乏力、体位性低血压等。微腺瘤患者一旦发现妊娠可停药并密切观察。

溴隐亭常用剂量每次 1.25～2.5mg，每日 3 次，根据用药后血清 PRL 水平调整剂量。用药前可行溴隐亭敏感性试验，以了解疗效。为减少服药反应，起始剂量 1.25mg，睡前进食后服用，以后每 2～3 天递增 1.25mg，直到所需剂量，绝大多数患者需长期服用维持量每日 2.5mg

左右。妊娠后垂体泌乳素瘤会增大,需注意视交叉压迫或海绵窦压迫。

此外,卡麦角林为长效新型多巴胺受体激动剂,药物副作用相对较小,每周服 1～2 次,用于溴隐亭疗效不满意或不能耐受者。

2.手术治疗　溴隐亭疗效不佳或不能耐受、无条件用药、PRL 与 GH 或无功能垂体混合瘤、垂体卒中以及已生育、年龄逾 40 岁以上不准备继续用药者等,可考虑手术治疗。手术多采用经蝶窦路径。大腺瘤手术疗效不满意,多数不能彻底切除或短期内 PRL 水平开始增高,术后仍需溴隐亭治疗或加用放射治疗。

3.放射治疗　泌乳素瘤对放疗不敏感,用于手术治疗后残余瘤和复发者,或多年溴隐亭治疗后年龄较大者。采用 γ 刀或直线加速器垂体外分次立体定向照射,常有不同程度的下丘脑-垂体功能损害。未婚、未育、年龄较小的患者不宜首选,放疗仍在摸索经验中,应避免滥用。

【预后】

垂体泌乳素瘤患者经溴隐亭药物治疗后效果较好,约 80%以上预后良好,大多数患者鞍区肿瘤占位效应消失或缓解,可恢复月经周期与生殖功能。采用经颅手术切除垂体泌乳素大/巨大腺瘤主要是为了解除鞍区肿瘤占位效应,,即解除视神经、视交叉受压,挽救视力、视野,而内分泌功能紊乱很难纠正,半数以上患者仍然需要继续用溴隐亭药物治疗和靶腺激素替代治疗,手术死亡率为 4%～5%。经蝶手术切除垂体泌乳素微腺瘤的疗效可达 60%～90%,但每家医院神经外科中心的治愈率差异较大,取决于手术者的临床技术水平,手术死亡率为 0.4%～1.0%。

第三节　肢端肥大症与巨人症

肢端肥大症与巨人症主要是由于垂体腺瘤持久地分泌过多生长激素(GH)所致。少数病例是由于垂体 GH 分泌细胞增生或异位 GH 分泌瘤、GHRH 分泌瘤。起病于骨骺闭合之前引起巨人症,在骨骺闭合之后发病导致肢端肥大症,起病于骨骺闭合前延续到骨骺关闭之后则为肢端肥大巨人症。

【诊断标准】

男女发病概率接近,可发生于任何年龄,好发年龄为 30～50 岁,平均诊断年龄 40～50 岁。

1.临床表现　多起病隐匿,起初并无明显自觉症状,待出现外貌改变、功能异常等症状后才寻求诊治。

GH 可使蛋白质合成增加、细胞增生和分化加速,刺激组织增生,由于 GH 受体广泛分布于皮肤及其附属器、皮下纤维组织、脂肪细胞、骨骼肌细胞、成骨细胞、血管内皮细胞、中层平滑肌细胞以及神经轴突的施万细胞,因此 GH 分泌增加可导致全身组织器官的肥大和广泛的心血管、呼吸、内分泌和代谢病变。

临床表现主要包括 GH/IGF-1 分泌过多引起的生物学效应及肿瘤压迫症状。

GH/IGF-1 分泌过多可引起皮肤软组织增生、面容改变、肢端肥大、骨关节变化。皮肤粗厚,皮脂腺、汗腺分泌亢进。呈现特殊面容:头围增大、头颅皮肤增厚呈沟回状、眉弓和颧骨过长、鼻宽舌大、唇肥厚、下颌增大突出、齿间隙增宽、咬合困难,可有颞颌关节炎、声带变粗厚、发音低沉。手脚粗大、肥厚、手指变粗,不能做精细动作。整体骨骼变大,体重增加,负重关节可见骨刺形成,软骨增生。关节痛是本病的常见症状,主要由于关节软骨增生不均衡,滑膜增生,关节腔狭窄,关节面摩擦受损所致。巨人症于青春期前发病,全身各部分成比例异常增大,成年后渐有肢端肥大症外貌。

GH 和 IGF-1 升高可引起心血管疾病、糖尿病、阻塞性睡眠呼吸暂停、肺疾患、钙磷代谢异常、恶性病变等并发症。心血管疾病为肢端肥大症患者最主要死因之一,表现为高血压,心肌肥厚、心脏扩大,以心室肥大为主,心室腔呈向心性肥大,心室舒张功能障碍,充盈减少,心肌间质纤维增生,冠心病和动脉粥样硬化。GH 能动员周围脂肪的分解,减少体内糖类的利用和氧化,影响肝脏葡萄糖代谢,引起胰岛素抵抗和糖耐量异常。GH 分泌增多引起的舌根肥大、咽喉部黏膜肥厚,下颌骨肥大变形导致上呼吸道阻塞,是患者出现睡眠呼吸暂停的主要原因。GH 促进肾脏合成 1,25-二羟维生素 D,合成,增加胃肠钙磷吸收,此外,GH 和 IGF-1 还直接刺激肾小管对磷的重吸收,引起血磷升高,血钙处于正常高限或正常。临床观察到 GH 瘤患者恶性肿瘤的发病率升高,但 GH 和 IGF-1 是否促进肿瘤的发生仍存在争议。

此外,可合并泌乳素(PRL)分泌过多,女性出现月经不调、溢乳、不育,男性则有性欲减退和阳痿。

GH 瘤 75%～95%为大腺瘤,压迫周围组织,产生头痛、视野缺损等症状。

GH 瘤患者总体病死率是普通人群的 2～4 倍,50%的患者寿命不到 50 岁,90%的患者寿命小于 60 岁,平均寿命减少约 10 年。死亡的主要原因为心血管疾病、呼吸道疾病和恶性肿瘤。

2.辅助检查

(1)血 GH、IGF-1 水平基础 GH 水平比正常升高数倍至数十倍,多在 2.5ng/mL 以上,GH 脉冲分泌峰频率增多 2～3 倍,口服葡萄糖抑制实验中 GH 对葡萄糖无反应或部分抑制。

IGF-1 血浆浓度稳定,单次 IGF-1 测定可帮助判断有无 GH 分泌异常。但是 IGF-1 的正常范围受到性别、年龄、试剂盒和测定方法的影响。IGF-1 升高,与 GH 意义相似,二者是诊断肢端肥大症、监测其病情进展或治疗反应的最重要的生化指标。

(2)腺垂体及其靶腺功能测定:可了解垂体其他功能受损情况。

(3)影像学检查:下丘脑-垂体区 MRI(或 CT 扫描)可见垂体瘤及有无腺瘤鞍外生长,亦可探查异位病变,通过增强 MRI 可发现直径 2mm 的病变,CT 扫描对微腺瘤的敏感性较差,对软组织的空间关系显示也较差,一般仅作为辅助。X 线平片可见全身骨骼过度生长。

(4)其他检查:活动期血磷、尿钙、血清碱性磷酸酶增高,常伴糖耐量减退或糖尿病。发现低血糖或血钙显著增高,应考虑 MEN1。

【治疗原则】

治疗目的:去除或破坏肿瘤或抑制其生长,消除压迫症状;使 GH 和 IGF-1 值降至正常:随机 GH 值<2.5ng/mL,或葡萄糖负荷后 GH 值<1ng/mL,IGF-1 降至与正常年龄性别相匹配

的水平;减轻症状、体征和代谢改变,消除并发症;尽可能保持垂体的内分泌功能,预防复发。主要治疗方案包括手术、放疗和药物治疗。

1.手术治疗　若为垂体微腺瘤或肿瘤组织未超过蝶鞍,且无手术禁忌证,首选手术治疗;若为垂体大腺瘤或肿瘤组织超过蝶鞍范围,或有手术禁忌证时,首选药物治疗,待瘤体缩小再行手术。目前主要采用经蝶垂体瘤切除,术后葡萄糖抑制试验中 GH 最低值<1ng/mL 可作为治愈标准。手术效果取决于手术者技术、肿瘤范围和大小及术前血 GH 水平。术后可能的并发症有脑脊液鼻漏、出血、视力缺失、尿崩症、鼻炎、鼻窦炎等。手术区局部感染(相对禁忌),严重凝血机制障碍或其他疾病不能耐受手术。

2.放射治疗　目前放射治疗仅作为肢端肥大症的辅助治疗方案,用于手术及(或)药物未能控制肿瘤生长或未能使激素分泌减少者。方法有传统分次放疗和立体定向放射外科治疗。传统分次放疗通常 6 个月到 2 年起效,定向放疗见效较快,但缺乏长期随访资料。主要不良反应为垂体功能减退,常规放疗 5 年后,新发垂体功能减退者占 30%左右。

3.药物治疗

(1)生长抑素类似物:生长抑素对 GH 的分泌起抑制性的调节作用,同时还能抑制 GH 细胞的分化增生,但其血浆半衰期仅有 3 分钟,故开发了人工合成的生长抑素类似物用于临床治疗。此类药物是药物治疗的首选用药,可降低血 GH 及 IGF-1 水平、抑制肿瘤生长缩小瘤体、改善症状,同时也可改善心脏并发症和睡眠呼吸暂停。

适用于下列情况:

①手术不能完全切除的大腺瘤,可使用药物治疗,提高手术的切除率。

②术前用于改善严重伴发病,提高患者围手术期安全性。

③手术后有残瘤患者,等待放疗起效的患者。

生长抑素类似物可使半数以上的肢大患者的 GH/IGF-1 水平显著降低,50%~70%的患者肿瘤体积缩小,同时头痛、睡眠呼吸暂停、心脏肥大、多汗、疲乏等全身症状也明显改善。常见副作用为胃肠道副作用和胆石症,主要为胃肠运动受抑制症状,国外报道有 25%的患者出现胆囊收缩障碍,胆汁排泄减慢,泥沙样变形成结石。生长抑素类似物还抑制 TSH 的分泌,在外周抑制胰升糖素、胰岛素及多种胃肠激素的分泌,有可能引起相应的不良反应。

(2)多巴胺受体激动剂:是治疗肢端肥大症的唯一口服药物,部分 GH 腺瘤和 GH/PRL 混合瘤对多巴胺受体激动剂治疗有反应。主要药物有溴隐亭和卡麦角林,溴隐亭疗效有限,卡麦角林疗效好一些,主要用于 GH 合并 PRL 分泌的混合性肿瘤,对于单纯 GH 分泌型肿瘤,可用于术后或放疗后辅助治疗,对于生长抑素类似物单药治疗效果不佳的患者也可联合此药进行治疗。

(3)GH 受体拮抗剂为 GH 类似物,通过阻断 GH 受体二聚体形成,抑制受体激活,进而使肝脏和其他组织合成 IGF-1 减少,目前用于临床药物为 Pegvisomant。临床研究显示,对于其他药物已用至最大剂量而 IGF-1 水平仍持续增高者,Pegvisomant 可有效降低 IGF-1 水平,改善症状。该药可单独使用或与生长抑素类似物联合治疗,但尚需积累更多临床资料以指导治疗。Pegvisomant 不减少 GH 分泌,甚至使用后部分 GH 腺瘤增大,所以应监测 IGF-1 水平。约 25%使用该药患者可出现肝功能异常,但多为暂时性,不需下调剂量。

药物治疗时,如患者 GH 和 IGF-1 降至目标范围,可维持原剂量,如未达标,可加大剂量;

若效果仍不佳，可联合使用两种药物。

影响肢端肥大症预后的主要因素是并发症和诊断延误。GH 和 IGF-1 水平均与死亡率相关，如 GH 和 IGF-1 水平能得到良好控制，则其死亡率与普通人群相似。

第四节　腺垂体功能减退症

腺垂体功能减退症是由不同病因导致下丘脑-垂体受损，使腺垂体(垂体前叶)合成与分泌激素的功能部分或完全丧失，相应靶腺功能减退的一系列临床综合征。主要病因为鞍区各类肿瘤、放疗、手术、外伤、感染、浸润性病变与淋巴细胞性炎症等，垂体瘤为常见病因。生育期妇女因产后大出血引起的腺垂体功能减退症又称为希恩综合征，为典型腺垂体功能减退症。儿童期发生腺垂体功能减退，可导致生长发育障碍而形成垂体性矮小症。

【诊断标准】

腺垂体功能减退起病缓慢，临床症状较轻时常常被忽视，因此凡有引起腺垂体功能减退症原发疾病者，如下丘脑/垂体肿瘤、颅面部发育异常、颅脑炎症性病变、颅脑创伤或手术、空泡蝶鞍综合征和既往有围产期相关大出血或血压改变等患者，都应进行腺垂体功能减退症的筛查。

腺垂体功能减退症的诊断主要依据临床表现、血中激素水平测定和腺垂体功能试验。如靶腺激素水平降低而垂体促激素水平正常或降低可以确诊为腺垂体功能减退症，对轻症患者可行腺垂体功能试验协助诊断。

1.临床表现

(1)垂体-靶腺轴功能减退综合征：本症的临床表现取决于各种腺垂体激素减退的速度及相应靶腺萎缩的程度。一般生长激素(GH)及 PRL、促性腺激素缺乏最早表现；其次为促甲状腺激素(TSH)、促肾上腺皮质激素(ACTH)缺乏。

①促性腺激素和泌乳素分泌不足综合征：产后无乳，乳腺萎缩，长期闭经与不育为本症的特征。毛发常脱落，尤以腋毛、阴毛为明显，眉毛稀少或脱落。男性胡须稀少，伴阳痿。性欲减退或消失，如发生在青春期前可有第二性征发育不全。女性生殖器萎缩，宫体缩小，会阴部和阴部黏膜萎缩，常伴阴道炎。男性睾丸松软缩小，肌力减退。

②促甲状腺激素分泌不足综合征：属继发性甲状腺功能减退，但临床表现较原发性甲状腺功能减退轻，患者常诉畏寒，皮肤干燥而粗糙，较苍白、少光泽、少弹性、少汗等。较重病例可有食欲减退、便秘、精神抑郁、表情淡漠、记忆力减退、行动迟缓等。心电图示心动过缓、低电压、心肌损害、T 波平坦、倒置等表现。

③促肾上腺皮质激素分泌不足综合征：患者常有极度疲乏，体力软弱。有时厌食、恶心、呕吐、体重减轻、脉搏细弱、血压低。重症病例有低血糖症发作，对外源性胰岛素敏感性增加。肤色变浅，由于促肾上腺皮质激素——促脂素(ACTH-βLPH)中黑色素细胞刺激素(MSH)减少所致，故与原发性肾上腺皮质功能减退症的皮肤色素沉着不同。

④生长激素(GH)不足综合征：成人症状较为复杂，儿童可引起生长障碍。

⑤垂体内或其附近肿瘤压迫综合征：最常见者为头痛及视神经、视交叉受损引起偏盲甚至

失明等。MRI 示蝶鞍扩大，床突被侵蚀与钙化点等病变，有时有颅压增高综合征。垂体瘤或垂体柄受损，由于多巴胺作用减弱，PRL 分泌偏高。

(2)病史采集及体检：有视野颞侧偏盲伴头痛者常是鞍区占位病变；有突发头痛伴恶心、呕吐史者可能是垂体瘤卒中；有糖尿病伴高龄者可能是血管病变；有产后大出血病史者常是希恩综合征。

(3)较少见的表现：儿童可有生长发育障碍；老年人可因纳差伴乏力和低血钠而确诊；部分病例可同时伴有尿崩症。

(4)垂体危象：在全垂体功能减退的基础上，各种应激如感染、败血症、腹泻、呕吐、失水、饥饿、寒冷、急性心肌梗死、脑血管意外、手术、外伤、麻醉使用镇静药、安眠药、降糖药以及靶腺激素替代治疗中断等均可诱发垂体危象。临床呈现：①高热型（>40℃）；②低温型（<30°C）；③低血糖型；④循环衰竭型；⑤水中毒型；⑥混合型。各种类型可伴有相应的症状，突出表现为消化系统、循环系统和神经精神方面的症状，诸如高热、循环衰竭、休克、恶心、呕吐、头痛、意识不清、谵妄、抽搐、昏迷等严重垂危状态。

2.辅助检查　可疑患者需进行下丘脑-垂体-靶腺激素测定，兴奋试验将有助于了解靶腺激素的储备及反应性，可明确病变部位（下丘脑或垂体）。对于下丘脑-腺垂体的病变可用 MRI 辨别，行鞍区薄层扫描加动态增强更为精确。

(1)下丘脑-垂体-性腺轴功能检查女性主要测定血 FSH、LH 及雌二醇；男性测定血 FSH、LH 和睾酮。黄体生成激素释放激素（LHRH）兴奋试验可协助定位诊断，如静脉注射 LHRH 100～200μg 后于 0 分钟、30 分钟、45 分钟、60 分钟抽血测 FSH、LH，正常多在 30～45 分钟时出现高峰。如 FSH、LH 虽有升高，但反应较弱或延迟提示病变在下丘脑，如无反应，提示为腺垂体功能减退。

(2)下丘脑-垂体-甲状腺轴功能检查 T_3、T_4、FT_3、FT_4、TSH 均低于正常，如疑为下丘脑病变所致时，需作 TRH 兴奋试验。

(3)下丘脑-垂体-肾上腺皮质轴功能检查 24 小时尿 17-羟皮质类固醇，游离皮质醇及血皮质醇均低于正常，血 ACTH 可降低。CRH 兴奋试验有助于确定病变部位，垂体分泌 ACTH 功能正常者，静脉注射 CRH 后，15 分钟 ACTH 可达高峰，垂体 ACTH 分泌功能减退者此反应减退或无反应。

(4)下丘脑-垂体-生长激素轴功能检查 80%以上的患者 GH 储备降低。但正常人 GH 的分泌呈脉冲式，有昼夜节律，且受年龄、饥饿、运动等因素的影响，故一次性测定血清 GH 水平并不能反映 GH 的储备能力。胰岛素耐受性试验（ITT）是诊断 GH 缺乏的“金标准”，但对于 60 岁以上，且存在心、脑血管潜在疾病的患者不宜采用。生长激素释放激素（GHRH）兴奋试验可助明确病变部位。

(5)鞍区磁共振（MRI）薄层扫描加动态增强检查：对鞍区占位病变最具诊断价值。CT 对鞍区疾病的诊断价值不大。必要时加做眼底、视力和视野检查。可行 DXA 骨密度检查了解骨质疏松症情况。

3.鉴别诊断

(1)神经性厌食：多为年轻女性，主要表现为厌食、消瘦、精神抑郁、固执、性功能减退、闭经或月经稀少、第二性征发育差、乳腺萎缩、阴毛及腋毛稀少、体重减轻、乏力、畏寒等症状。内分泌功能除性腺功能减退较明显外,其他垂体功能正常。

(2)多靶腺功能减退:如 Schimidt 综合征患者有皮肤色素加深及黏液性水肿,而腺垂体功能减退者往往皮肤色素变淡,黏液性水肿罕见,腺垂体激素升高有助于鉴别。

【治疗原则】

1.营养及护理　患者宜进高热量、高蛋白及富含维生素膳食,还需提供适量钠、钾、氯,但不宜过度饮水。尽量预防感染、过度劳累与应激刺激。

2.靶腺激素替代治疗　成人全腺垂体功能减退症患者大多数宜用靶腺激素替代治疗,即在糖皮质激素和 L-T_4 替代治疗的基础上,男性加用睾酮治疗,女性加用雌激素和孕激素治疗,如需维持生育功能者应改为 HCG、HMG 或 HCG 加 FSH 治疗。

(1)糖皮质激素替代治疗:最为重要,且应先于甲状腺激素的补充,以免诱发肾上腺危象。糖皮质激素的剂量应个体化,服法应模仿生理分泌,如每日上午 8 时服全日量 2/3,下午 4 时服 1/3 较为合理。随病情调节剂量,如有感染等应激时,应加倍口服。危象及严重应激时可静脉用糖皮质激素。

(2)甲状腺激素替代治疗:需从小剂量开始,如用干甲状腺片,从小剂量开始,每日 10～20mg 起始,每 2～3 周增加 20mg;如用 L-T_4,起始每日 12.5～25μg,每 2～3 周增加 25μg,均需在测定甲状腺功能后调整剂量,直至甲状腺功能正常。对年老、心脏功能欠佳者,如立即应用大剂量甲状腺激素,可诱发心绞痛,对同时有肾上腺皮质功能减退者应用甲状腺激素宜慎重,需同时补充小量糖皮质激素及甲状腺激素。

(3)性激素替代治疗育龄期妇女,病情较轻者需采用雌孕激素联合人工月经周期治疗。可每天日服乙烯雌酚 0.5～1.0mg 或炔雌醇 0.02～0.05mg,连续服用 25 天,在最后 5 天(21～25 天),每天同时加用甲羟孕酮(安宫黄体酮)6～12mg 口服,或每天加黄体酮 10mg 肌内注射,共 5 天。在停用黄体酮后,可出现撤退性子宫出血,周期使用可维持第二性征和性功能。必要时可用人绒毛膜促性腺激素(HCG)以促进生育。如下丘脑疾病引起者还可用 LHRH(以微量泵作脉冲式给药)和氯米芬,以促进排卵。男性患者可用十一酸睾酮 250mg 每月肌内注射 1 次。可改善生育,促进第二性征发育,增强体力。亦可联合应用 HMG 和 HCG 以促进生育。

(4)生长激素替代治疗:1996 年美国 FDA 正式批准基因重组人生长激素(thGH)用于治疗成人生长激素缺乏症(AGHD)。但 GH 替代治疗剂量尚无统一的标准,具有高度个体化特点。目前有限资料提示 thGH 能使 AGHD 患者生活质量、骨密度显著改善及降低心血管疾病危险因素,但 GH 治疗是否会导致肿瘤的复发及恶性肿瘤的发生目前仍无太多循证医学证据。

3.垂体危象处理

(1)补液:快速静脉注射 50%葡萄糖溶液 40～60mL,继以 10%葡萄糖生理盐水滴注,以抢救低血糖症及失水等。液体中加入氢化可的松,每日 200～300mg,或用地塞米松注射液作静脉或肌内注射,亦可加入液体内滴入,以解除急性肾上腺皮质功能减退危象。

(2)周围循环衰竭及感染:有循环衰竭者按休克原则治疗,有感染败血症者应积极抗感染治疗。

(3)低温或高热:低温与甲状腺功能减退有关,可用热水浴疗法,电热毯等使患者体温逐渐升至35℃以上,并给予小剂量甲状腺激素。高热者用物理降温法,并及时去除诱发因素,慎用药物降温。

(4)水中毒:可口服泼尼松10～25mg或氢化可的松40～80mg,以后每6小时用1次。不能口服者静脉用氢化可的松50～200mg(地塞米松1～5mg)。

(5)禁用或慎用药物:禁用或慎用吗啡等麻醉剂、巴比妥安眠剂、氯丙嗪等中枢神经抑制剂及各种降血糖药物,以防止诱发昏迷。

【预后】

轻者可带病延至数十年,但常呈虚弱状态。轻症患者经适当治疗后,其生活质量可如正常人。重症患者通常因重度感染等严重应激危及生命。

恰当的靶腺激素替代治疗可以提高腺垂体功能减退症患者的生活质量,但除了IGF-1可以作为可靠的生物学指标来检测GH替代治疗的疗效外,大多数激素没有可靠的生物学指标来检测、指导替代治疗,只能根据测得的激素水平、临床症状来评估替代治疗是否恰当。

第五节　甲状腺功能亢进症

甲状腺功能亢进症,系多种病因导致体内甲状腺激素分泌过多,引起以神经、循环、消化等系统兴奋性增高和代谢亢进为主要表现的一组临床综合征,其病因复杂,临床常见原因如下:①弥漫性毒性甲状腺肿(GD);②多结节性甲状腺肿伴甲状腺功能亢进症;③甲状腺自主高功能腺瘤;④碘致甲状腺功能亢进症(IIH);⑤桥本甲状腺毒症;⑥新生儿甲状腺功能亢进症;⑦滤泡状甲状腺癌;⑧HCG相关性甲状腺功能亢进症(绒毛膜癌、葡萄胎等);⑨垂体TSH瘤或增生致甲状腺功能亢进症,其中Graves病是甲状腺功能亢进症的最常见病因,占全部甲状腺功能亢进症的80%～85%,女性显著高发[女∶男=(4～6)∶1],以20～50岁多见。本节主要讨论Graves病。

【病因与发病机制】

1.自身免疫　目前公认本病的发生与自身免疫有关,属于器官特异性自身免疫病,其特征之一是GD患者的血清中存在针对甲状腺细胞TSHR的特异性自身抗体,称为TSH受体抗体。TRAb有2种类型,即TSH受体刺激性抗体(TSAb)和TSH受体刺激阻断性抗体(TSBAb)。TSAb与TSH受体结合,激活腺苷酸环化酶信号系统,导致甲状腺细胞增生和甲状腺激素合成、分泌增加,所以TSAb是GD的致病性抗体。TSBAb与TSHR结合使TSH无法与TSHR结合,从而产生抑制效应,使甲状腺细胞萎缩,甲状腺激素产生减少,因此TSBAb是自身免疫甲状腺炎导致甲状腺功能减退症的原因之一。

2.遗传　本病有显著的遗传倾向,目前发现它与组织相容性复合体(MHC)基因相关。

3.环境因素　环境因素可能参与了GD的发生,如细菌感染、性激素、应激等都对本病的发生和发展有影响。

总之,GD病是以遗传易感为背景,在感染、精神创伤等应激因素诱发机体抑制性T淋巴细胞(Ts细胞)功能缺陷,减弱了对辅助性T淋巴细胞(Th细胞)的抑制,特异B淋巴细胞在特异 Th 细胞辅助下，产生异质性免疫球蛋白(自身抗体)，导致发病。

【临床表现】

1.甲状腺毒症表现

(1)高代谢综合征：疲乏无力、怕热多汗、皮肤温暖潮湿、多食善饥、体重锐减和低热，危象时可有高热。

(2)精神神经系统：神经过敏、多言好动、紧张忧虑、焦躁易怒、失眠不安，思想不集中，记忆力减退。偶表现为寡言抑郁，神情淡漠。

(3)心血管系统：心悸、胸闷、气短等症状；体征可有：①心动过速，常为窦性，休息和睡眠时心率仍快；②心尖区第一心音亢进，常有Ⅰ～Ⅱ级收缩期杂音；③心律失常，以心房颤动等房性心律失常多见；④心脏增大；⑤心力衰竭；⑥收缩压上升，舒张压下降，脉压增大，可有周围血管征。

(4)消化系统：常有食欲亢进、多食消瘦、排便次数增多，可有肝大及肝功能异常。但少数老年患者可出现厌食、顽固性恶心、呕吐。

(5)运动系统：主要是甲状腺毒症性周期性瘫痪，病变主要累及下肢，有低钾血症。少数患者发生甲状腺功能亢进性肌病、重症肌无力；甲状腺功能亢进症患者可伴骨密度降低。

(6)生殖系统：女性常有月经减少或闭经。男性有阳痿，偶有乳腺增生。

(7)内分泌系统：本病早期肾上腺皮质功能常较活跃，而重症患者其功能相对减退。还可出现葡萄糖耐量受损。

(8)造血系统：周围血淋巴细胞绝对值和百分比及单核细胞增多，但白细胞总数偏低。可伴发血小板减少性紫癜。

2.甲状腺肿　有程度不等的弥漫性、对称性甲状腺肿大，质软，上、下极可有震颤，可听到血管杂音。震颤和血管杂音为本病较特异性的体征，对诊断具有重要意义。甲状腺肿大程度与甲状腺功能亢进症轻重无明显关系，极少数无甲状腺肿或位于胸骨后纵隔内。

3.眼征

(1)单纯性突眼。①眼球向前突出，突眼度一般不超过 18mm；②Stellwag 征：瞬目减少、炯炯发亮；③上眼睑挛缩、睑裂宽，向前平视时，角膜上缘外露；④VonGraefe 征：双眼向下看时，上眼睑不能随眼球下落或下落滞后于眼球；⑤Joffroy 征：向上看时，前额皮肤不能皱起；⑥Mobius 征：两眼看近物时，眼球辐辏不良。

(2)浸润性突眼：①眼睑肿胀肥厚，结膜充血水肿；②眶内软组织肿胀、增生和眼肌的明显病变使眼球明显突出(可达 30mm)，活动受限；③异物感、眼部胀痛、畏光、流泪、复视、斜视、视野缩小、视力下降、角膜外露可形成溃疡或全眼球炎，甚至失明。

4.特殊的临床表现和类型

(1)甲状腺危象：系 GD 严重表现，可危及生命，主要诱因为感染、精神刺激、甲状腺手术前准备不充分等。临床表现为原有甲状腺功能亢进症状加重，继而有高热(39℃以上)，心率快(140～240/分)，可伴心房纤颤或心房扑动、体重锐减、烦躁不安、呼吸急促、大汗淋漓、厌食、恶心、呕吐、腹痛、腹泻等，终至虚脱、休克、嗜睡、谵妄或昏迷。

(2)甲状腺毒症性心脏病：甲状腺功能亢进症伴有明显心律失常、心脏扩大和心力衰竭者，其引起的心力衰竭分两种类型：一是心动过速和心输出量增加后失代偿引起的“高排出量型心力衰竭”，甲状腺功能亢进症控制后，心脏病变可恢复。二是诱发和加重已有的或潜在的缺血性心脏病发生的心力衰竭，属于心脏泵衰竭，多见于老年患者。

(3)淡漠型甲状腺功能亢进症：老年人多发，起病隐匿，临床表现不典型，可有消瘦、心悸、乏力、头晕、神经质或淡漠、腹泻、厌食。

(4)T_3 型甲状腺毒症：在碘缺乏地区和老年人群中多发，占甲状腺功能亢进症病例的5%。原因是甲状腺功能亢进时，产生 T_3 和 T_4 的比例失调，T_3 显著多于 T_4，发生机制尚不明。GD、毒性结节性甲状腺肿和高功能性腺瘤都可发生。实验室检查 TT_3↑、FT_3↑，TSH↓，^{131}I 摄取率增加。

(5)T_4 型甲状腺毒症：主要发生在碘甲状腺功能亢进症和全身性严重疾病的甲状腺功能亢进症患者中。TT_4、FT_4↑，TSH↓。

(6)亚临床甲状腺功能亢进症：指血清 TSH 水平低于正常值下限，而 TT_3、TT_4 在正常范围，不伴或伴有轻微的甲状腺功能亢进症症状。持续性亚临床甲状腺功能亢进症的原因包括外源性甲状腺激素替代、甲状腺自主功能腺瘤、多结节性甲状腺肿、Graves 病等。本病可能的不良结果是①发展为临床甲状腺功能亢进症；②对心血管系统的影响是全身血管张力下降、心率加快、心输出量增加、心房颤动等；③骨质疏松。

(7)妊娠期甲状腺功能亢进症：过量的 HCG 或变异 HCG 能够刺激 TSH 受体产生妊娠期甲状腺功能亢进症，需注意以下几个问题。①妊娠期甲状腺激素结合球蛋白(TBG)增高，引起血清 TT_4 和 TT_3 增高，所以妊娠期甲状腺功能亢进症的诊断应依赖血清 FT_4、FT_3 和 TSH。②妊娠一过性甲状腺毒症(GTT)：绒毛膜促性腺激素在妊娠 3 个月时达到高峰，它与 TSHHCG 相同的 α 亚单位、相似的 β 亚单位和受体亚单位，过量的 HcG 能够刺激 TSH 受体，产生 GTT。③新生儿甲状腺功能亢进症。母体的 TSAb 可以透过胎盘刺激胎儿的甲状腺引起 GD 或新生儿甲状腺功能亢进症。④产后由于免疫抑制的解除，GD 易于发生，称为产后 GD。⑤如果患者甲状腺功能亢进症未控制，建议不要怀孕；如果患者正在接受抗甲状腺药物(ATD)治疗，血清 TT_4、TT_3 达到正常范围，停 ATD 或者应用 ATD 的最小剂量，可以怀孕。如果患者于妊娠期间发现甲状腺功能亢进症，选择继续妊娠，则选择合适剂量的 ATD 治疗和妊娠中期甲状腺手术治疗，有效地控制甲状腺功能亢进症可以明显改善妊娠的不良结果。

(8)胫前黏液性水肿：属自身免疫性病变，可单独出现而无甲状腺功能亢进症表现。多见于双侧胫骨前下 1/3 部位，皮肤增厚变粗，下肢粗大似象皮腿。

(9)Graves 眼病：Graves 眼病(GO)也称为浸润性突眼。患者自诉眼内异物感、胀痛、畏光、流泪、复视、斜视、视力下降；检查见突眼(眼球突出度超过正常值上限 4mm)，眼睑肿胀、结膜充血水肿，眼球活动受限，严重者眼球固定、眼睑闭合不全、角膜外露而形成角膜溃疡、全眼炎，甚至失明。国际 4 个甲状腺学会联合提出了判断 GO 活动的评分方法(CAS)，即以下 7 项表现各为 1 分：①自发性球后疼痛；②眼球运动时疼痛；③结膜充血；④结膜水肿；⑤肉阜肿胀；⑥眼睑水肿；⑦眼睑红斑。CAS 积分达到 3 分判断为疾病活动。积分越多，活动度越高。

【辅助检查】

主要包括三大类：甲状腺激素测定、甲状腺自身抗体测定和甲状腺的影像学检查。

1.*血清总甲状腺素*　T_4 全部由甲状腺产生，血清中 99.96%的 T_4 以与蛋白结合的形式存在，其中 80%～90%与 TBG 结合。妊娠、雌激素、急性病毒性肝炎等可引起 TBG 升高，导致

TT_4 增高；雄激素、糖皮质激素、低蛋白血症等可以引起 TBG 降低，导致 TT_4 降低。如果排除上述因素，TT_4 稳定、重复性好，仍然是诊断甲状腺功能亢进症的主要指标。

2.血清总三碘甲腺原氨酸　20%的 T_3 由甲状腺产生，80%的 T_3 在外周组织由 T_4 转换而来。血清中 99.6%的 T_3 以与蛋白结合的形式存在，所以本值同样受到 TBG 含量的影响。

3.血清游离甲状腺素(FT_4)、游离三碘甲腺原氨酸(FT_4)　诊断临床甲状腺功能亢进症的首选指标，但因血中 FT_4、FT_3 含量甚微，测定方法学上许多问题尚待解决，测定的稳定性不如 TT_4、TT_3。此外，目前临床应用的检测方法都不能直接测定真正的游离激素水平。

4.促甲状腺激素　血清 TSH 浓度的变化是反映甲状腺功能最敏感的指标，也是诊断亚临床型甲状腺功能亢进症和甲状腺功能减退症的主要指标。

5.^{131}I 摄取率　^{131}I 摄取率是诊断甲状腺功能亢进症的传统方法，目前已经被激素测定技术所代替。本方法现在主要用于甲状腺毒症病因的鉴别：甲状腺功能亢进类型的甲状腺毒症 ^{131}I 摄取率增高；非甲状腺功能亢进类型的甲状腺毒症 ^{131}I 摄取率降低。

6.TSH 受体抗体　鉴别甲状腺功能亢进症病因、诊断 GD 的指标之一，需要注意的是 TRAb 中包括刺激抗体(TSAb)和抑制抗体(TSBAb)，而检测到的 TRAb 仅能反映有针对 TSH 受体的自身抗体存在，不能反映这种抗体的功能，但是当临床表现符合 Graves 病时，一般都将 TRAb 视为 TSH 受体刺激抗体。

7.CT 和 MRI　眼部 CT 和 MRI 可以排除其他原因所致的突眼，评估眼外肌受累的情况。

8.甲状腺放射性核素扫描　对于诊断甲状腺自主高功能腺瘤有意义。肿瘤区浓聚大量核素，肿瘤区外甲状腺组织和对侧甲状腺无核素吸收。

【诊断与鉴别诊断】

1.诊断

(1)甲状腺功能亢进症的诊断：①高代谢症状和体征；②甲状腺肿伴或不伴血管杂音；③血清 TT_4、FT_4 增高，TSH 减少。具备以上 3 项诊断成立，但要注意淡漠型甲状腺功能亢进症，老年患者症状不典型。

(2)Graves 病的诊断：①甲状腺功能亢进症诊断成立；②甲状腺增大呈弥漫性，伴或不伴血管杂音；③浸润性突眼；④TRAb 和 TSAb 阳性；⑤其他甲状腺自身抗体阳性；⑥可有胫前黏液性水肿。具备①、②项者诊断即可成立，其他 4 项进一步支持诊断确立。

2.鉴别诊断

(1)甲状腺毒症原因的鉴别：甲状腺功能亢进所致的甲状腺毒症与多种原因甲状腺炎导致甲状腺激素漏出所致的甲状腺毒症的鉴别，两者均有高代谢表现、甲状腺肿和血清甲状腺激素水平升高，而病史、甲状腺体征、^{131}I 摄取率和甲状腺扫描是主要的鉴别手段。

(2)与非甲状腺功能亢进症的鉴别：①单纯性甲状腺肿。无甲状腺功能亢进症症状和体征，^{131}I 摄取率可增高，但高峰不前移，T_4、T_3 正常或偏低，TSH 正常或偏高。②神经官能症。可有心悸、出汗、失眠等类似于甲状腺功能亢进症的表现，但神经官能症患者一般无食欲亢进，心率在静息状态下无增快。甲状腺功能均正常。③更年期综合征。更年期妇女有情绪不稳定、烦躁失眠、出汗等症状，但为阵发潮热、出汗。甲状腺不肿大，甲状腺功能检查正常。④单侧突眼需注意与眶内肿瘤、炎性假瘤等鉴别，眼球后超声或 CT 可明确诊断。⑤抑郁症。老年人甲状腺功能亢进症常表现为精神忧郁、表情淡漠、食欲缺乏，与抑郁症类似，测定甲状腺功能正常可资鉴别。⑥糖尿病。糖尿病的“三多一少”症状与甲状腺功能亢进症的多食善饥相似，但糖尿病患者无心悸、怕热等症状，甲状腺一般不肿大，功能检查正常有助于鉴别。⑦心血管系统疾病。老年人甲状腺功能亢进症症状不典型，常以心脏症状为主。甲状腺功能亢进症引起的心力衰竭、心房颤动对地高辛治疗不敏感。甲状腺功能检查可资鉴别。⑧消化系统疾病。甲状腺功能亢进症可致肠蠕动加快，消化吸收不良，大便次数增多，临床常被误诊为慢性结肠炎，但甲状腺功能亢进症极少有腹痛、里急后重等肠炎表现，镜检无红细胞和白细胞。

【治疗】

目前尚不能对 GD 进行病因治疗。针对甲状腺功能亢进症有 3 种疗法，即抗甲状腺药物(ATD)、^{131}I 和手术治疗。

1.抗甲状腺药物治疗(ATD)　药物分为硫脲类(如丙硫氧嘧啶，PTU)和咪唑类(如他巴唑，MMI)两类。作用机制是抑制甲状腺激素合成、抑制免疫球蛋白生成。

(1)适应证：①病情轻、中度患者；②甲状腺轻、中度增大者；③年龄＜20 岁；④孕妇、高龄或由于其他严重疾病不适宜手术者；⑤手术或放射碘(RAI)治疗前的准备；⑥手术后复发不适宜放射碘治疗者。

(2)剂量和疗程：①初治期：PTU 300～450mg/d 或 MMI 30～45mg/d，持续 6～8 周；②减量期：PTU，每 2～4 周减 50～100mg/d，MMI 减 5～10mg/d；③维持期：PTU 50～100mg/d 或 MMI 5～10mg/d，维持 1.5～2 年。

治疗中如症状缓解而甲状腺肿或突眼反而恶化时，抗甲状腺药物可酌情减量，并可加用甲状腺片 20～40mg/d 或 L-T_4 25～50μg/d。

(3)不良反应：①粒细胞减少。ATD 可以引起白细胞减少发生率约为 5%，严重者可发生粒细胞缺乏症，发生率为 0.37%，主要出现在治疗开始后的 2～3 个月，当 WBC＜3.0×10^9/L 或中性粒细胞＜1.5×10^9/L 时应当停药。②皮疹发生率为 2%～3%，可先试用抗组胺药，皮疹严重时应及时停药，以免发生剥脱性皮炎。③中毒性肝病发生率为 0.1%～0.2%，多在用药后 3 周发生，表现为变态反应性肝炎，转氨酶显著上升，所以在用药前需要检查基础的肝功能以区别是否是药物的不良反应。

(4)停药指标：主要依据临床症状和体征，目前认为 ATD 维持治疗 18～24 个月可以停药：下述指标预示甲状腺功能亢进症可能治愈：①甲状腺肿明显缩小；②TSAb(或 TRAb)转为阴性

2.放射碘治疗　利用甲状腺高度摄取和浓集碘的能力，^{131}I 释放出 β 射线(2mm)对甲状腺的毁损效应，破坏滤泡上皮细胞而减少甲状腺激素分泌。

(1)适应证：①中度甲状腺功能亢进症；②患者年龄在 25 岁以上；③经 ATD 治疗无效或对 ATD 过敏者；④不宜手术或不愿接受手术者。

(2)禁忌证：①妊娠、哺乳期妇女；②患者年龄在 25 岁以下；③严重心、肝、肾衰竭或活动性肺结核者；④外周血白细胞＜3×10^9/L 中性粒细胞＜1.5×10^9/L；⑤重症浸润性突眼；⑥甲状腺功能亢进症危象。

(3)剂量：根据甲状腺组织重量及甲状腺摄取率计算。

(4)并发症：①甲状腺功能亢进症；②放射性甲状腺炎，一般发生在治疗后的 7～10 天；③个别诱发甲状腺功能亢进症危象；④有时加重浸润性突眼。

3.手术治疗

(1)适应证:①中重度甲状腺功能亢进症、长期服药无效或复发,不能坚持服用者;②甲状腺增大显著,有压迫症状者;③胸骨后甲状腺肿;④结节性甲状腺肿伴甲状腺功能亢进症。

(2)禁忌证:①严重浸润性突眼者;②合并较重心、肝、肾疾病不能接受手术者;③妊娠前3个月和第6个月以后。

(3)手术方式:甲状腺次全切除术。

4.其他治疗

(1)碘剂:减少碘摄入量是甲状腺功能亢进症的基础治疗方法之一,作为碘剂的复方碘化钠溶液仅在手术前和甲状腺危象时使用。

(2)β受体阻滞药:①阻断甲状腺激素对心脏的兴奋作用;②阻断外周组织 T_4 向 T_3 的转化,主要在 ATD 初治期使用,可较快控制甲状腺功能亢进症的临床症状。通常应用普萘洛尔,每次 10~40mg,每日 3~4 次。对于有支气管疾病者,可选用 $β_1$ 受体阻滞药,如阿替洛尔、美托洛尔等。

5.甲状腺危象的治疗

(1)针对诱因治疗。

(2)抑制甲状腺激素合成:首选 PTU 600mg,口服或经胃管注入,以后给予 250mg 口服,每 6 小时 1 次,待症状缓解后减至一般治疗剂量。

(3)抑制甲状腺激素释放:服 PTU 1 小时后再加用复方碘口服液 5 滴、每 8 小时 1 次;或碘化液 1.0g 加入 10%葡萄糖盐水溶液中静脉滴注 24 小时,以后视病情逐渐减量,一般使用 3~7 天。

(4)普萘洛尔:20~40mg 每 6~8 小时口服 1 次,或 1mg 稀释后静脉缓慢注射。

(5)氢化可的松:50~100mg,加入 5%~10%葡萄糖溶液中静脉滴注,每 6~8 小时 1 次。

(6)腹膜或血液透析:在上述常规治疗效果不满意时,可选用腹膜透析、血液透析或血浆置换等措施迅速降低血浆甲状腺激素浓度。

(7)降温:高热者给予物理降温,避免加用水杨酸类药物。

(8)其他支持治疗。

6.浸润性突眼的治疗

(1)一般治疗①夜间高枕卧位,限制食盐,给予利尿药;②保护角膜,预防感染和损伤。

(2)药物治疗:①抑制甲状腺功能亢进症首选 ATD 治疗;②免疫抑制药:泼尼松 60~100mg/d,分 3 次口服,疗程 2~4 周,也可用环磷酰胺等;③可合用 L-T_4,50~100μg/d。

(3)眼眶减压手术或球后放射治疗。

7.妊娠期甲状腺功能亢进症的治疗

(1)ATD 治疗:首选 PTU,因该药不易通过胎盘;PTU 初始剂量为 300mg/d,维持剂量为 50~150mg/d,对胎儿是安全的。

(2)手术治疗:发生在妊娠初期的甲状腺功能亢进症,经 PTU 治疗控制甲状腺功能亢进症症状后,可选择在妊娠中期手术。

(3)妊娠期禁忌 RAI 治疗。

8.甲状腺功能亢进症性心脏病的治疗

(1)放射碘治疗:首选放射碘治疗,不适合者使用 ATD 治疗。

(2)β受体阻制药:普萘洛尔剂量相对增大,可每次 40～60mg/每 6～8 小时 1 次。

(3)抗心力衰竭治疗。

第六节　甲状腺功能减退症

甲状腺功能减退症,是由于甲状腺激素合成和分泌减少或组织利用不足导致的全身代谢降低综合征,其病理特征是黏多糖在组织和皮肤堆积,表现为黏液性水肿。临床甲状腺功能减退症的患病率为 1%,发病率为 3.5‰,女性较男性多见,且随年龄增长患病率上升。

【病因与发病机制】

1.原发性甲状腺功能减退症　此类甲状腺功能减退症是由于甲状腺本身的疾病导致,目前原发性甲状腺功能减退症的原因中自身免疫、甲状腺手术和甲状腺功能亢进症 ^{131}I 治疗三大原因占 90%以上,而缺碘导致的甲状腺功能减退症现已少见。碘过量可引起具有潜在性甲状腺疾病者发生甲状腺功能减退症,也可诱发和加重自身免疫性甲状腺炎。含碘药物胺碘酮诱发甲状腺功能减退症的发生率是 5%～22%。锂盐、硫脲类、咪唑类等抗甲状腺药物也可引起药物性甲状腺功能减退症。

2.继发性甲状腺功能减退症　又称中枢性甲状腺功能减退症,是由于垂体或下丘脑疾病导致 TRH、TSH 产生和分泌减少所致,多见于垂体瘤、颅咽管瘤、手术、垂体外照射及产后大出血(席汉综合征)等,其中由于下丘脑病变引起的甲状腺功能减退症称为三发性甲状腺功能减退症。

3.TSH 或 TH 不敏感综合征　又称甲状腺激素抵抗综合征,是由于 TH 受体减少或受体后缺陷导致甲状腺激素在外周组织生物效应下降引起的综合征。

【分类与分型】

1.分类　根据病变发生的部位分为原发性甲状腺功能减退症、继发性甲状腺功能减退症及甲状腺激素抵抗综合征;根据病变的原因分为药物性甲状腺功能减退症、手术后甲状腺功能减退症、^{131}I 治疗后甲状腺功能减退症、特发性甲状腺功能减退症、垂体或下丘脑肿瘤手术后甲状腺功能减退症等;根据甲状腺功能减退的程度分为临床甲状腺功能减退症和亚临床甲状腺功能减退症。

2.分型　甲状腺功能减退症可分为 3 型,即呆小症、幼年型甲状腺功能减退症、成年型甲状腺功能减退症。呆小症只见于原发性甲状腺功能减退症,幼年型甲状腺功能减退症和成年型甲状腺功能减退症既可原发也可继发;病情严重时都可发生黏液性水肿。

【临床表现】

主要与年龄有关,成年型甲状腺功能减退症主要影响代谢和器官功能,是可逆性的;婴幼儿甲状腺功能减退症导致矮小和智低，为不可逆的；亚临床甲状腺功能减退症可无症状，T_3、T_4 正常，TSH 轻度升高，多见于桥本病或甲状腺功能亢进症治疗后。

1.成年型甲状腺功能减退症

(1)一般表现：易疲劳、怕冷、少汗、表情淡漠、面色苍白、颜面水肿、唇厚舌大、毛发稀疏、动作缓慢、体温低、体重增加。

(2)皮肤黏膜：苍白、发凉、干燥、脱屑、眉毛外 1/3 脱落；由于高胡萝卜素血症，手脚皮肤呈姜黄色。

(3)肌肉和关节：肌肉乏力，暂时性肌强直、痉挛、疼痛，嚼肌、胸锁乳突肌、股四头肌和手部肌肉可有进行性肌萎缩。腱反射的弛缓期特征性延长，超过 350ms(正常为 240～320ms)，跟腱反射的半弛缓时间明显延长对诊断有特殊价值。

(4)心血管系统：心肌黏液性水肿导致心肌收缩力损伤、窦性心动过缓、心音减弱、心输出量下降。ECG 显示低电压。由于心肌间质水肿、非特异性心肌纤维肿胀、左心室扩张和心包积液导致心脏增大，冠心病可发生但无症状，补 TH 时应从小剂量开始，防止心绞痛发生。

(5)呼吸系统：可出现睡眠呼吸暂停。

(6)消化系统：食欲缺乏、腹胀、便秘，可能导致营养性贫血；严重者出现麻痹性肠梗阻或黏液水肿性巨结肠。

(7)神经系统：记忆力减退、智力低下、反应迟钝、嗜睡、抑郁。

(8)血液系统：由于甲状腺激素缺乏引起血红蛋白合成障碍以及肠道吸收铁和叶酸障碍引起铁、叶酸缺乏可导致贫血；自身免疫性甲状腺炎可伴发恶性贫血。

(9)内分泌系统：男性常有性欲降低、阳痿；女性常有月经过多或闭经。长期严重的病例可导致垂体增生、蝶鞍增大。部分患者血清催乳素水平增高，发生溢乳。

(10)黏液性水肿昏迷：见于病情严重的患者，多在冬季寒冷时发病。诱因为严重的全身性疾病、甲状腺激素替代治疗中断、寒冷、手术、麻醉和使用镇静药等。临床表现为嗜睡、低温($<35℃$)、呼吸徐缓、心动过缓、血压下降、四肢肌肉松弛、反射减弱或消失，甚至昏迷、休克、肾功能不全危及生命。

2.呆小症　患儿表现为智力低下、表情迟钝、异常安静、不活泼、矮小、面部及手非凹陷性肿胀，常有聋哑症及锥体束征。

3.幼年型甲状腺功能减退症　介于成年型甲状腺功能减退症和呆小症的表现之间，倾向于哪一面取决于发病时的年龄。

【辅助检查】

1.甲状腺功检查　血清 TSH 和 TT_4 和 FT_4 是甲状腺功能减退症的第一线指标。原发性甲状腺功能减退症血清 TSH 增高，TT_4 和 FT_4 均降低，TSH 增高与 TT_4 和 FT_4 降低的水平与病情程度相关。由于 T_3 活性比 T_4 强，甲状腺功能减退症时更多 T_4 在外周转换为 T_3，所以 T_4 下降更早，血清 TT_3、FT_3 早期正常，晚期 TT_3、FT_3 才降低；rT_3 明显减少；因为 T_3 主要来源于外周组织 T_4 的转换，所以不作为诊断原发性甲状腺功能减退症的必备指标。亚临床甲状腺功能减退症仅有 TSH 增高，TT_4 和 FT_4 正常，此外甲状腺功能减退症患者摄碘率降低。

2.病变部位的确定 原发性甲状腺功能减退症 TSH 升高，继发性甲状腺功能减退症 TSH 降低；TRH 兴奋试验中 TSH 不升高(垂体性甲状腺功能减退症)、延迟升高(下丘脑性甲状腺功能减退症)、TSH 本来就高刺激后更高(原发性甲状腺功能减退症)；虽 T_3、T_4 高，TSH 正常或高，但无甲状腺功能减退症表现或甲状腺功能减退症经大量 TH 治疗后无效，考虑为 TH 不敏感综合征。

3.相关抗体检查 甲状腺过氧化物酶抗体(TPOAb)、甲状腺球蛋白抗体是确定原发性甲状腺功能减退症病因和诊断自身免疫甲状腺炎(包括桥本甲状腺炎、萎缩性甲状腺炎)的主要指标，一般认为 TPOAb 的意义较为肯定。日本学者经甲状腺细针穿刺细胞学检查证实，TPOAb 阳性者的甲状腺均有淋巴细胞浸润，如果 TPOAb 阳性伴血清 TSH 水平增高，说明甲状腺细胞已经发生损伤。我国学者经过对甲状腺抗体阳性而甲状腺功能正常的个体随访 5 年，发现当初随访时 TPOAb＞50U/mL 和 TgAb＞40U/mL，临床甲状腺功能减退症和亚临床甲状腺功能减退症的发生率显著增加。

4.其他检查 轻、中度贫血，血清总胆固醇、心肌酶谱升高，部分病例血清催乳素升高、蝶鞍增大，需要与垂体催乳素瘤鉴别。

【诊断与鉴别诊断】

1.诊断 具有甲状腺功能减退症的症状和体征，血清 TSH 增高，FT_4 降低，原发性甲状腺功能减退症即可以成立。进一步寻找甲状腺功能减退症的病因，如 TPOAb 阳性，可考虑自身免疫甲状腺炎；血清 TSH 降低或者正常，TT_4、FT_4 降低，考虑继发性甲状腺功能减退症，可做 TRH 刺激试验证实进一步寻找垂体和下丘脑的病变。

2.鉴别诊断 贫血应与其他原因所致的贫血鉴别；蝶鞍增大应与垂体瘤鉴别，原发性甲状腺功能减退症时 TRH 分泌增加可以导致高 PRL 血症、溢乳及蝶鞍增大，酷似垂体催乳素瘤，MRI 可鉴别；心包积液需与其他原因所致的心包积液鉴别；水肿主要与特发性水肿鉴别。

【治疗】

1.治疗目标 左甲状腺素($L\text{-}T_4$)是本病的主要替代治疗药物，一般需要终身替代，但是也有桥本甲状腺炎所致甲状腺功能减退症自发缓解的报道。治疗的目标是临床甲状腺功能减退症症状和体征消失，TSH、TT_4、FT_4 值维持在正常范围内，近年来一些学者提出应当将血清 TSH 的上限控制在＜3.0mU/L。继发于下丘脑和垂体的甲状腺功能减退症，不能把 TSH 作为治疗指标，而是把血清 TT_4、FT_4 达到正常范围作为治疗的目标。

2.剂量 治疗的剂量取决于患者的病情、年龄、体重和个体差异，成年患者 $L\text{-}T_4$ 替代剂量 50～200μg/d，平均 125μg/d，按照体重计算的剂量是 1.6～1.8μg/(kg · d)；儿童需要较高的剂量，约 2.0μg/(kg · d)；老年患者则需要较低的剂量，约 1.0μg/(kg · d)；妊娠时的替代剂量需要增加 30%～50%；甲状腺癌术后的患者需要大剂量替代，约 2.2μg/(kg · d)，控制 TSH 在防止肿瘤复发需要的水平。T_4 的半衰期是 7 天，所以可以每天早晨服药一次。甲状腺片是动物甲状腺的干制剂，因其甲状腺激素含量不稳定和 T_3 含量过高已很少使用。

3.服药方法 起始的剂量和达到完全替代剂量的需要时间要根据患者的年龄、体重和心脏状态确定。＜50 岁、既往无心脏病史的患者可以尽快达到完全替代剂量。＞50 岁的患者服用 $L\text{-}T_4$ 前要常规检查心脏状态。一般从 25～50μg/d 开始，每 1～2 周增加 25μg，直到达到治疗目标。患缺血性心脏病患者起始剂量宜小，调整剂量宜慢，防止诱发和加重心脏病。理想的 L-T_4 的服药方法是在饭前服用，与一些药物的服用间隔应当在 4 小时以上，因为有些药物和食物会影响到 L-T_4 的吸收和代谢，如肠道吸收不良、氢氧化铝、碳酸钙、考来烯胺、硫糖铝、硫酸亚铁、食物纤维添加剂等均可影响小肠对 L-T_4 的吸收；苯巴比妥、苯妥英钠、卡马西平、利福平、异烟肼、洛伐他汀、胺碘酮、舍曲林、氯喹等药物可以加速 L-T_4 的清除。甲状腺功能减退症患者同时服用这些药物时，需要增加 L-T_4 用量。

4.监测指标 补充甲状腺激素，重新建立下丘脑-垂体-甲状腺轴的平衡一般需要 4～6 周的时间，所以治疗初期每间隔 4～6 周测定激素指标，然后根据检查结果调整 L-T_4 剂量，直到达到治疗的目标。治疗达标后需要每 6～12 个月复查一次激素指标。

【预防】

碘摄入量与甲状腺功能减退症的发生和发展显著相关，我国学者发现碘超足量（MUI 201～300μg/L）和碘过量（MUI＞300μg/L）可以导致自身免疫甲状腺炎和甲状腺功能减退症的患病率和发病率显著增加，促进甲状腺自身抗体阳性人群发生甲状腺功能减退症；碘缺乏地区补碘至碘超足量可以促进亚临床甲状腺功能减退症发展为临床甲状腺功能减退症。所以，维持碘摄入量在 MUI 100～200μg/L 安全范围是防治甲状腺功能减退症的基础措施，特别是对于具有遗传背景、甲状腺自身抗体阳性和亚临床甲状腺功能减退症等易感人群尤其重要。

【甲状腺功能减退症的特殊问题】

1.亚临床甲状腺功能减退症 文献报道各国普通人群中的亚临床甲状腺功能减退症的患病率为 4%～10%，美国为 4%～8.5%，在我国为 0.91%～6.05%。患病率随年龄增长而增高，女性多见。超过 60 岁的妇女中患病率可以达到 20%左右。本病一般不具有特异的临床症状和体征。因为本病主要依赖实验室诊断，所以首先要排除其他原因引起的血清 TSH 增高如①TSH 测定干扰：被检者存在抗 TSH 自身抗体，可以引起血清 TSH 测定值假性增高；②低 T_3 综合征的恢复期，血清 TSH 可以增高至 5～20mU/L，机制可能是机体对应激的一种调整；③中枢性甲状腺功能减退症的 25%病例表现为轻度 TSH 增高（5～10mU/L）；④肾功能不全：10.5%的终末期肾病患者有 TSH 增高，可能与 TSH 清除减慢、过量碘摄入、结合于蛋白的甲状腺激素的丢失有关；⑤糖皮质激素缺乏可以导致轻度 TSH 增高；⑥生理适应：暴露于寒冷 9 个月，血清 TSH 升高 30%～50%。

本病的主要危害是：①血脂代谢异常及其导致的动脉粥样硬化。部分学者认为亚临床甲状腺功能减退症是缺血性心脏病发生的危险因素，本病可以引起脂类代谢紊乱和心脏功能异常。②发展为临床甲状腺功能减退症。单纯甲状腺自身抗体阳性、单纯亚临床甲状腺功能减退症、甲状腺自身抗体阳性合并亚临床甲状腺功能减退症每年发展为临床甲状腺功能减退症的发生率分别为 2%、3%和 5%；我国学者随访 100 例未接受甲状腺激素治疗的亚临床甲状腺功能减退症患者 5 年，29%的患者仍维持亚临床甲状腺功能减退症；5%发展为临床甲减；其余 66%患者甲状腺功能。恢复正常。③妊娠期亚临床甲状腺功能减退症对后代智力的影响。

对亚临床甲状腺功能减退症的治疗问题一直存在争论。目前共识为当 TSH＞10mU/L，主张给予左甲状腺素替代治疗，治疗的目标和方法与临床甲状腺功能减退症一致。替代治疗中要定期监测血清 TSH 的浓度，因为左甲状腺素过量可以导致心房颤动和骨质疏松；当 TSH

处于 4.0～10mU/L，不主张给予左甲状腺素治疗，定期监测 TSH 的变化。对 TSH4～10mU/L 伴 TPOAb 阳性的患者，要密切观察 TSH 的变化，因为这些患者容易发展为临床甲状腺功能减退症。

2.妊娠与甲状腺功能减退症 临床甲状腺功能减退症患者生育能力降低，此外妊娠期母体甲状腺功能减退症与妊娠高血压综合征、胎盘剥离、自发性流产、胎儿窘迫、早产以及低出生体重儿的发生有关。近年来，妊娠早期母体亚临床甲状腺功能减退症对胎儿脑发育第一阶段的影响备受关注，在胎儿甲状腺功能完全建立之前（即妊娠 20 周以前），胎儿脑发育所需的甲状腺激素全部来源于母体，母体的甲状腺激素缺乏可以导致后代的神经智力发育障碍。

妊娠期间由于受多种因素的影响，TSH 和甲状腺激素的参考范围与普通人群不同。目前尚没有孕期特异性的 TSH 参考范围，一般认为在妊娠早期 TSH 参考范围应该低于非妊娠人群 30%～50%。目前国际上部分学者提出 2.5mU/L 作为妊娠早期 TSH 正常范围的上限，超过这个上限可以诊断为妊娠期亚临床甲状腺功能减退症。由于 FT_4 波动较大，国际上推荐应用 TT_4 评估孕妇的甲状腺功能。妊娠期间 TT_4 浓度增加，约为非妊娠时的 1.5 倍，如妊娠期间 TSH 正常（0.3～2.5mU/L），仅 TT_4 低于 100nmol/L，可以诊断为低 T_4 血症。胎儿的初期脑发育直接依赖于母体循环的 T_4 水平，而不依赖 T_3 水平。

妊娠前已经确诊的甲状腺功能减退症需要调整左甲状腺素剂量，使血清 TSH 达到正常值范围内，再考虑怀孕。妊娠期间，左甲状腺素替代剂量通常较非妊娠状态时增加 30%～50%。既往无甲状腺功能减退症病史，妊娠期间诊断为甲状腺功能减退症，应立即进行 L-T_4 治疗，目的是使血清 TSH 尽快达到妊娠时特异性正常值范围即 0.3～2.5mU/L，达标的时间越早越好（最好在妊娠 8 周之内），此后每 2～4 周测定一次 TSH、FT_4、TT_4，根据监测结果调整左甲状腺素剂量。TSH 达标以后，每 6～8 周监测一次 TSH、FT_4 和 TT_4。对于低 T_4 血症和 TPOAb 阳性孕妇的干预目前尚无一致的治疗意见。

3.黏液性水肿昏迷 黏液性水肿昏迷是一种罕见的危及生命的重症，多见于老年患者，通常由并发症所诱发。临床表现为嗜睡、精神异常、木僵，甚至昏迷，皮肤苍白、体温过低、心动过缓、呼吸衰竭和心力衰竭等。本病预后差，病死率达到 20%。治疗：①去除或治疗诱因，感染诱因占 35%。②补充甲状腺激素，左甲状腺素 300～400μg 立即静脉注射，继之左甲状腺素 50～100μg/d 静脉注射，直到患者可以口服后换用片剂。如果没有左甲状腺素注射剂，可将左甲状腺素片剂磨碎后由胃管鼻饲。如果症状没有改善，可用碘塞罗宁静脉注射，每次 10μg，每 4 小时 1 次；或者每次 25μg，每 8 小时 1 次。本病的甲状腺素代谢的特点是 T_4 向 T_3 转换受到严重抑制；口服制剂肠道吸收差；补充过急、过快可以诱发和加重心力衰竭。③保温，避免使用电热毯，否则可以导致血管扩张，血容量不足。④伴发呼吸衰竭者使用呼吸机辅助呼吸。⑤低血压和贫血严重者输注全血。⑥静脉滴注氢化可的松 200～400mg/d。⑦其他支持疗法。

4.中枢性甲状腺功能减退症 本病是由于垂体 TSH 或者下丘脑 TRH 合成和分泌不足而导致的甲状腺激素合成减少，典型病例表现为 TSH 降低，TT_4 降低，但是约 20%的病例基础血清 TSH 浓度也可以正常或者轻度升高（10mU/L）。本病的患病率是 0.005%，高发年龄在儿童和 30～60 岁成年人。先天性原因多由于垂体、下丘脑发育不全等；儿童的病因多源于颅咽管瘤；成年人的病因大多是垂体的大腺瘤、垂体接受手术和照射、头部损伤、席汉综合征、淋巴细胞性垂体炎等。接受多巴胺治疗时，由于多巴胺抑制垂体产。生 TSH，TSH 和 T_4 的产生量可以减少 60%和 56%；在长期左甲状腺素替代治疗的患者，撤除左甲状腺素后垂体 TSH 抑制的状态可以持续 6 周。

5.甲状腺激素抵抗综合征(RTH)　本征有 3 个亚型：①全身性甲状腺激素抵抗综合征(GRTH)；②垂体选择型甲状腺激素抵抗综合征(PRTH)；③外周组织选择型甲状腺激素抵抗综合征(perRTH)。

GRTH 的临床表现有甲状腺肿、生长缓慢、发育延迟、注意力不集中、好动和静息时心动过速。本病缺乏甲状腺功能减退症的临床表现，主要是被增高的甲状腺激素所代偿。75%的患者具有家族史，遗传方式为常染色体显性遗传。实验室检查血清 TT_4、TT_3、FT_4 增高(从轻度增高到 2～3 倍的增高)，TSH 增高或者正常。

本病依据以下 4 点与垂体 TSH 肿瘤鉴别。①TRH 刺激试验：前者 TSH 增高，后者无反应；②T_3 抑制试验：前者血清 TSH 浓度下降，后者不被抑制；③前者血清 α 亚单位与 TSH 的摩尔浓度比例<1；④垂体 MRI 检查：前者无异常，后者存在垂体腺瘤。

PRTH 临床表现有轻度甲状腺功能减退症症状，这是因为本病的外周 T_3 受体是正常的，仅有垂体的 T_3 受体选择性缺陷而导致 T_3 浓度升高不能抑制垂体的 TSH 分泌，垂体不适当地分泌 TSH 引起甲状腺功能减退症和甲状腺肿。实验室检查血清 T_3、T_4 增高，TSH 增高或者正常。本病主要与垂体 TSH 肿瘤鉴别，依靠 TRH 刺激试验和垂体 MRI 鉴别。

perRTH 实验室检查结果取决于垂体和外周组织对甲状腺激素不敏感的程度和代偿的程度，GRTH 和 PRTH 的实验室结果都可以出现。有的患者基础 TSH 水平正常，但是相对于升高的循环 T_3、T_4 水平而言 TSH 水平是不适当的。TRH 刺激试验反应正常、T_3 抑制试验可以抑制，临床有甲状腺功能减退症的表现。

6.甲状腺功能正常的病态综合征(ESS)　本征也称为低 T_3 综合征、非甲状腺疾病综合征。本征非甲状腺本身病变，它是由于严重疾病、饥饿状态导致的血液循环中甲状腺激素水平的减降，是机体的一种保护性反应，包括营养不良、饥饿，精神性厌食症、糖尿病、肝病等全身疾病。某些药物也可以引起本征，例如胺碘酮、糖皮质激素、丙硫氧嘧啶、普萘洛尔、含碘造影剂等。本征 T_4 向 rT_3 转换增加，临床没有甲状腺功能减退症的表现。实验室检查的特征是血清 TT_3 降低，rT_3 增高，TT_4 正常或者轻度增高，FT_4 正常或者轻度增高，TSH正常。疾病的严重程度一般与 TT_3 降低的程度相关。严重病例可以出现 TT_4 和 FT_4 降低，TSH 仍然正常，称为低 T_3-T_4 综合征。患者的基础疾病经治疗恢复以后，甲状腺激素水平可以逐渐恢复正常，但是在恢复期可以出现一过性 TSH 增高，也需要与原发性甲状腺功能减退症相鉴别。本征不需要给予甲状腺激素替代治疗。

7.新生儿甲状腺功能减退症　本病的发生率是 0.025%，原因有甲状腺发育不良(75%)、甲状腺激素合成异常(10%)、下丘脑-垂体性 TSH 缺乏(5%)、一过性甲状腺功能减退症(10%)。一过性甲状腺功能减退症发生的原因是药物性、高碘和母体甲状腺刺激阻断性抗体通过胎盘，抑制胎儿的甲状腺的功能，大多数的病例是散发的。发达国家和我国都实行对新生儿甲状腺功能减退症的常规筛查制度，目前认为测定足跟血 TSH(试纸法)是最可靠的筛查方法，可疑病例的标准是 TSH 20～25mU/L，进一步测定血清 TSH 和 T_4。本病的诊断标准是：

新生儿(1～4 周)，TSH＞7mU/L，TT_4＜84nmol/L。采集标本时间应当在产后 3～5 天。采血过早，受到新生儿 TSH 脉冲分泌的影响，出现假阳性；筛查过晚则要延误启动治疗的时间，影响治疗效果。

治疗原则是早期诊断，足量治疗。甲状腺激素治疗启动得越早越好，必须在产后 4～6 周开始。随访研究发现，如果在 45 天内启动治疗，患儿 5～7 岁时的智商(IQ)与正常儿童相同，延迟治疗将会影响患儿的神经智力发育。治疗药物选择左甲状腺素($L\text{-}T_4$)，起始剂量为 10～15μg/(kg · d)。治疗目标是使血清 TT_4 水平尽快达到正常范围，并且维持在新生儿正常值的上 1/3 范围，即 10～16μg/dl。为保证治疗的确切性，达到目标后要再测定 FT_4，使 FT_4 维持在正常值的上 1/3 范围，血清 TSH 值一般不作为治疗目标值，因为增高的 TSH 要持续很长时间，源于下丘脑-垂体-甲状腺轴的调整需要时间。一过性新生儿甲状腺功能减退症治疗一般要维持 2～3 年，根据甲状腺功能的情况停药，发育异常者则需要长期服药。

第六章 神经系统疾病

第一节 三叉神经痛

三叉神经痛是指三叉神经分布区反复发作的短暂性剧痛。

【病因与病理】

三叉神经痛分为原发性和继发性两种类型，继发性是指有明确的病因，如邻近三叉神经部位发生的肿瘤(胆脂瘤)、炎症、血管病等引起三叉神经受累，多发性硬化的脑干病灶亦可引起三叉神经痛；原发性是指病因尚不明确者，但随着诊断技术的发展与提高，研究发现主要由伴行小血管(尤其是小动脉)异行扭曲压迫三叉神经根，使局部产生脱髓鞘变化所引起；三叉神经节的神经细胞因反复缺血发作而受损导致发病；其他还有病毒感染，岩骨嵴异常变异产生机械性压迫等。

【临床表现】

1.年龄、性别　70%～80%发生于40岁以上中老年，女性略多于男性，约为3∶2。

2.疼痛部位　限于三叉神经分布区内，以第二、第三支受累最为常见，95%以上为单侧发病。

3.疼痛性质　常是电灼样，刀割样、撕裂样或针刺样，严重者伴同侧面肌反射性抽搐，称为“痛性抽搐”。发作时可伴有面部潮红、皮温增高、球结膜充血、流泪等。由于疼痛剧烈，患者表情痛苦，常用手掌或毛巾紧按、揉搓疼痛部位。

4.疼痛发作　常无先兆，为突然发生的短暂性剧痛，常持续数秒至2分钟后突然终止。间歇期几乎完全正常。发作可数天1次至每分钟发作数次不等。大多有随病程延长而发作频度增加的趋势，很少自愈。

5.扳机点　在疼痛发作的范围内常有一些特别敏感的区域，稍受触动即引起发作，称为“扳机点”，多分布于口角、鼻翼、颊部或舌面，致使患者不敢进食、说话、洗脸、刷牙，故面部及口腔卫生差，情绪低落，面色憔悴，言谈举止小心翼翼。

6.神经系统检查　原发性三叉神经痛者，神经系统检查正常；继发性三叉神经痛者可有分布区内面部感觉减退、角膜反射消失，也可表现疼痛呈持续性，可合并其他脑神经麻痹。

【诊断与鉴别诊断】

根据疼痛发作的部位、性质、扳机点等即可诊断。但需注意原发性与继发性的鉴别以及与其他面部疼痛的鉴别。

1.继发性三叉神经痛,应做进一步检查,如脑 CT 或 MRI,必要时进行脑脊液检查,以寻找病因。沿三叉神经走行的 MRI 检查,可发现某些微小病变对三叉神经的压迫等。

2.与其他头面部疼痛鉴别:①牙痛,一般为持续性钝痛,可因进食冷、热食物而加剧。②鼻窦炎,也表现持续钝痛,可有时间规律,伴脓涕及鼻窦区压痛,鼻窦摄 X 线片有助诊断。③偏头痛,以青年女性多见,发作持续时间数小时至数天,疼痛性质为搏动性或胀痛,可伴恶心呕吐。先兆性偏头痛患者发作前有眼前闪光、视觉暗点等先兆。④舌咽神经痛,疼痛部位在舌根、软腭、扁桃体、咽部及外耳道,疼痛性质与三叉神经痛相似,也表现短暂发作的剧痛。局麻药喷涂于咽部,可暂时镇痛。⑤蝶腭神经痛,又称 Sluder 综合征,鼻与鼻窦疾病易使翼腭窝上方的蝶腭神经节及其分支受累而发病,表现鼻根后方、上颌部、上腭及牙龈部发作性疼痛并向额、颞、枕、耳等部位扩散,疼痛性质呈烧灼样、刀割样,较剧烈,可持续数分钟至数小时,发作时可有患侧鼻黏膜充血、鼻塞、流泪。

【治疗】

原发性三叉神经痛首选药物治疗,无效时可用封闭、神经阻滞或手术治疗。

1.*药物治疗*　①卡马西平:为抗惊厥药,作用于网状结构-丘脑系统,可抑制三叉神经系统的病理性多神经元反射。初始剂量为 0.1g,bid,以后每天增加 0.1g,分 3 次服用,最大剂量为 1.0g/d,疼痛停止后,维持治疗剂量 2 周左右,逐渐减量至最小有效维持量。不良反应有头晕、嗜睡、走路不稳、口干、恶心、皮疹等。少见但严重的不良反应是造血系统功能损害,可发生白细胞减少,甚至再生障碍性贫血。罕见的有剥脱性皮炎等。②苯妥英钠:初始量为 0.1g,tid,可每天增加 50mg,最大剂量为 0.6g/d,疼痛消失 1 周后逐渐减量。不良反应有头晕、嗜睡、牙龈增生及共济失调等。③治疗神经病理性疼痛的新型药物有加巴喷丁、普瑞巴林、奥卡西平等,具有疗效肯定、较少不良反应等优势,可结合患者病情、经济情况及个人意愿选用。④辅助治疗可应用维生素 B_1、维生素 B_{12},疗程 4～8 周。

2.*封闭治疗*　将无水乙醇或其他药物如甘油、维生素 B_{12}、泼尼松龙等注射到三叉神经分支或半月神经节内,可获镇痛效果。适应证为药物疗效不佳或不能耐受不良反应;拒绝手术或不适于手术者,疗效可持续 6～12 个月。

3.*半月神经节射频热凝治疗*　在 X 线或 CT 导向下,将射频电极经皮插入半月节,通电加热 65～80℃,维持 1 分钟,适应证同封闭治疗。不良反应有面部感觉障碍、角膜炎和带状疱疹等。疗效可达 90%,复发率为 21%～28%,重复应用仍有效。

4.*手术治疗*　用于其他治疗方法无效的原发性三叉神经痛,手术方式有:①三叉神经显微血管减压术;近期疗效可达 80%以上,并发症有面部感觉减退,听力障碍,滑车、外展或面神经损伤等。②三叉神经感觉根部分切断术。③三叉神经脊髓束切断术。

5.*γ 刀或 X 线刀治疗*　药物与封闭治疗效果不佳,不愿或不适于接受手术的,也可以采用 γ 刀或 X 线刀治疗,靶点是三叉神经感觉根。起效一般开始于治疗后 1 周。由于靶点周围重要结构多,毗邻关系复杂,定位需要特别精确。

第二节 特发性面神经麻痹

特发性面神经麻痹又称 Bell 麻痹或面神经炎，为面神经管中的面神经非特异性炎症引起的周围性面肌瘫痪。

【病因、病理与发病机制】

病因尚不完全清楚，多认为当风寒、病毒感染和自主神经功能障碍致面神经内的营养血管痉挛，引起面神经缺血、水肿。由于面神经通过狭窄的骨性面神经管出颅，故受压而发病。另外，神经病毒感染一直是被怀疑的致病因素，如带状疱疹、单纯疱疹、流行性腮腺炎、巨细胞病毒等。近年的研究用不同的手段如病毒分离与接种、病毒基因组检测等证实了受损面神经存在单纯疱疹病毒感染。病理变化主要是神经水肿，有不同程度的脱髓鞘。由于面神经管为骨性腔隙，容积有限，如果面神经水肿明显，则使面神经的神经纤维受压，可致不同程度轴索变性，这可能是部分患者恢复不良的重要原因。

【临床表现】

任何年龄均可发病，男性略多于女性。发病前常有受凉史。部分患者起病前后有患病一侧的耳后乳突区轻度疼痛。起病迅速，一侧面部表情肌瘫痪为突出表现。患者常于清晨洗漱时发现一侧面肌活动不利，口角歪斜，症状在数小时至数天内达到高峰。查体可见一侧面部额纹消失，睑裂变大，鼻唇沟变浅变平，病侧口角低垂，示齿时口角歪向健侧，做鼓腮和吹口哨动作时，患侧漏气。颊肌瘫痪使食物常滞留于齿颊之间。不能抬额、皱眉，眼睑闭合无力或闭合不全。闭目时眼球向上外方转动而露出巩膜，称 Bell 征。由于眼睑闭合不全，易并发暴露性角膜炎。下眼睑松弛、外翻，使泪点外转，泪液不能正常引流而表现流泪。

由于面神经病变部位的差别，可附加其他症状：

1.茎乳孔处面神经受损，仅表现同侧周围性面瘫。

2.面神经管内鼓索神经近端的面神经受损，除面神经麻痹外，还有同侧舌前 2/3 味觉丧失，唾液减少，为鼓索神经受累引起。

3.如果在镫骨肌神经近端面神经受损除面神经麻痹外，还表现同侧舌前 2/3 味觉丧失和重听(听觉过敏)。

4.病变在膝状神经节时，除表现为面神经麻痹、同侧舌前 2/3 味觉丧失和重听(听觉过敏)外，还有患侧乳突部疼痛、耳郭和外耳道感觉减退，外耳道或鼓膜出现疱疹，见于带状疱疹病毒引起的膝状神经节炎，称 Hunt 综合征。

【辅助检查】

为除外桥小脑角肿瘤、颅底占位病变、脑桥血管病等颅后窝病变，部分患者需做颅脑 MRI 或 CT 扫描。

【诊断与鉴别诊断】

根据急性发病、一侧的周围性面瘫，而无其他神经系统阳性体征即可诊断。但需与下列疾病鉴别：

1.吉兰-巴雷综合征 可有周围性面瘫，但多为双侧性。少数在起病初期也可表现为单侧，随病程逐渐发展为双侧。其他典型表现如对称性四肢弛缓性瘫痪与脑脊液蛋白-细胞分离等。

2.面神经附近病变累及面神经急、慢性中耳炎、乳突炎，腮腺炎或肿瘤 可侵犯面神经，邻近组织如腮腺肿瘤、淋巴结转移瘤的放射治疗可损伤面神经。应有相应原发病病史。

3.颅后窝肿瘤压迫面神经 如胆脂瘤、皮样囊肿、颅底的肉芽肿、鼻咽癌侵犯颅底等均可引起面神经损害。但起病较慢，有进行性加重的病程特点，且多伴有其他神经系统受累的症状及体征。

4.脑桥内的血管病 可致面神经核损害引起面瘫。但应有脑桥受损的其他体征如交叉性瘫痪等。

5.莱姆病 是由蜱传播的螺旋体感染性疾病，可引起脑神经损害，以双侧面神经麻痹常见，常伴皮肤红斑、肌肉疼痛、动脉炎、心肌炎、脾大等多系统损害表现。

【治疗】

1.急性期治疗 治疗原则是减轻面神经水肿、改善局部血液循环与防治并发症。①起病2周内多主张用肾上腺皮质激素治疗。地塞米松10～15mg/d，静脉滴注，连用1周后改为泼尼松30mg/d，顿服，1周后逐渐减量。泼尼松30～60mg，晨1次顿服，连用7～10天，以后逐渐减量。但近来国外学者对激素治疗有争议，故其有效性尚待循证医学研究的进一步证实。②补充B族维生素，如口服维生素B_1，腺苷辅酶B_{12}或肌注维生素B_1、维生素B_{12}等。③Hunt综合征的抗病毒治疗可用阿昔洛韦10～20mg/(kg · d)，分2～3次静脉滴注，连用2周。或更昔洛韦5～10mg/(kg · d)静脉滴注，分1～2次，连用7～14天，并注意血常规、肝功能变化。④在茎乳孔附近行超短波透热、红外线照射或局部热敷治疗。注意保护角膜、结膜，预防感染，可采用抗生素眼水、眼膏点眼，戴眼罩等方法。

2.恢复期治疗 病后第3周至6个月以促使神经功能尽快恢复为主要原则。可继续给予B族维生素治疗，可同时采用针灸、按摩、碘离子透入等方法治疗。

3.后遗症期治疗 少数患者在发病2年后仍留有不同程度后遗症，严重者可试用面-副神经、面-舌下神经吻合术，但疗效不肯定。

第三节 吉兰-巴雷综合征

【概述】

吉兰-巴雷综合征(GBS)，以往多译为格林巴利综合征，是世界范围内引起急性弛缓性瘫痪最常见的疾病之一。临床呈急性起病，症状多在2周内达到高峰。主要表现为多发的神经根和周围神经损害，常见四肢对称性、弛缓性瘫痪。免疫治疗可以缩短病程，改善症状。主要包括以下几种亚型：急性炎症性脱髓鞘性多发性神经病(AIDP)、急性运动性轴索型神经病(AMAN)、急性运动感觉性轴索型神经病(AMSAN)、MillerFisher综合征(MFS)急性泛自主神经病和急性感觉神经病(ASN)。

GBS 的研究史可分为三个阶段:第一阶段是 1916 年之前的时期,认识到急性弛缓性瘫痪的病因可以由周围神经疾病所致,并经病理学证实;第二阶段从 1916～1969 年,定义了 GBS 这种疾病,并且制定了诊断标准;第三阶段 1969 年至今,提出了疾病的主要病理特点,确认了该病是自身免疫性疾病,对该病的不同症状和治疗有了更多的理解。20 世纪 90 年代初,国内学者与 Asbury、Mckhann、Griffin 等合作研究了河北省中南部地区本病的电生理学、病理学与流行病学表现,经 19 例尸体解剖,发现一组临床表现符合 GBS 而病理学表现以脊神经运动根原发性轴索损害为特征的病例,在 1996 年提出急性运动性轴索型神经病(AMAN)的概念,并认为是 GBS 的一个亚型。同时,对运动、感觉神经根均受累的轴索型 GBS 也作了概念限定,称为急性运动感觉性轴索型神经病(AMSAN),这些研究丰富了 GBS 的内涵。

【流行病学】

GBS 的年发病率 0.6～2.4/10 万人,男性略多于女性,各年龄组均可发病。欧美的发病年龄在 16～25 岁和 45～60 岁出现两个高峰,我国尚缺乏系统的流行病学资料,但本病住院患者年龄资料分析显示,以儿童和青壮年多见。在北美与欧洲发病无明显的季节倾向,但亚洲及墨西哥以夏秋季节发病较多。

【病因与发病机制】

虽然 GBS 的病因尚未确定,但大多认为是多因素的。可从机体内外两个方面探讨。

(一)外在致病因素

超过 2/3 的患者发病前 4 周内有呼吸道或胃肠道感染症状。曾发现的前驱感染病原体包括空肠弯曲菌、巨细胞病毒、EB 病毒、肺炎支原体、乙型肝炎病毒和人类免疫缺陷病毒等。1982 年,有学者注意到了空肠弯曲菌(Cj)感染与 GBS 发病有关,此后的研究发现在许多国家和地区 Cj 感染是最常见的 GBS 发病前驱因素,特别是以腹泻症状为前驱感染的 GBS 患者有 Cj 感染证据者高达 85%,从 AMAN 型 GBS 患者肠道分离出 Cj 更多见。

Cj 为一种革兰氏阴性弯曲菌,微需氧,适于在 40℃左右生长。按照菌体表面脂多糖“O”抗原的抗原性不同,Penner 血清分型方法可将 Cj 划分为多种血清型。从 GBS 患者肠道分离的 Cj,集中在 Penner O : 2、O : 4、O : 5,O : 19 型,我国以 O : 19 型最常见。国外曾对 Penner O:19 型 Cj 的纯化脂多糖进行结构分析,发现其与人类神经组织中富含的神经节苷脂(GM_1、GD_{1a}、GT_{1a}、和 GD_3)有相同的抗原决定簇,这为以分子模拟学说解释 GBS 的发病机制奠定了重要的实验基础。

分子模拟学说认为外来致病因子因具有与机体某组织结构相同或相似的抗原决定簇,在刺激机体免疫系统产生抗体后,这种抗体既与外来抗原物质结合,又可发生错误识别,与体内具有相同抗原决定簇的自身组织发生免疫反应,从而导致自身组织的免疫损伤。

依照分子模拟学说已经成功地建立了不同病理表现的 GBS 动物模型。应用周围神经髓鞘抗原 P_2 蛋白可诱发实验性自身免疫性神经炎(EAN);应用 P_1 可同时诱发 EAN 和实验性自身免疫性脑脊髓炎(EAE);EAN 的病理改变与人类 AIDP 病变相似。应用神经节苷脂 GM_1 或混合的神经节苷脂,可诱发病理改变与 AMAN 相似的动物模型。

（二）机体因素

人所共知，对某种疾病是否易患，在不同的个体是有差别的。这在一定程度上与免疫遗传因素有关。与免疫相关的基因群结构和功能复杂，基因多态性的存在，使得不同个体对特定抗原物质的识别提呈及引起免疫反应的强弱存在差别。目前尚无公认的 GBS 易感基因被发现。

虽然 GBS 的确切发病机制仍不明确，但本病是由细胞免疫和体液免疫共同介导的自身免疫病这一观点已得到公认。证据如下：

1.AIDP 的典型病变中存在大量淋巴细胞浸润，巨噬细胞也参与了病变的形成。

2.电子显微镜观察 AMAN 患者周围神经，可见巨噬细胞自郎飞结处攻击裸露的轴突，进而继续移行至相对完整的髓鞘内，直接破坏轴突。

3.早在光学显微镜没有可见的病理改变时，免疫电镜即可发现 AMAN 患者周围神经郎飞结部位出现抗原抗体复合物及补体的沉积。

4.GBS 患者血中存在特异的循环抗体，部分患者的循环抗体与 GM_1 等神经节苷脂产生抗原抗体结合反应或与 Cj 的抗原成分有交叉反应；Fisher 综合征常有 GQ_{1b} 抗体存在并与 Cj 感染关系密切。

5.将患者或动物模型的血清被动转移至健康动物的周围神经可引起与前者相似的病变，而将上述血清用 Cj 的抗原吸附后再转移至健康动物则不再产生病变。

【病理学】

AIDP 的主要病理改变是周围神经组织中小血管周围淋巴细胞与巨噬细胞浸润以及神经纤维的节段性脱髓鞘，严重病例出现继发轴突变性。Schwann 细胞于病后 1～2 周开始增生以修复受损的髓鞘，此时致病因素对髓鞘的破坏可能尚未停止。

AMAN 的主要病变是脊神经前根和周围神经运动纤维的轴突变性及继发的髓鞘崩解，崩解的髓鞘形成圆形、卵圆形小体，病变区内少见淋巴细胞浸润。早期病变组织的电子显微镜观察可见巨噬细胞自朗飞结处移行至相对完整的髓鞘内破坏轴突。

AMSAN 的病理特点与 AMAN 相似，但脊神经前后根及周围神经纤维的轴突均可受累。

【临床表现】

多数患者起病前 4 周内有胃肠道或呼吸道感染症状，少数有疫苗接种史。该病呈急性起病，病情多在 2 周内达高峰。弛缓性瘫痪是最主要的特点，多数患者肌无力从双下肢向双上肢发展；少数严重病例，肌无力症状最早出现在双上肢或四肢同时出现，两侧相对对称，数日内逐渐加重。腱反射减低或消失，无病理反射。约 25％病情严重者，出现呼吸肌麻痹，需要辅助呼吸。约 1/3 患者出现颈后部或四肢肌肉疼痛，有的出现脑膜刺激征。尤其在儿童，肌肉疼痛更为常见，并且常为首发症状。部分患者有不同程度的脑神经损害，可为首发症状而就诊，以双侧周围性面瘫最常见，其次为咽喉部肌肉、瘫痪。眼球运动、舌肌及咬肌的瘫痪少见。部分患者有四肢远端感觉障碍，如手套袜套样分布的感觉减退；或感觉异常如刺痛、麻木、烧灼感等。部分患者有自主神经症状，如多汗、皮肤潮红，严重病例出现心动过速、期前收缩等心律失常，高血压或直立性低血压、一过性尿潴留等。AIDP、AMAN 和 AMSAN 的临床表现相似，只是 AMAN 没有明显的感觉异常。如果没有电生理或充分的病理资料，AMAN 和 AMSAN 与 AIDP 很难区分。

起病后症状迅速进展，50%患者在2周内达高峰，约90%患者病后4周症状不再进展。多在症状稳定1～4周后开始恢复，肢体无力一般从近端向远端恢复，往往需要数周到数月的时间。本病的主要危险是呼吸肌麻痹。肺部感染、严重心律失常及心力衰竭等并发症也是致死的重要因素。

Fisher综合征以眼外肌麻痹、共济失调和腱反射消失三联征为主要临床表现。其占GBS的5%左右，在亚洲报道较多前驱感染可有呼吸道感染、腹泻和空肠弯曲菌感染。急性起病，病情在数天至数周内达到高峰。多以复视起病，少数以肌痛、四肢麻木、眩晕和共济失调起病。在发病数天内出现进行性加重的眼外肌麻痹，对称或不对称，部分患者可伴有眼睑下垂，瞳孔对光反应多正常，部分患者可有瞳孔散大。躯干性共济失调或上下肢共济失调。腱反射减低或消失，而肌力正常或轻度减退。部分患者伴有其他脑神经麻痹，包括球部肌肉和面部肌肉无力。部分患者伴有感觉异常，表现为四肢远端和面部麻木和感觉减退。少数患者伴有膀胱功能障碍。病程有自限性，多在发病2周到2个月恢复，多数无残留症状。

【实验室检查】

1.脑脊液检查　典型的表现是蛋白细胞分离现象，即蛋白含量增高而白细胞数正常。蛋白增高常在起病后第2～4周出现，但较少超过1.0g/L；白细胞计数一般$<10\times10^6$/L；糖和氯化物正常。部分患者脑脊液出现寡克隆区带。部分患者脑脊液神经节苷脂抗体阳性。

2.神经电生理　通常选择一侧正中神经、尺神经、胫神经和腓总神经进行测定。电生理改变的程度与疾病严重程度相关，在病程的不同阶段电生理改变特点也有所不同。

中国专家推荐的各型GBS神经电生理诊断指南如下。

AIDP诊断标准：①运动神经传导，至少有两条运动神经存在至少一项异常。a.远端潜伏期较正常值延长25%以上；b.运动神经传导速度比正常值减慢20%以上；c.F波潜伏期比正常值延长20%以上和(或)出现率下降；d.运动神经部分传导阻滞：周围神经远端与近端比较，复合肌肉动作电位(CMAP)负相波波幅下降20%以上，时限增宽$<15\%$；e.异常波形离散：周围神经近端与远端比较，周围神经近端与远端比较，CMAP负相波时限增宽15%以上。当CMAP负相波波幅不足正常值下限的20%时，检测传导阻滞的可靠性下降。远端刺激无法引出CMAP波形时，难以鉴别脱髓鞘和轴索损害。②感觉神经传导。一般正常，但异常时不能排除诊断。③针电极肌电图。单纯脱髓鞘病变肌电图通常正常，如果继发轴索损害，在发病10天至2周后肌电图可出现异常自发电位。随着神经再生则出现运动单位电位时限增宽、高波幅、多相波增多及运动单位丢失。

AMAN的电生理诊断标准电生理检查内容与AIDP相同，诊断标准如下：①运动神经传导：a.远端刺激时CMAP波幅较正常值下限下降20%以上，严重时引不出CMAP波形，2～4周后重复测定CMAP波幅无改善。b.除嵌压性周围神经病常见受累部位的异常外，所有测定神经均不符合AIDP标准中脱髓鞘的电生理改变(至少测定3条神经)。②感觉神经传导测定：通常正常。③针电极肌电图：早期即可见运动单位募集减少，发病1～2周后，肌电图可见大量异常自发电位，此后随神经再生则出现运动单位电位的时限增宽、波幅增高、多相波增多。

AMSAN的电生理诊断标准除感觉神经传导测定可见感觉神经动作电位波幅下降或无法引出波形外，其他同AMAN。

MFS 的电生理诊断标准感觉神经传导测定可见动作电位波幅下降，传导速度减慢；脑神经受累者可出现面神经 CMAP 波幅下降；瞬目反射可见 R1、R2 潜伏期延长或波形消失。运动神经传导和肌电图一般无异常。电生理检查非诊断 MFs 的必需条件。

3.神经活组织检查 不需要神经活组织检查确定诊断。腓肠神经活检可见有髓纤维脱髓鞘现象，部分出现吞噬细胞浸润，小血管周围可有淋巴细胞与巨噬细胞浸润，严重病例出现继发轴索变性。

4.严重病例可有心电图改变 以窦性心动过速和 ST-T 改变最常见。

5.血清学检查 AIDP 部分患者血清可检测到特殊抗体，如抗微管蛋白 IgM、IgG 抗体、IgG 型抗神经节苷脂(GM_1、GM_{1b}、G_{a1} tNAc-GD_{1a})抗体。部分患者血清检测到抗空肠弯曲菌抗体，抗巨细胞病毒抗体等。

AMAN 部分患者血清中可检测到 IgG 型抗神经节苷脂 GM_1 抗体和(或)GM_{1b}抗体，IgM 型抗神经节苷脂 GM_1 抗体阳性，少数可检测到 IgG 型抗 GD_{1a}抗体，IgG 型抗 Ga_1NAc-GD_{1a}抗体。部分患者血清空肠弯曲菌抗体阳性。

AMSAN 部分患者血清中可检测到抗神经节苷脂 GM_2 抗体。

MFS 大多数患者血清 GQ_{1b}抗体阳性。部分患者血清中可检测到空肠弯曲菌抗体。

6.细菌学检查 部分患者可从粪便中分离和培养出空肠弯曲菌。

【诊断及鉴别诊断】

首先临床医师需要进行定位诊断，分析病变是在周围神经，还是脑干、脊髓、传导束，神经肌肉接头、肌肉等部位。一旦定位在周围神经，GBS 最常见，但需要排除低钾性周期麻痹、重症肌无力、中毒性神经病、脊髓灰质炎等。在实际工作中，对于 GBS 的诊断主要依靠临床，以便对病情典型且迅速加重的患者尽快诊断，尽快开始免疫治疗。因此，在没有电生理和脑脊液检查时机和检查条件的时候，临床拟诊十分重要。而临床加实验室检查有助于最终确诊、进行临床研究、对不典型患者进行最终诊断以及区分不同亚型。

1.中国专家推荐的诊断指南(2010 年) ①常有前驱感染史，急性起病，进行性加重，多在 2 周左右达高峰。②对称性肢体和延髓支配肌肉、面部肌肉无力，重症者可有呼吸肌无力，四肢腱反射减低或消失。③可伴轻度感觉异常和自主神经功能障碍。④脑脊液出现蛋白细胞分离现象。⑤电生理检查提示运动神经传导速度减慢、末端潜伏期延长、F 波异常、传导阻滞、异常波形弥散等。⑥病程有自限性。

2.国际上广泛采用的 Asbury(1990 年)修订诊断标准

(1)GBS 必备诊断标准：①1 个以上肢体出现进行性肌无力，从轻度下肢力弱，伴或不伴共济失调，到四肢及躯干完全性瘫，以及延髓性麻痹、面肌无力和眼外肌麻痹等；②腱反射完全消失，如具备其他特征，远端腱反射丧失，肱二头肌反射及膝腱反射减低，诊断也可成立。

(2)高度支持诊断标准：①按重要性排序的临床特征。a.症状和体征迅速出现，至 4 周时停止进展，约 50%的病例在 2 周、80%在 3 周、90%在 4 周时达到高峰。b.肢体瘫痪较对称，并非绝对，常见双侧肢体受累。c.感觉症状、体征轻微。d.脑神经受累，50%的病例出现面神经麻痹，常为双侧性，可出现球麻痹及眼外肌麻痹；约 5%的病例最早表现眼外肌麻痹或其他脑神经损害。e.通常在病程进展停止后 2～4 周开始恢复，也有经过数月后开始恢复，大部分患者功能可恢复正常。f.可出现自主神经功能紊乱，如心动过速、心律失常、直立性低血压、高血压及血管运动障碍等，症状可为波动性，应除外肺栓塞等可能性。g.发生神经症状时无发热。②变异表现(不按重要性排序)。a.发生神经症状时伴发热；b.伴疼痛的严重感觉障碍；c.进展超过4周，个别患者可有轻微反复；d.进展停止但未恢复或遗留永久性功能缺损；e.括约肌通常不受累，但疾病开始时可有一过性膀胱括约肌障碍；f.偶有CNS受累，包括不能用感觉障碍解释的严重共济失调、构音障碍、病理反射及不确切的感觉平面等，但其他症状符合GBS，不能否定GBS诊断。

(3)高度支持诊断的脑脊液特征：①主要表现CSF蛋白含量发病第1周升高，以后连续测定均升高，CSF单个核细胞(MNC)数10×10^6/L以下。②变异表现发病后1～10周蛋白含量不增高，CSFMNC数$(11\sim50)\times10^6$/L。

(4)高度支持诊断的电生理特征：约80%的患者显示NCV减慢或阻滞，通常低于正常的60%，但因斑片样受累，并非所有神经均受累；远端潜伏期延长可达正常3倍，F波反应是神经干近端和神经根传导减慢的良好指标；约20%的患者传导正常，有时发病后数周才出现传导异常。

(5)怀疑诊断的特征：①明显的持续不对称性力弱；②严重的膀胱或直肠功能障碍；③发病时就有膀胱或直肠功能障碍；④CSF-MNC数在50×10^6/L以上；⑤CSF出现多形核白细胞；⑥出现明显感觉平面。

(6)除外诊断的特征：①有机物接触史；②急性发作性卟啉病；③近期白喉感染史或证据，伴或不伴心肌损害；④临床上符合铅中毒或有铅中毒证据；⑤表现单纯感觉症状；⑥有肯定的脊髓灰质炎、肉毒中毒、癔症性瘫痪或中毒性神经病诊断依据。

由上述标准可见，GBS诊断仍以临床为主，支持GBS诊断的实验室证据均须具备必要的临床特征才能诊断。变异表现是在符合临床标准的GBS中偶尔出现特殊症状，这些症状虽不能除外GBS，但应引起怀疑。如出现两个以上变异表现应高度怀疑GBS诊断，首先排查其他疾病。

【治疗】

国际上已经完成了一些关于AIDP免疫治疗的病例对照研究，AIDP成为相对少数的可以在循证医学证据基础上选择治疗的周围神经系统疾病。免疫治疗不仅可以缩短恢复时间，而且可防止疾病进展至更严重的阶段。但各种免疫疗法对轴索型GBS的疗效仍不十分清楚。GBS患者的总体治疗原则可分为：早期阶段防止病情进展，病情高峰及平台时期的精心护理、免疫治疗和之后的康复治疗。其中免疫治疗是以抑制免疫反应，清除致病因子，阻止病情发展为目标。

1.一般治疗

(1)疾病监测和早期教育：由于GBS患者的病情可迅速发展，急剧恶化。除了最轻微的病例外，拟诊GBS患者应立即住院观察。早期阶段，在例行检查进行诊断的同时，行呼吸和心血管功能监测，并告知患者和家属诊断及病程中可能发生的情况，进行疾病及其预后的教育。对病情进展快，伴有呼吸肌受累者，应该严密观察。

疾病进展阶段的关键是要监测血气或肺活量、脉搏、血压和吞咽功能。呼吸肌麻痹是本病最主要的危险之一，应密切观察呼吸困难的程度。当表现呼吸浅快、心动过速、出汗以及口唇甲皱由红润转为苍白或发绀，经鼻导管给氧及清理呼吸道后，短时间内仍无改善者；或有明显的呼吸困难，肺活量少于＜12～15mL/kg 或肺活量迅速降低，血气分析氧分压＜80mmHg（10.66kPa）时，提示呼吸功能已不能满足机体需要，可尽早进行气管插管或气管切开术，给予机械通气；如需气管插管和呼吸器辅助呼吸，应当提前决定转重症监护病房。有呼吸困难和延髓性麻痹患者应注意保持呼吸道通畅，尤其注意加强吸痰及防止误吸。但还要综合考虑呼吸频率的变化，如果患者合并第Ⅸ、Ⅹ对脑神经麻痹，表现吞咽困难或呛咳，就存在发生窒息或吸入性肺炎的危险，应更早考虑行气管插管或气管切开术。有证据表明，任何患者发生高碳酸血症或低氧血症时应尽早插管。

监测休息时的脉搏和血压，以及体位的变化时脉搏和血压，是诊断早期自主神经功能不全的方法。患者的自主神经功能不全时通气量减少或过度增加也是一个严重的问题。

（2）GBS 患者的重症监护与防治并发症：尽管 20 世纪 80 年代之前 GBS 的病死率的统计不够全面，但严重患者病死率可高达 15%～20%。国外报道，开始于 20 世纪 80 年代初的大规模多中心研究数据表明，经过现代重症监护和免疫治疗，病死率为 1.25%～2.5%。重症监护单元死亡的原因通常不是因为呼吸衰竭，而是并发感染、心肌梗死或肺栓塞。如果患者病程较长，长时间停留在重症监护病房，会发生并发症。住院超过 3 周，有 60%的患者发生肺炎、菌血症或其他严重感染。

重症患者应进行连续心电监护直至恢复期开始。窦性心动过速一般不需治疗，如症状明显或心率过快，可用小量速效洋地黄制剂适当控制，心动过缓可由吸痰操作引起，可用消旋山莨菪碱、阿托品治疗。严重心律失常少见，如心房颤动、心房扑动、传导阻滞等，可会同心血管专业医师解决。在自主神经功能障碍表现为高血压或低血压的患者也应注意调整和稳定血压。

坠积性肺炎与吸入性肺炎及由此引发的败血症、脓毒血症应早使用广谱抗生素治疗并可根据痰病原体培养与药敏试验结果调整抗生素。

延髓性麻痹者，因吞咽困难和饮水反呛，需给予鼻饲维持肠道营养供给，以保证足够每日热量、维生素和防止电解质紊乱。但若有合并有消化道出血或胃肠麻痹者，则应停止鼻饲，给予胃肠动力药物促进肠蠕动恢复，同时给予静脉营养支持。

为预防下肢深静脉血栓形成及由此引发的肺栓塞，应经常被动活动双下肢或穿弹力长袜，推荐没有禁忌的患者使用低分子肝素皮下注射，5000U，每天 2 次。应用脚踏板和患侧肢体被动运动也有助于减少静脉血栓形成的危险。如果没有其他应用指征，不推荐使用甘露醇治疗神经根和神经干水肿，因为不仅没有实际效果，还可能因为脱水作用导致血液浓缩诱发下肢深静脉血栓形成。患者面肌无力，暴露的角膜易于发生角膜炎，严重病例甚至可能留有后遗症，故应进行相应的防护性治疗。

许多患者在疾病早期出现四肢或全身肌肉疼痛与皮肤痛觉过敏，可适当应用镇痛药物。如果单纯镇痛药没有作用，可以使用镇静药。阿片类镇痛药的一大不良反应是便秘，所以监测肠蠕动和早期干预很重要。可应用润肠药与缓泻药保持大便通畅。

保持床面清洁平整并定期翻身以防止压疮，也可使用电动防压疮气垫。

有尿潴留者可做下腹部按摩促进排尿，无效时应留置尿管导尿。

重视患者焦虑与抑郁状态发生，做好心理疏导工作，保持对患者鼓励的态度，经常安慰患者虽然恢复较慢，但最后多可明显恢复。症状严重者也可配合抗焦虑与抗抑郁药物治疗。

2.免疫治疗

(1)静脉滴注人血丙种球蛋白：是具有循证医学证据的治疗方法。静脉滴注丙种球蛋白(IVIg)能够缩短病程，阻止病情进展，减少需要辅助通气的可能，近期和远期疗效都很好；静脉滴注丙种球蛋白与血浆交换的效果类似，在机械通气时间、死亡率及遗留的功能障碍方面两种疗法无明显区别(Ⅰ级证据)。在儿童患者中使用也有效(Ⅱ级证据)。推荐的方法是0.4g/(kg·d)，连用5天。及早治疗更有效，一般在2周内应用。也有少数患者在疗程结束后神经功能障碍虽有部分改善，但仍存在需辅助通气等严重情况，可考虑间隔数日再用1个疗程。个别有轻微不良反应，如头痛、肌痛、发热，偶有并发血栓栓塞事件、肾功能异常、一过性肝损害的报道。

(2)血浆交换：是具有循证医学证据的治疗方法。血浆交换(PE)的疗效，在过去的20年中被认为是GBS治疗的金标准，血浆交换治疗能够缩短GBS患者的病程，阻止病情进展，减少需要辅助通气的可能，近期(4周)和远期(1年)疗效也很好(Ⅰ级证据)。推荐用于发病4周之内的中度或重度患者，发病在2周之内的轻度患者也可以从血浆交换中受益。方法是在2周内共交换5倍的血浆量，隔日1次，并且进行得越早越好。每次血浆交换量为30～40mL/kg，在1～2周进行5次。少于4次的血浆交换疗效差，而更多的血浆交换对于轻中度的患者也没有更多的获益。尽管PE疗效明确，但因该方法对设备和条件要求高，价格昂贵，还要注意医源性感染等问题，故一定程度上应用受到限制。PE的禁忌证主要是严重感染、心律失常、心功能不全、凝血系统疾病等；其不良反应为血流动力学改变可能造成血压变化，心律失常，使用中心导管可引发气胸、出血等，以及可能合并败血症。

血浆交换和静脉滴注丙种球蛋白联合治疗效果不肯定，PE治疗后给予IVIg疗效并不优于单独应用IVIg治疗(Ⅱ级证据)。临床中常遇到重症的GBS患者，在应用一个疗程PE或IVIg之后，病情仍没有好转甚至进展，这种情况下可以继续应用一个疗程，但需要除外亚急性或慢性炎症性脱髓鞘性多发性神经病。IVIg没有严重的不良反应，而且使用方便，因此应用更广泛。

(3)激素治疗：曾经是治疗GBS的主要药物，近10多年来国外对AIDP治疗的一些随机对照研究结论认为激素无效。在病情恢复时间、需要辅助呼吸时间、病死率、一年之后恢复程度，应用激素与安慰剂都没有明显差别。不仅口服泼尼松或泼尼松龙等激素制剂治疗没有疗效，而且静脉滴注甲泼尼龙也没有明显的获益。虽然短期应用没有明显的不良反应，但是长期应用会带来严重的不良反应。单独应用IVIg与IVIg联合应用激素疗效没有明显差别。

应该看到，由于GBS有多个亚型且病情轻重、持续时间差别较大，病因是非单一性的，激素使用的时机、种类、剂量及给药方法也各不相同，因而也有认为就目前证据下结论为时尚早。尤其对不同亚型的GBS，激素治疗的疗效还有待进一步探讨。

3.辅助治疗　主要注意维持患者水、电解质与酸碱平衡，常规使用水溶性维生素并着重增加维生素B_1、维生素B_{12}(如甲钴胺、氰钴胺)的补充。可应用神经生长因子等促进神经修复。

瘫痪严重时应注意肢体功能位摆放并经常被动活动肢体，肌力开始恢复时应主动与被动活动相结合，按摩、理疗等神经功能康复治疗。

【预后】

85%患者在1～3年完全恢复，少数患者留有长期后遗症，病死率约为5%，常见死因为严重全身性感染，肺栓塞、心肌梗死、心力衰竭与心律失常、急性呼吸窘迫综合征等。老年患者、有严重神经轴突变性、辅助呼吸时间超过1个月或进展快且伴有严重自主神经功能障碍者预后不良。约3%患者可能出现1次以上的复发。复发间隔可数月至数十年。这些患者应注意与CIDP的鉴别。

第七章 病毒性皮肤病

第一节 单纯疱疹

单纯疱疹(HS)是人类单纯疱疹病毒所致。主要表现为局限性成簇的水疱。单纯疱疹病毒(HSV)可分为 HSV-1、HSV-2 型。HSV-1 型主要引起口、眼和皮肤黏膜感染。HSV-2 型主要引起生殖器、腰以下皮肤疱疹及新生儿感染。

一、病因与发病机制

(一)病原特性

HSV-1 型主要侵犯面部、脑及腰以上部位;HSV-2 型主要侵犯生殖器及腰以下部位,但并非所有病例都如此分布。

(二)感染-潜伏-激活

病毒侵犯表皮、真皮细胞及神经节,并在其中复制,局部出现病变;病毒侵入后沿局部神经末梢上行进入神经节,经过 2～3 天的复制后进入潜伏状态,在机体受到刺激如外伤、免疫功能下降时,病毒被激活,开始重新复制,并沿该神经节的神经分支下行播散到外周支配的表皮细胞、真皮细胞等而发生疱疹。

(三)传染源及传播途径

急性期患者及慢性带毒者均为传染源。可通过黏膜或皮肤微小损伤部位直接接触感染;HSV-1 型主要通过空气飞沫传播,HSV-2 型传播主要通过性交传播。HSV 也可经消化道、母婴垂直传播。

二、临床表现

(一)初发型单纯疱疹

初发型单纯疱疹系 HSV 的初次感染,潜伏期为 2～12 天,好发于口、咽、唇、阴茎、阴唇、阴道和宫颈等部位,皮损以红斑基础上簇集性小水疱为特征。黏膜部位的水疱很快破溃,形成黄灰色斑片或溃疡,皮肤的水疱可发展为簇集的水疱,破溃后糜烂、渗液,1～2 周后结痂而愈。自觉症状明显,仅 10%的患者可有倦怠、发热等症状。病程约 2 周,可自愈。临床常见以下类型。

1.疱疹性龈口炎　疱疹性龈口炎最常见,主要由 HSV-1 引起。多见于 1～5 岁或营养不良的婴幼儿。初起可有高热、倦怠、咽喉疼痛及区域淋巴结肿痛。在口颊、舌及咽部迅速出现簇集性小水疱,很快破溃形成浅溃疡,上覆淡黄色伪膜,疼痛明显,可影响进食;异红口周也常出现水疱。3～5 天热退后,皮损逐渐愈合,整个病程 1～2 周。少数患者可出现疱疹性脑炎。

2.接种性单纯疱疹　潜伏期为 5～7 天。皮损限于接种部位,起初为硬性丘疹,而后形成簇集性水疱,局部淋巴结肿大,全身症状轻微。发生于手指者,可表现为疱疹性甲沟炎,水疱位置较深、疼痛,称为疱疹性瘭疽。

3.卡波西水痘样疹　卡波西水痘样疹又名疱疹性湿疹,发生于有湿疹或特应性皮炎的婴幼儿,多由 HSV-1 引起。皮损为原有湿疹或皮炎的部位突然出现红肿、散发或密集的脐凹状水疱或脓疱,可成批出现,常融合成片,破溃及结痂,严重者可在 1 周内泛发全身,伴高热、恶心、呕吐等全身症状,可导致脱水,并发肺炎、脑炎者可危及生命。

4.新生儿单纯疱疹　新生儿单纯疱疹系新生儿经产道被 HSV(多为 HSV-2) 感染引起。生后 5～7 天起病,表现为皮肤(尤其头皮)、口腔黏膜、眼结膜出现疱疹、糜烂;严重者可有发热、呼吸困难、黄疸、肝脾大、发绀等,发生脑炎、脊髓膜炎者可导致死亡,幸存者常有后遗症。本病可分为皮肤黏膜局限型、中枢神经系统型和播散型,后两者病情凶险,死亡率高。

先天性 HSV 感染是 TORCH 综合征的一部分,临床罕见,皮损为广泛的大疱,伴有严重红皮病和渗出,常导致体液丢失。有报道婴儿死亡率高达 57%。

(二)复发性单纯疱疹

复发性单纯疱疹系原发感染消退后,在诱发因素的作用下,于同一部位反复发作的疱疹。主要由 HSV-1 引起。多见于成人。

好发于口周、唇部、鼻孔、眼等皮肤黏膜交界处。初起局部有灼痒、瘙痒或紧张感,而后出现簇集性水疱,疱壁薄、疱液清,基底微红,疱破形成糜烂,数日后干涸结痂。病程 1～2 周,可自愈,预后遗留暂时性色素沉着。如累及眼部,可引起树枝状角膜炎,愈后可造成角膜薄翳,影响视力。免疫受抑制的患者可以出现 HSV 播散性感染。疱疹样湿疹也可复发,但表现多不太严重,病程也较初发型单纯疱疹者短。

三、实验室检查

(一)Tzanck 涂片

水疱基底取材涂片经吉姆萨染色,见多核巨细胞和核内嗜酸性包涵体。

(二)抗原检测

皮损处取材,涂片用 HSV-1 和 HSV-2 抗原特异性单抗检测 HSV-1 和 HSV-2 抗原。

(三)病毒培养

受累皮损或组织活检标本 HSV 培养。

(四)血清学检查

糖蛋白(G)GI、糖蛋白 GZ 特异性抗体可区分 HSV-1 和 HSV-2 的既往感染。原发 HSV 感染可通过出现血清转化现象得以证实。HSV 抗体血清检查如血清检查阴性可除外复发性疱疹。

(五)组织病理

表皮气球样变性和网状变性、棘层松解,表皮内水疱,水疱内为纤维蛋白、炎性细胞及气球状细胞。PCR 可确定组织、涂片或分泌物中 HSV-DNA 序列。

四、诊断

典型临床表现即可诊断本病,必要时可做疱液涂片、培养或病毒抗原检查确定。初次发病感染 2～6 周才出现 IgGl 或 IgG2 抗体,故确诊仍应需用培养法。

五、治疗

治疗原则是缩短病程,防止继发感染和并发症,减少复发。

(一)系统药物治疗

以核苷类药物为抗 HSV 的首选药物,疗程 5～10 天。

1.*普通原发型患者*　选用阿昔洛韦,每次 400mg,每日 3 次,口服;或伐昔洛韦,每次 300～500mg,每日 2 次,口服,或泛昔洛韦,每次 250mg,每日 3 次,口服等。疗程 7～10 天。

2.*原发感染症状严重、皮损泛发或危重患者*　可应用阿昔洛韦 5～10mg/kg,8～12 小时静脉滴注 1 次,疗程 5～7 天,并给予支持和对症治疗。

3.*普通复发者*　宜在皮损出现 24 小时内开始治疗。可选用阿昔洛韦,每次 400mg,每日 3 次,口服;伐昔洛韦,每次 300～500mg,每日 2 次,口服;泛昔洛韦,每次 250mg,每日 3 次,口服。疗程 5～7 天。

4.*频繁复发者*　可选用阿昔洛韦,每次 400mg,每日 2 次,口服;伐昔洛韦,每次 500mg,每日 1 次,口服;泛昔洛韦,每次 250mg,每日 2 次,口服,一般需连续抗病毒治疗至少 12 个月。也可使用干扰素、转移因子、胸腺素等免疫调节药物。

5.*阿昔洛韦耐药患者*　可静脉滴注膦甲酸 40mg/kg,每 8～12 小时 1 次,连用 2～3 周直至皮损痊愈。

(二)局部药物治疗

局部药物治疗以干燥、收敛和防止继发感染为主。可选用 3%阿昔洛韦等核苷类抗病毒乳膏或炉甘石洗剂;继发细菌感染时,可外用 0.5%新霉素等抗生素软膏;渗出较多时,可用 3%硼酸溶液等做冷湿敷后外涂氧化锌油剂,疱疹性龈口炎患者应保持口腔清洁,可用 0.1%苯扎溴铵溶液漱口;疱疹性眼炎患者应注意局部清洁护理,并应用 0.1%阿昔洛韦滴眼液或干扰素滴眼液滴眼。禁用糖皮质激素类药物。

第二节　带状疱疹

带状疱疹是一种累及神经及皮肤的病毒性皮肤病。

一、病因及发病机制

1.带状疱疹与水痘为同一种水痘-带状疱疹病毒所引起。

2.在免疫力低下的人群(多数为儿童)初次感染此病毒后,在临床上表现隐性感染或水痘,此后病毒继续潜伏在脊神经后根和脑神经感觉神经节细胞内。当宿主的细胞免疫功能减退时,如月经期、某些传染病(如感冒)、恶性肿瘤(白血病、淋巴瘤)等,病毒被激活即引起带状疱疹。

3.受侵犯的神经被病毒激活以后,产生神经痛。病毒沿着周围神经纤维移至皮肤而发生节段性带状疱疹。本病可获终生免疫,偶有复发。

二、临床表现

带状疱疹好发于春秋季节,成年人多见。

(一)前驱症状

临床表现多先有轻度发热,食欲减退,全身不适以及患部皮肤灼热感或神经痛。

(二)皮疹特点

1.初起患部发生红斑,继而出现多数或集簇粟粒至绿豆大的丘疱疹,然后迅速变为水疱。疱壁紧张发亮,内容清澈,以后逐渐浑浊。新水疱群陆续出现,各水疱群之间皮肤正常。数群水疱常沿一侧皮神经呈带状排列,一般不超过体表正中线,有时在中线的对侧,有少数皮疹。由横过对侧的神经小分支受累所致。数日后水疱干涸、结痂,痂皮脱落后遗留暂时性红斑或色素沉着。

2.个别病例仅出现红斑、丘疹,而无典型水疱,称为不全性或顿挫性带状疱疹。

3.亦有形成大疱、血疱、坏死溃疡者,分别称之为大疱性、出血性、坏疽性带状疱。局部淋巴结常肿大。

(三)好发部位

1.肋间神经　肋间神经最多见,常累及 2～3 个肋间神经分布区,皮疹从后上方向前下方延伸;出疹前剧烈疼痛,酷似胸膜炎或心肌梗死。

2.耳带状疱疹　当病毒侵犯面及听神经时,可伴有耳及乳突部位疼痛,外耳道或鼓膜有疱疹、面瘫及味觉障碍,泪腺、唾液腺分泌减少,出现内耳障碍时,可产生恶心、呕吐、耳鸣、眩晕、眼球震颤等症状。

若膝神经节受累,影响面神经的运动和感觉纤维,发生面瘫、耳痛和外耳道疱疹三联征,称为 Ramsay-Hunt 综合征。

3.三叉神经带状疱疹 病毒最常侵犯眼支,其上眼睑、额部及头顶群集水疱,累及角膜及眼的其他部位,可引起全眼球炎,以致失明;当累及三叉神经眼支的鼻分支时,鼻尖常见水疱。病毒侵犯上颌神经,累及舌前部、颊黏膜及口底。侵犯下颌神经,累及腭垂及扁桃体。

4.内脏带状疱疹 病毒由脊髓后根神经节侵及交感及副交感的内脏神经纤维,引起胃肠道和泌尿道症状。当胸膜、腹膜受侵可引起刺激,甚至积液等症状。

5.骶部带状疱疹 本病的疱疹出现在臀部、会阴、外生殖器(应与生殖器疱疹鉴别)、膀胱内,表现为尿痛、膀胱无力、尿潴留等。

6.带状疱疹性运动瘫痪 本病少见。瘫痪可出现在疹前或疹后,其瘫痪部位常与疱疹所在神经节段密切相关。同侧颈神经节段疱疹可引起同侧膈肌瘫痪,约 75%的病例瘫痪可完全恢复。脊髓炎者少见,表现为类似运动神经元轻瘫,常见膀胱无力和尿潴留。严重者可产生部分脊髓半切综合征或横贯性脊髓损害。

7.无疹性带状疱疹 本病不出现疱疹,而有典型的局部周围神经痛,多以肋间神经痛多见,还可在脑神经分布区域出现神经痛和瘫痪,病程可迁延 2 周。

8.带状疱疹性脑膜脑炎 若病毒直接从脊髓神经前、后根上行,侵犯中枢神经系统时,则可引起带状疱疹性脑膜脑炎,表现为呕吐、头痛、惊厥或其他进行性感觉障碍,间有共济失调及其他小脑症状。

9.播散性带状疱疹 常见于老年体弱、恶性淋巴瘤、应用皮质激素及免疫抑制药者,病毒播散,于局部皮疹后 1～2 周全身出现水痘样疹,常伴高热、肺炎、脑损害,可致死亡。

(四)神经痛

为自发性、深在性疼痛、跳痛、刀割样或阵发性疼痛和痛觉过敏。一般在神经痛同时或稍后即发皮疹。但亦有神经痛 4～5 天之后才发生皮疹的。疼痛的程度往往随年龄增长而加剧,老年患者则疼痛剧烈,甚至难以忍受,而儿童患者没有疼痛或疼痛很轻。约有 50%的中老年患者于皮疹消退后,可遗留顽固性神经痛,常持续数月或更久。

三、实验室检查

(一)水痘带状疱疹病毒(VZV)抗原检测

取疱液或溃疡基底刮取物,在载玻片上涂片,直接免疫荧光检测 VZV 特异性抗原。

(二)病毒培养

取水疱性皮损,活检标本病毒培养。

(三)其他

Tzanck 涂片取疱液或疱底刮取物检查,见巨大多核的棘层松解上皮细胞;血清学检查,血清转化现象可证实 VZV 感染。组织学检查与水痘相似,见巨大多核上皮细胞,提示 VZV 感染。

四、诊断与鉴别诊断

根据集簇性水疱群、带状排列、单侧性分布、伴有明显神经痛等特点不难诊断本病。但当疱疹未出现之前或表现为顿挫性时，应注意排除偏头痛、肋间神经痛、急性阑尾炎和坐骨神经痛等。

五、治疗

（一）抗病毒治疗

能减少带状疱疹疼痛和排毒、加速结痂愈合，在前驱期就应开始用抗毒制剂，在活动水疱期 72 小时内抗病毒治疗能加速皮损愈合，减少疼痛，减少内脏并发症。

1.首选阿昔洛韦，800mg，口服，每天 5 次，7～10 天或 5～10mg/kg 静脉滴注，每 8 小时 1 次，7～10 天。耐药者可用膦甲酸钠（FOS），40mg/kg，静脉滴注，每 8 小时 1 次。免疫抑制者推荐静脉给予阿昔洛韦和重组 α 干扰素，防止播散。

2.泛昔洛韦，250mg/次，每天 3 次，泛昔洛韦是喷昔洛韦的前体，能减少年龄大患者的带状疱疹后遗神经痛（PHN）的持续时间。伐昔洛韦，300mg/次，每天 2 次，连服 7 天，伐昔洛韦与阿昔洛韦相比能明显减少疼痛的发生率及持续时间，口服阿昔洛韦减少发生率为 26%，伐昔洛韦仍有疼痛的发生率为 19%。

3.能将疱疹后遗神经痛的程度、持续时间和发生率减少 50%，但 50%以上的患者经泛昔洛韦或伐昔洛韦治疗后仍有 20%在疱疹后 6 个月发生疼痛。

（二）其他制剂

免疫抑制者选用重组干扰素 α-2b、转移因子等免疫增强剂以防带状疱疹播散。

（三）疱疹后遗神经痛治疗

常用有抗抑郁药阿米替林或去甲替林或抗惊厥剂加巴喷丁。对顽固病例可用阿片类。利多卡因封闭可在 1～2 周后明显好转。第一线单一药物失败后可联合治疗，如利多卡因封闭、三氯醋酸、加巴喷丁、阿片类联合治疗。三环抗抑郁药去甲替林 10～20mg，睡前服用，逐渐加量至疗效明显或不能忍受，高剂量 150mg/d，地昔帕明亦可供选用。如不能控制可用加巴喷丁，开始剂量为 100mg，每天 3 次口服，逐渐增加至 600～900mg，每天 3 次。普瑞巴林为 75～150mg，每天 2～3 次，口服。不推荐使用抗惊厥药如苯妥英钠、卡马西平和丙戊酸钠，神经镇静剂如氯普噻吨和吩噻嗪及 H_2 受体阻滞剂如西咪替丁，因疗效不肯定或老年人难以耐受或部分患者会出现严重的不良反应。如果这些措施失败，阿片类药物可能有效。辣椒碱乳膏可减少疼痛传递因子 P 物质并阻止其在神经元内再合成，每天外用 3～5 次，4 周内缓解。

（四）口服糖皮质激素

对其使用有争议，有认为早期应用糖皮质激素可抑制其过程，皮疹愈合较快，减轻疼痛。可用泼尼松每天 30～40mg，疗程 10 天，但研究证实并不能减少疱疹后遗神经痛的发生率，激素与非激素组并无显著差异，而给予糖皮质激素有更多的并发症。

(五)带状疱疹免疫球蛋白

治疗预防均可使用。

(六)局部治疗

外用阿昔洛韦软膏,亦可选用聚维酮碘液湿敷。

第三节 手足口病

手足口病(HFMD)是主要发生于儿童的一种疱疹性病毒性传染病。传染性较强,好发于夏季和早秋。常在托幼机构中发生小流行,成人也可发病。引起手足口的病毒属小 RNA 病毒科肠道病毒属,病原体主要为柯萨奇病毒、埃可病毒等。临床特征为手、足、口出现小水疱。

一、病因与流行病学

手足口病(HFMD)可由 20 余种型肠道病毒感染所致,常见病原体是 CoxA 组 16、4、5、9、10 型,B 组 2、5 型和 EV71,其中 CoxA16 和 EV71 最常见。EV71 基因分型为 A(仅有原型)、B(1-5 亚型)、C(1-5 亚型)三型,目前国内流行的主要是 C4 亚型。

二、发病机制

本病传播性高,通过口-口/粪-口途径传播。肠病毒植入胃肠道(颊黏膜和回肠中,并进入局部淋巴结,72 小时后发生病毒血症,病毒播散至口腔黏膜和手足部皮肤。

三、临床表现

本病多见于 5 岁以下儿童,尤以 1~2 岁的小儿最多,成人偶有感染,多在夏秋季流行。潜伏期为 3~7 天。病程大约 7 天,不结痂,不留瘢痕,很少复发。

(一)前驱症状

发疹前可有低热、头痛、食欲减退、咽喉疼痛和不适,20%出现颌下或颈部淋巴结肿大等。

(二)手足疱疹损害

1~2 天后在手、足、指(趾)背或侧缘,尤其是指(趾)、掌跖、甲的周围及足跟的侧缘发生斑丘疹(3~7mm),很快出现米粒至豌豆大小硬性水疱,圆形或椭圆形,周围伴红晕,疱壁薄,内容澄清,呈乳白色。皮损长轴与皮纹的走向一致,数个至数十个不等。患者 3~8 周后出现 Beau 线(横嵴)、脱甲。

(三)口腔损害

表现为疼痛性口腔炎,硬腭、颊黏膜、舌、唇及齿龈等处发生粟粒大小水疱,疼痛,迅速破溃呈灰白色糜烂或浅溃疡,绕以红晕。

(四)心脑损害

可引起心肌炎、无菌性脑膜炎、脑炎症状。

四、实验室检查

(一)血常规

普通病例白细胞计数正常,周围血象淋巴细胞增多,重症病例白细胞计数可明显升高。

(二)血生化检查

部分病例可有轻度谷丙转氨酶、谷草转氨酶、CK-MB 升高,重症病例可有肌钙蛋白(cTnl)、血糖升高。C 反应蛋白一般不升高。血清学试验柯萨奇病毒抗体滴度升高。

(三)病原学检查

肠道病毒(CoxA16、EV71 等)特异性核酸阳性或分离到肠道病毒。咽、气道分泌物、疱疹液、粪便阳性率较高,应及时、规范留取标本,并尽快送检。

(四)血清学检查

急性期与恢复期血清 EV71、CoxA16 或其他肠道病毒中和抗体有 4 倍以上的升高。

五、诊断依据

诊断主要依据流行病学史(夏秋季发病,儿童多见)和临床表现(手足口部位出现周围绕以红晕的水疱)来判定。临床可诊断,确诊仍需病原学证实。必要时再做实验室检查。

六、治疗

(一)对症治疗

中药夏枯草、板蓝根或大青叶、连翘、贯众、金银花、甘草煎服,重症可使用干扰素。口腔溃疡用金霉素软膏或 2%利多卡因或 2%甲紫溶液外用。

1.普通病例　患儿应予隔离,卧床休息。支持对症治疗,对症处理,必要时可服病毒药,如吗啉胍,成人 100～200mg,每日 3 次,口服,儿童 10～15mg/kg,分 3 次口服,使用干扰素、利巴韦林、阿昔洛韦、干扰素,中药清热解毒。疱疹及溃疡局部涂以阿昔洛韦软膏,莫匹罗星软膏、甲紫。

2.重症病例　相关专科治疗。

(二)目前治疗

依据原卫生部(现国家卫健委)诊疗方案,对该病进行分期处理。

一期,可嘱患者居家隔离,指导对症处理。

二期(神经系统受累期),应降低颅内压、限制入液量、脱水、维持电解质平衡,必要时用糖皮质类激素及静脉注射丙种球蛋白。

三期(心肺功能衰竭期),保持呼吸道通畅,吸氧,机械通气,维持呼吸机治疗参数,监护呼吸、心率、血压和血氧饱和度并将其维持在控制范围内，选用血管活性药物，特别是米力农等。

四期(生命体征稳定期)，可能仍留有神经系统症状和体征，要做好气道管理，避免并发呼吸道感染，给予支持疗法以促进功能恢复，并进行康复治疗。

第四节　水痘

水痘是水痘-带状疱疹病毒引起的急性传染病。患者是唯一的传染源，自发病前1～2天至皮疹干燥结痂为止，均有传染性。主要通过飞沫和接触传染任何年龄均可感染，儿童尤为易感。

一、病因与发病机制

(一)传入发病

VZV经呼吸道侵入人体，首先在呼吸道黏膜细胞中繁殖复制，然后进入血液和淋巴液，引起病毒血症。病毒相继侵入皮肤和内脏引起病变而发病。当人体特异抗体出现后，病毒血症消失，症状随之好转。

(二)慢性潜伏

儿童初次感染水痘-带状疱疹病毒时，病毒可以从皮肤感觉神经纤维向心传入脊髓背侧神经根和三叉神经节的神经细胞内，形成慢性潜伏性感染。随着年龄增长，机体细胞免疫水平下降，带状疱疹发生率增高。

二、临床表现

(一)潜伏期/前驱症状

潜伏期多为14天(10～23天)，起病较急，可有发热、全身倦怠等。

(二)皮肤损害

皮疹特点及演变：初起为红色小丘疹，数小时后变成绿豆大小圆形或椭圆形水疱，新发水疱似“小水滴”，周围有红晕，疱液清晰，3～5天后疱疹呈脐样凹陷，疱壁薄而易破，瘙痒。再过数日水疱干涸结痂，痂脱而愈，有时较大损害或继发感染可留瘢痕，皮疹相继分批出现，故可同时见到各阶段皮损，如红斑、丘疹、水疱和结痂损害。

(三)好发部位

首先发生于头面部，然后拓展到躯干和四肢近端，呈向心性分布。口腔、眼结合膜、咽部及外阴部等黏膜常受累。

(四)系统损害

水痘性肺炎、水痘脑炎、细菌肺炎。

(五)儿童成人和免疫受损者

儿童大多病情轻,系统症状少,平均热度为38.3℃,可见肌痛、倦怠、关节痛、头痛等症状,以成人多见。健康儿童为自限性,1～3周痂皮脱落。成人水痘严重,皮疹持续1周或更长,恢复所需时间延长,免疫抑制剂可使病情恶化。

(六)终身免疫

水痘愈后可获终身免疫,若第二次发作表明免疫抑制或感染另外一种病毒,如柯萨奇病毒。

(七)临床分型

①经典型;②大疱型;③出血型;④坏疽型;⑤继发细胞感染型。

三、实验室检查

实验室检查同带状疱疹。血清转化现象,即VZV滴度升高4倍或更高。

四、诊断与鉴别诊断

典型的水痘一般不难识别,对于无接触史、皮损不典型或免疫抑制宿主诊断可能较难,这些病例需实验室检查证实。鉴别诊断中易发生混淆的有昆虫叮咬、立克次体痘、手足口病。播散性带状疱疹与水痘往往不易鉴别,但前者病初应有明确受累处,一般要在带状疱疹出现3～5天后发生播散,而免疫严重受损者全身播散较早,临床鉴别可能甚难。

五、预防与治疗

(一)疫苗预防

目前,用VZV疫苗预防,接种对象为发生水痘的高危人群、免疫功能受损者,VZV疫苗可诱导病毒特异性细胞免疫和抗体产生。

(二)一般治疗

主要是预防合并感染和止痒。给予抗组胺药,局部可外用炉甘石洗剂;继发感染时,可外涂2%莫匹罗星软膏。儿童解热药慎用,阿司匹林与水痘患儿发生Reye综合征可能有关。

(三)抗病毒治疗

水痘发生24小时内应用抗病毒治疗可降低其严重程度,缩短病程,防止播散,任何年龄的严重水痘及成人水痘,尤其免疫抑制者应早使用。阿昔洛韦成人800mg,5次/天,连用7天,阿昔洛韦亦可选用。阿昔洛韦10mg/kg,静脉滴注,每8小时1次,连用7天。若阿昔洛韦耐药则应用膦甲酸40mg/kg,静脉滴注,每8小时1次,连用7天。治疗失败的病例可选用西多福韦。阿糖腺苷,10mg/(kg·d),静脉滴注,5～10天,其应用受神经毒性限制。

第五节 病毒疣

一、寻常疣

(一)临床表现

1.皮肤损害 寻常疣初起为针尖至豌豆大,半圆形或多角形丘疹,表面粗糙角化,乳头样增殖,呈花蕊或刺状,灰黄、污褐或正常肤色,表面有黑点,黑点为毛细血管血栓所致。

2.发病特征 本病初发多为单个,可因自身接种而增多到数个或数十个,偶尔数个损害融合成片,多见于儿童及青少年,无自觉症状,偶有压痛,好发于手、足及足缘等处。多数寻常疣可在2年内自然消退。经治疗后,1年内大约有35%患者复发或出现新的损害。

3.临床亚型

(1)甲周疣:发生于甲缘,有触痛,易致皲裂而感染。

(2)丝状疣:好发于颈部、眼睑或颏部等处,为单个细软的丝状突起,呈正常肤色或棕灰色。

(3)指状疣:为在同一柔软基础上发生参差不齐的多个指状突起,尖端为角质样物质。

(二)治疗

1.一般治疗

(1)过度角化表面应削除,用液氮冷冻、电烧灼或二氧化碳激光或配合外科手术切除。

(2)刮除法:用外科刀划开疣周围皮肤,再用5号骨科刮匙,套入疣基底部,以30°角用力推除,然后涂2.50碘酒或聚维酮碘,压迫止血,包扎。

(3)药物法:外用咪喹莫特乳膏,每晚1次,干扰素0.1~0.2mL一次局部注射;用0.1%博来霉素生理盐水或0.05%平阳霉素、普鲁卡因液注射于疣基底部至疣表面发白,每次0.2~0.5mL,每周1次,2~3次疣即脱落。

(4)外用药涂贴:涂5%氟尿嘧啶软膏方法同上或三氯醋酸点涂,10%甲醛溶液、10%水杨酸软膏。

2.对顽固的甲周疣 试用40%碘苷溶液、二甲基亚砜溶液或5%氟尿嘧啶、10%水杨酸火棉胶。

3.对多发性者 应检查有无免疫功能障碍。用中药治疣汤或针灸治疗。

4.难治性疣 白假丝酵母菌皮肤试验抗原注射,其与1%利多卡因按1∶1比例配制,疣体边缘皮内注射,每天1次,直到疣体消失。

二、扁平疣

扁平疣好发于青少年,亦称青年扁平疣。

(一)临床表现

1.皮肤损害 皮疹为帽针头至绿豆或稍大的扁平光滑丘疹,直径为0.1～0.5cm,数目多少不一,呈圆形、椭圆形或多角形,质硬,正常皮色或淡褐色。

2.发病特征 青少年多见,好发于颜面、手背或前臂,大多骤然发生。一般无自觉症状,偶有微痒,常由搔抓而自体接种,沿抓痕呈串珠状排列,即Koebner现象。本病为慢性病程,若出现剧烈瘙痒和发红,往往为治愈的征兆。

扁平疣可数周或数月后突然消失,但亦可多年不愈。在所有临床型HPV感染中,扁平疣自发性缓解率最高。

(二)治疗

1.一般治疗 可用液氮冷冻、电灼或激光治疗,维A酸乳膏或他扎罗汀乳膏外涂,5%咪喹莫特乳膏,每天或隔日外用1次有效。亦可用5-氟尿嘧啶软膏点涂疣面(但愈合后常遗留色素沉着)或外用肽丁胺软膏有一定疗效。

2.顽固难治疗者 西咪替丁或联合左旋咪唑治疗。

三、跖疣

寻常疣发于足部者称跖疣。

(一)临床表现

1.皮肤损害 初起时为一个针头大小的发亮的丘疹,逐渐增大至如黄豆大或更大,由于压迫形成灰黄色或褐色胼胝样斑块,粗糙不平呈圆形、境界清楚,用刀削去顶部可见表面有散在小黑点,此系乳头层血管破裂后,有微量血液外渗凝固所致。

2.发病特征 好发于足跟、跖骨头或跖间受压处,有时可在胼胝的基础上发生或两者同时并存。一般多单侧发生,数目多少不定,明显触压痛。有时在一个较大跖疣的四周,有散在性针头大的卫星疣。

3.镶嵌疣 有时数个疣聚集在一起或互相融合成角质斑块,若将表面角质削去后,可见多个角软芯,特称为镶嵌疣。镶嵌疣可无疼痛,病程慢性,可以自然消退。

(二)诊断与鉴别诊断

本病根据好发部位及皮疹的特点,不难诊断。但需与鸡眼、胼胝相鉴别(表7-1)。其次需与黑踵(毛细血管破裂所致淤点)、黑色疣(自然消退中趾表面变黑)鉴别。

表7-1 鸡眼、胼胝、跖疣的鉴别

病名	颜色	外形	境界	表面	压痛
鸡眼	黄	与皮面平或稍隆起	局限	皮纹清楚	顶压痛
胼胝	黄	中厚边薄的角质层	不清楚	皮纹清楚	不明显
跖疣	灰	中央稍凹	局限	无正常皮肤、挖剥角质后见刺状物,并易出血	捏两侧则痛

（三）治疗与预防

1.局部疗法与寻常疣相同。咪喹莫特乳膏外用，应用前应除去角质层。对顽固难治者可用0.1%博来霉素生理盐水或2.5%氟尿嘧啶加2%普鲁卡因(二者为5∶1)混合液0.5mL注射损害中心，每周1次，连用2～3次，如表面胼胝样角质层厚者，应先用20%水杨酸火棉胶或软膏除去后再注射或用液氮冷冻或二氧化碳激光。

2.对于难治性疣，如镶嵌疣，可用10%甲醛溶液外擦，每日2次。每次15～30分钟，连续数周。或4%福尔马林液浸泡30分钟，每日1次。或10%冰醋酸液浸泡，每日1次。

3.孤立顽固损害可放疗，每次5Gy，每周2次，总量可达30Gy。最近国外报道，20%戊二醛溶液外用，每天1次，疗程12～24周，有良效。亦可博来霉素皮损注射，孕妇慎用。

四、鲍温样丘疹病

鲍温样丘疹病(又称多中心色素性鲍温病，常由HPV-16引起，表现为生殖器部位的多发性色素性丘疹，组织学上可与鲍温病相混淆，罕见发展成为侵袭性鳞状细胞癌。

（一）病因与发病机制

鲍温样丘疹病主要是由高危型HPV引起，特别是16、18型，但31～35、39、42、45、48、51～56、58、67型和69型也有报道。机体免疫系统改变对其有促进作用。感染细胞致癌蛋白p53和p16的异常表达、端粒酶活性的增高与鲍温样丘疹病的发生发展密切相关。细胞凋亡在鲍温样丘疹病的良性生物学行为中可能起一定作用。

（二）临床表现

1.发病特征　本病多发生于21～30岁性活跃的年轻患者，女性略多于男性。亦有报道鲍温样丘疹病发生于2岁男孩。部分病例有生殖器疣或生殖器疱疹史。皮损好发于腹股沟、外生殖器和肛门周围皮肤黏膜，阴茎、龟头、大小阴唇，除生殖器或周围区域外，个别的生殖器外鲍温样丘疹病也有报道。

2.皮肤损害　可有多种临床表现，表现为单个或多发性色素性丘疹，孤立或融合，大小不等，常无自觉症状，偶有瘙痒或烧灼感。慢性病程，少数病例的皮损可自行消退。临床常被误诊为扁平型的尖锐湿疣，因此，需做组织病理检查。直径2～10mm，呈圆形、椭圆形或不规则形，境界清楚，红褐色、紫色或黑色，丘疹表面光滑或呈疣状，有时伴有脱屑类似苔藓样或银屑病样皮损，散在分布或呈线状、环状排列，可融合成斑块。

（三）组织病理

组织病理表现以局灶性颗粒层增厚为主，棘层增厚、呈银屑病样增生，角质形成细胞结构混乱，个别细胞核大深染、呈多形性，可见多核角质形成细胞及不典型性核分裂象，也可见散在发育异常的角质形成细胞。同一损害中可有鲍温样丘疹病及尖锐湿疣两种病理改变共存。

（四）诊断

依据病史，外生殖器部位有散在或群集的色素性丘疹，组织病理显示原位癌或免疫组化检查显示 HPV DNA 可诊断。

（五）鉴别诊断

1.鲍温病　老年人多见，好发于头、颈和女性下肢。外生殖器部位的鲍温病常在龟头，表现为单个缓慢扩大的浸润性斑块，红色或有轻度色素沉着，上覆少许鳞屑。

2.鲍温样日光角化病　完全位于阳光照射的皮肤，表层上皮细胞成熟。鲍温样丘疹病为肛门生殖器区域多发丘疹样病变，显微镜下见受累皮肤和皮肤黏膜病变中零散分布的非典型上皮细胞和核分裂，常有 HPV 阳性挖空细胞。

3.派杰样型鲍温病　有时难与乳腺外 Paget 病区别，后者见黏液卡红、Cam5.2 和 CEA 阳性肿瘤细胞单独或呈小巢状存在于表皮中，在表皮真皮交界处形成腺样结构。这些特征不出现在鲍温病中。鲍温病中空泡状细胞含有糖原而无黏液。

4.凯拉增殖性红斑　好发于龟头，表现为单个斑片或斑块，边界清楚，鲜红或淡红色，表面光滑或呈天鹅绒样。

（六）治疗

可用电灼、激光、冷冻或外用 5-氟尿嘧啶霜、手术切除。

鲍温样丘疹病大多是良性，可自行消退或治愈，然而需密切随访。

（七）病程与预后

本病是一种 HPV 相关的良性经过但可能发生癌变的疾病。少数患者的皮损可自然消退，特别是年轻女性在妊娠生育后，复发并不多见。少数患者的皮损可持续多年，多年未经治疗、高龄（>40 岁）或免疫系统抑制的患者可进展成为鲍温病或侵袭性鳞状细胞癌。

五、疣状表皮发育不良

疣状表皮发育不良（EV），又称泛发性扁平疣，是一种遗传性疾病，对 HPV 存在遗传易感性，本病特点是发生播散性 HPV 感染和皮肤鳞状细胞癌，由乳头瘤病毒引起。本病已分离出 6 型 HPV（3，5，8，9，10，12 型），但以 HPV-3 与 HPV-5 型多见。

（一）病因与发病机制

疣状表皮发育不良是一种与 HPV 感染、遗传素质、细胞免疫缺陷及暴露日光联合致癌基因均有关的疾病。

1.遗传因素　多为常染色体隐性遗传，常染色体显性遗传和 X 连锁显性遗传也有报道。一些家系研究显示 17q25、2p21-p24 上两个基因位点与本病有关。

2.HPV 感染　目前，发现至少有 20 多个 HPV 亚型与本病有关，如 HPV3、5、8、9、10、12、14、15、17、19～25、28、29、36～38、46、47、49、50，一个病例中可同时存在多个亚型。HPV5、8 是与恶变有关的主要亚型，HPV14、17、20、47 偶见。

3.免疫功能变化　多数病例存在细胞免疫功能受损，特别是 Th 细胞。在致癌型 HPV 感染者中，NK 细胞活性增加。

(二)临床表现

1.皮肤损害　表现为多发性、散在的、多形态疣样病损，可融合成片，分布于面部、手臂或四肢末端。单个损害和扁平疣相似，界限清楚、扁平，2～5mm 大小的丘疹，圆形、多角形，暗红、紫红或褐色，在面部和双手的损害类似扁平疣，在躯干和四肢类似寻常疣。

2.发病特征　疣状表皮发育不良多自幼年发病，终身不愈，可广泛分布，但常见于面部、颈部和四肢，尤其手、足背，对称分布，口唇、尿道口黏膜亦可受累，此外，本病常伴有掌跖角化、雀斑样痣或智力发育迟钝，病情缓慢，经久不愈，无自觉症状或有微痒。

3.临床类型

(1)扁平疣型：是由 HPV-3 和 HPV-10 引起，正常人的扁平疣也是由这两种病毒引起。

(2)红褐色斑块。

(3)点状瘢痕型：罕见，皮损轻度凹陷，角化轻微。

(4)肥厚斑块型。

(5)花斑糠疹型：淡红色或色素脱失性有鳞屑的扁平斑片。

4.癌变　1/3 疣状表皮发育不良病损多年后转变为鳞癌，只发生于斑状损伤处，且常见于由 HPV-5、8 和 14 引起者。转移瘤中含有病毒基因组，肿瘤常发于身体日照较多的部位。

(三)组织病理

角化过度，颗粒层增厚和棘层肥厚。角质形成细胞空泡化，空泡化角质形成细胞成群或成束排列。损害进展出现异型性时，角质形成细胞的核变大，染色加深，细胞排列紊乱。

(四)诊断与鉴别诊断

有阳性家族史，早期发病，临床表现为全身泛发性扁平疣样，特征性病理及皮损中可检出 HPVDNA。疣状表皮发育不良要与各型疣尤其扁平疣鉴别，前者发病年龄小，有阳性家族史及皮疹持续终生，对治疗无效可鉴别。其他应与疣状肢端角化病、扁平苔藓、Darier 病鉴别。

(五)治疗

防护应严格避光，类似于对着色性干皮病的儿童保护处理。禁止放射治疗，可试用维 A 酸类预防癌变，应用干扰素，局部治疗可用 5-氟尿嘧啶软膏、割除法，电干燥法、冷冻和激光治疗亦有效。疑有癌前病变者应及时手术切除。基因治疗是新的方向。

(六)预后

本病自幼发病，终身不愈。只能对症处理，由于 30%～60%患者有可能发生鳞状细胞癌，应密切观察，免疫抑制者则预后差。

第六节　风疹

风疹又称德国麻疹、3 天麻疹，为一急性、常属良性的传染病，特征为 3 天皮疹、全身淋巴结病而前驱症状甚微或无。早已了解到，早期妊娠的妇女感染此症可使胎儿发生先天性畸形。

一、病因

本病由风疹病毒引起。风疹病毒是含正极性单链 RNA 的球形有包膜小病毒，结构蛋白包括两个包膜糖蛋白和一个核壳蛋白，为风疹病毒属的披盖病毒。在各种原代细胞培养系统和大多数系统中的某些连续细胞系中都能缓慢繁殖。病原体存在于患者口、鼻及眼部分泌物中，通过飞沫传播，一次发病后获终生免疫。

二、临床表现

本病主要发生于儿童，成人亦可发病，多流行于春冬季。

（一）潜伏期/前驱期

潜伏期为 2～3 周；可有低热、头痛、倦怠、咽痛等轻度前驱症状，发疹后即消退，可有耳后、枕后、颈侧淋巴结肿大及压痛。有时在前驱期末或发疹第一天出现 Forscheimer 征，即在软腭、颊、腭垂等处出现暗红色斑疹或紫癜，见于 20%的病例。

（二）发疹期

此期除上述表现外出现皮疹，为较小的淡红色丘疹，分布以躯干为主，四肢亦可见。皮疹有迅速演变特点，第一天似麻疹，次日似猩红热，第三天消退。个别可转为出血性疹，但无色素遗留，极少有脱皮。亚临床型则仅有低热、轻咳，而皮疹等并不明显，儿童较成人多见，需通过风疹病毒抗体检测始可明确诊断。

（三）先天性风疹

孕妇在妊娠 4 个月内患风疹，可发生流产、早产、死胎或胎儿畸形。生下新生儿患先天性风疹，患儿可有先天性白内障，心脏缺陷和耳聋。本病需与麻疹、猩红热等鉴别。

潜伏期平均 18 天，关节炎可于前驱期出现，发疹持续 2～3 个月，发疹前 4～7 天出现淋巴结肿大及软腭、颊等处淤点。皮疹出现病期 1～3 天，1 周后脱屑。

三、诊断

本病急性期和恢复期病毒抗体升高 4 倍或 4 倍以上，可从咽部分离病毒。

四、治疗及预防

治疗应卧床休息，多饮水，给予抗病毒药及易消化食物等对症治疗，也可给中药加味消毒饮加减。皮疹出现后隔离患者 5 天即可。孕妇接触风疹患者，应 5 天内及时注射丙种球蛋白 6～9mL 用以预防。对已确诊的风疹早期，应考虑终止妊娠。

第七节 麻疹

麻疹是由麻疹病毒引起的急性传染病。临床以发热、咳嗽、鼻塞、流涕、畏光、流泪,口腔黏膜斑及全身皮肤红斑、丘疹为其特征。本病冬春多见,传染性极强,易流行,但病后有持久免疫力,再次发病者较少。

一、诊断要点

1.多见于6个月到5岁的小儿。

2.潜伏期8～12天,有被动免疫者可延至20～28天,可有低热。

3.起病类似上呼吸道感染,有发热、咳嗽、流涕、结膜充血、怕光等卡他症状,小儿尚有呕吐、腹泻等。发病第2～3日口腔颊黏膜可见科氏斑,为白色或淡蓝色斑点,周围有红晕,可持续2～3天。一般于发病第4日皮肤出现皮疹,从耳后颈部开始迅速蔓及全身,至足底及掌部有皮疹,说明已出齐。皮疹为充血性斑丘疹。有时融合成片,但疹间皮肤正常。出疹时体温最高,待出齐后开始下降,随之症状也逐渐好转。疹退顺序,也由耳后开始至四肢。恢复期皮肤有糠秕样脱屑,并留有棕褐色色素沉着。

4.成人患麻疹发热体温高,中毒症状重,科氏斑不典型,常伴发支气管肺炎,但病死率低。

5.年幼体弱、营养不良及免疫力低下者,皮疹不易发透,易并发肺炎、喉炎、心肌炎、心功能不全、脑炎等。

6.实验室检查:血白细胞总数低,淋巴细胞增多。鼻咽部分泌物可以找到华-弗巨细胞。对不典型病例,可以从鼻咽部分泌物中分离病毒或检测双份血清抗体,增加4倍以上有助于诊断。

二、鉴别诊断

(一)风疹

前驱期短,全身症状轻,无黏膜斑,皮疹散在,色稍淡,1～2天即退,无色素沉着及脱屑。

(二)幼儿急疹

多见于婴幼儿,突发高热数日,热退时出散在玫瑰色皮疹为其特征。

(三)猩红热

发热、咽痛1～2天,全身出猩红色针尖大小皮疹,疹间皮肤也发红,疹退后伴大片脱皮。白细胞数增多,以中性粒细胞为主,咽拭子培养可获A组β溶血性链球菌。

(四)肠道病毒感染

皮疹无特异性,可为斑丘疹、疱疹、淤点,常伴咽痛、肌痛、腹泻及无菌性脑膜炎。

（五）药疹

有近期服药史，皮疹多样，停药后皮疹不再发展而逐渐消退。

三、治疗

原则为采取综合措施，增强机体抵抗力，防止和治疗并发症。

（一）一般治疗

卧床休息，保持室内安静、清洁、空气新鲜、流通，避免冷空气直接刺激，温、湿度适宜。保持口、鼻、眼等部位清洁，如有分泌物，可用3%硼酸溶液或生理盐水冲洗清洁。宜多饮水，给易消化、营养丰富的饮食。

（二）对症治疗

发热时，首先宜用物理降温，高热时可酌用退热剂，剂量宜小，以免骤然退热引起虚脱。烦躁或惊厥时可给苯巴比妥、异丙嗪等镇静剂。剧咳时用镇咳祛痰药，体弱病重者给予适当的支持疗法。注意眼部护理，眼睑不能闭合患者注意保护角膜。

（三）其他

世界卫生组织建议生活在维生素A缺乏症社区的儿童可口服维生素A，认为维生素A缺乏会增加麻疹相关的发病率和死亡率。

（四）并发症的治疗

1.肺炎　按一般肺炎治疗，选用一或两种敏感抗生素。重症者可短期应用肾上腺皮质激素并辅以必要的支持疗法。

2.喉炎　保持居室适当湿度，尽量使患者保持安静，蒸气或雾化吸入，每日数次，以稀释痰液。选用1～2种敏感抗生素，重症者，可用肾上腺皮质激素，以缓解喉部水肿，喉梗阻进展迅速者，应及早考虑气管插管或行气管切开术。

3.腹泻　给予调节肠道菌群药物，观察有无脱水症状。

4.心功能不全　按常规给予强心利尿治疗，控制补液总量和速度，维持电解质平衡，还可用能量合剂保护心肌。

5.脑炎　处理同病毒性脑炎。对亚急性硬化性全脑炎，仍缺乏特殊治疗。

6.肝损伤　加用保肝药。

四、预防

（一）控制传染源

早发现，早隔离，早治疗。麻疹出疹前后5天都有传染性，患者应隔离至出疹后第5天，若并发肺炎或喉炎，应延长至出疹后第10天。易感者接触麻疹后应隔离检疫3周，若曾接受被动免疫者，应延长为4周。

(二)切断传播途径

在麻疹流行期间,通过卫生宣教等综合措施防止传播和流行。

(三)增强人群免疫力,保护易感人群

1.自动免疫　接种麻疹减毒活疫菌是预防麻疹的重要措施,接种对象为未患过麻疹的小儿。目前推荐的麻疹疫苗接种策略是在12～15月龄时进行初种,4～6岁进行第二次接种。

2.被动免疫　年幼体弱及患病的2岁以下小儿接触麻疹患者后,可肌内注射胎盘球蛋白一次3～6mL或成人全血一次20～40mL做被动免疫。接触后5天内进行可免于发病,5～9天内进行则仅能减轻病情,1次被动免疫力仅能维持3～4周,3周后又接触者,需再注射。

第八节　巨细胞病毒感染

巨细胞病毒感染是由人巨细胞病毒(HCMV)引起的一种全身性感染综合征。超过50%的成人有病毒潜伏感染的血清学证据。

一、病因与发病机制

HCMV即HHV-5。HCMV的形态结构与HSV极为相似,是最大的也是结构最复杂的人疱疹病毒,它的线状双链DNA基因组有20万个碱基对,编码蛋白在200种以上。病毒生长慢,出现细胞病变需2～6周,表现为细胞肿胀,核增大,形成巨大细胞。核内和细胞质内均可形成嗜酸性包涵体。

已发现HCMV特异性T淋巴细胞反应抑制与HCMV相关感染易感性特别是临床病变的内在联系。这些反应包括Ⅱ类主要组织相容性(MHC-Ⅱ)限制性$CD4^+$ T淋巴细胞和MHC-I限制性$CD8^+$胞毒性T淋巴细胞。

二、流行病学

本病除由母亲直接传播外,还有证据表明可以通过性传播。免疫受损的患者不能确定巨细胞病毒(CMV)感染是获得性现象还是潜伏病灶复发。

三、临床表现

(一)一般特征

许多人体内都有CMV抗体,通常导致无症状感染。CMV感染在不同条件下有不同的临床特征,包括新生儿损害、成人传染性单核细胞增多症(8%是由HCMV引起)或免疫抑制患者的泛发性感染。皮肤损害相当罕见。全身症状有乏力、食欲缺乏、低热等。

(二)宫内感染

CMV是最常见的子宫内传染性病毒感染。其报道的感染率在活产婴儿中占0.2%～

2.2%。实际上少于10%的受累婴儿和新生儿会发生临床损害。CMV感染的临床表现与其他新生儿感染一起被归于TORCH综合征，包括弓形体病、其他感染（如梅毒）、风疹、CMV感染及单纯疱疹病毒感染。

（三）新生儿感染

1%的娩出成活婴儿有先天性CMV感染，受累的新生儿及婴儿可发生广泛损害，包括肝脾大、小头畸形、传导神经性耳聋、脉络膜视网膜炎、肺炎、高胆红素血症、血小板减少伴淤斑、紫癜及“蓝、草莓松饼”样损害。“蓝、草莓松饼”样损害由红蓝色或紫罗蓝色丘疹及结节组成，代表真皮红细胞外渗的位点。该综合征的致死率为20%～30%。儿童感染CMV的其他表现包括硬皮病及Gianotti-Crosti综合征。

（四）成人感染

50%～80%的免疫功能正常的成人和高达100%的感染HIV的同性恋男子感染CMV。成人可以获得性感染，成人免疫功能正常的CMV感染可出现荨麻疹样、麻疹样皮疹或结节性红斑，可以出现异嗜性凝集素阴性的传染性单核细胞增多症。患者也有发生氨苄西林相关的变应性皮肤病的危险（传染性单核细胞增多症）。

（五）皮肤损害

罕见，包括生殖器、肛门、会阴、臀部及股部的溃疡，血小板减少，结节性红斑，皮肤血管炎，色素沉着性结节及斑片；类似结节性痒疹、多形红斑、表皮松解症、荨麻疹及血管大疱性疾病。

四、诊断

诊断需从临床标本中分离出病毒，同时血清抗体呈现4倍以上增加或持续抗体滴度升高，DNA探针、PCR检测有助于诊断。

五、治疗

1.更昔洛韦，每次5mg/kg，静脉注射，每12小时1次，1个疗程14天。

2.膦甲酸钠、阿昔洛韦（ACV）、齐多夫定（叠氮胸苷，AZT）都有抗CMV作用。

3.联合治疗：大剂量CMV免疫球蛋白加更昔洛韦治疗，显著优于单用更昔洛韦。

参考文献

1.刘世明,陈敏生,罗健东.心血管颈药物治疗与合理用药.北京:科技文献出版社,2013

2.王伟,卜碧涛,朱遂强.神经内科疾病诊疗指南.北京:科学出版社,2016

3.迟家敏.实用糖尿病学.北京:人民卫生出版社,2015

4.申文龙,张年萍.急诊医学.北京:人民卫生出版社,2014

5.樊代明.临床常见疾病合理用药指南.北京:人民卫生出版,2013

6.李荣宽,陈俊,王迎春.消化内科处方分析与合理用药.北京:军事医学科学出版社,2014

7.周剑锋,孙汉英,张义成.血液病诊疗指南.北京:科学出版社,2016

8.赵建平.呼吸疾病诊疗指南.北京:科学出版社,2016

9.廖二元.内分泌代谢病学.北京:人民卫生出版社,2012

10.田安德.消化疾病诊疗指南.北京:科学出版社,2016

11.曾和松,汪道文.心血管内科疾病诊疗指南.北京:科学出版社,2016

12.邝贺龄,胡品津.内科疾病鉴别诊断学.北京:人民卫生出版社,2006

13.胡品津,谢灿茂.内科疾病鉴别诊断学.北京:人民卫生出版社,2014

14.陈灏珠.实用内科学.北京:人民卫生出版社,2013

15.王少华.内分泌代谢疾病合理用药.北京:人民出版社,2009

16.李兆亮,石海燕,王海燕,王东.现代内分泌疾病鉴别诊断与治疗.北京:世界图书出版公司,2012

17.宁光,周智广.内分泌内科学.北京:人民卫生出版社,2014

18.刘铭,谢鹏.神经内科学.北京.人民卫生出版社,2014

19.殷东风,高宏.常见恶性肿瘤内科诊治思路及案例.北京:人民卫生出版,2015

20.康健.呼吸内科疾病临床诊疗思维.北京:人民卫生出版社,2009

21.俞森洋,孙宝君 .呼吸内科临床诊治精要.北京:中国协和医科大学出版社,2011

22.杨杰孚,许锋.心脏病药物治疗学.北京:人民卫生出版社,2014

23.廖玉华.心血管疾病临床诊疗思维.北京:人民卫生出版社,2013

24.郭继鸿,王志鹏,张海澄,李学斌.临床实用心血管病学.北京:北京大学医学出版社,2015

25.李德爱.消化内科治疗药物的安全应用.北京:人民卫生出版社,2013

26.杨长青,许树长.消化内科常见病用药.北京:人民卫生出版社,2016